Urs Schaden
Bekannt aus »Rosins Fettkampf«

Der DIÄT DOC

Finde deine perfekte Abnehmstrategie!

- Low Carb
- Intervallfasten
- Mediterrane Diät
- Energiedichte

riva

Bibliografische Information der Deutschen Nationalbibliothek
Die Deutsche Nationalbibliothek verzeichnet diese Publikation in der Deutschen Nationalbibliografie. Detaillierte bibliografische Daten sind im Internet über http://d-nb.de abrufbar.

Für Fragen und Anregungen:
info@rivaverlag.de

Wichtiger Hinweis
Dieses Buch ist für Lernzwecke gedacht. Es stellt keinen Ersatz für eine individuelle medizinische Beratung dar und sollte auch nicht als solcher benutzt werden. Wenn Sie medizinischen Rat einholen wollen, konsultieren Sie bitte einen qualifizierten Arzt. Der Verlag und der Autor haften für keine nachteiligen Auswirkungen, die in einem direkten oder indirekten Zusammenhang mit den Informationen stehen, die in diesem Buch enthalten sind.

Originalausgabe
1. Auflage 2020

Nymphenburger Straße 86
D-80636 München
Tel.: 089 651285-0
Fax: 089 652096

Dank: Ein besonderer Dank des Autors geht an Christina Wiedemann für die tolle Unterstützung, insbesondere bei der Erstellung des Rezeptteils.

Redaktion: Silke Panten
Umschlaggestaltung: Georg Feigl
Umschlagabbildung vorne: Andi Werner Photography, Düsseldorf
Umschlagabbildungen hinten: shutterstock: Kiian Oksana (li. oben, li. unten, re. unten);
Slawomir Fajer (re. oben); I. Friedrich (Hintergrund)
Layout und Satz: inpunkt[w]o, Haiger (www.inpunktwo.de)
Druck: Firmengruppe APPL, aprinta Druck, Wemding
Printed in Germany

ISBN Print 978-3-7423-1093-4
ISBN E-Book (PDF) 978-3-7453-0728-3
ISBN E-Book (EPUB, Mobi) 978-3-7453-0729-0

Inhaltsverzeichnis

Vorwort

Liebe Leserin, lieber Leser,

die Bücherregale sind voll mit Büchern, Broschüren und Ratgebern über Diäten und Ernährungsweisen. Im Prinzip ist also alles gesagt und alles geschrieben zu diesem Thema.

Unter seriösen Ernährungsfachkräften ist die folgende Erkenntnis quasi Gesetz:

Diäten bringen langfristig nichts.

Dieser Erkenntnis kann ich mich zu 100 Prozent anschließen. Gleichzeitig stellt sich die Frage: *Warum* scheitern so viele Diätversuche? Gründe dafür gibt es viele:

- Die Ziele waren von vornherein unrealistisch gesteckt.
- Die Vorgaben der Diäten sind zu kompliziert oder zu aufwendig.
- Es wird eine Mangelernährung gelebt; Jo-Jo-Effekt und Heißhunger sind also vorprogrammiert.
- Es gibt keinen Aha-Effekt; es wird eine Diät macht, ohne dabei etwas zu lernen.
- Unser egoistisches Gehirn forciert unter Stress eine erhöhte Nahrungsaufnahme.
- Und so weiter.

Ich habe keinerlei Zweifel daran, dass ein langfristiger und nachhaltiger Erfolg nur einsetzt, wenn man sich über folgende Punkte im Klaren ist und in den individuellen Lösungsansatz der eigenen Gewichtsprobleme miteinbezieht:

- Ernährungsgewohnheiten sind häufig so tief verfestigt, dass ein radikaler Verzicht auf liebgewonnene Nahrungsmittel scheitern muss.
- Dauerhaftes Hungern macht krank und unzufrieden.
- Unser Gehirn wird alles, wirklich alles, dafür tun, um bloß kein Gramm des scheinbar so wichtigen Reservespeichers Fett abzugeben.
- Ungesund wird ein Lebensmittel in der Regel nur durch die Menge (durch ein Zuviel)!
- Satt zu werden braucht Zeit, ebenso wie die Fähigkeit, das Gefühl der Sättigung wiederzuentdecken.
- Wissen ist Macht! Je mehr Sie über die Lebensmittel auf Ihrem Teller wissen, desto besser.
- Kalorienzählen ist gut für den Einstieg, aber eben nur für den Einstieg.
- Visualisierung hilft: Schreiben Sie mal eine Woche lang auf, was Sie so essen und trinken.

Warum also braucht das Land noch ein weiteres Buch über Diäten?

Weil am Ende eben die nackte Wissenschaft nicht hilft. Und wenn Sie schon eine Diät als Impulsgeber für die Gewichtsabnahme nutzen wollen, dann doch wenigstens eine, die Ihren persönlichen Neigungen nahekommt.

Denn Abnehmen gelingt nicht, indem Sie nur »einfach weniger essen«. Der Weg zum Wunschgewicht ist vielmehr eine Änderung des Lebensstils. Und um diesen Weg zu finden, bedarf es Wissen, Motivation und Zeit. Sie benötigen einen Plan für Ihren Weg!

Sie haben dieses Buch in der Hand, weil Sie sicher wie viele andere Menschen auch mit Ihrem Gewicht nicht zufrieden sind. Und vielleicht haben Sie auch schon viele Diäten hinter sich und die frustrierende Erfahrung gemacht, danach oft mehr Pfunde auf der Waage zu haben, als Sie vorher verloren hatten.

Lassen Sie den Diätfrust hinter sich. Ich zeige Ihnen in diesem Buch, wie Sie mithilfe meiner Fragebögen das für Sie richtige Diätkonzept finden und damit erfolgreich abnehmen können.

ALSO, SEIEN SIE SMART: Finden Sie Ihre passende Diät, setzen Sie sich ein realistisches Ziel – und dann ran ans Werk.

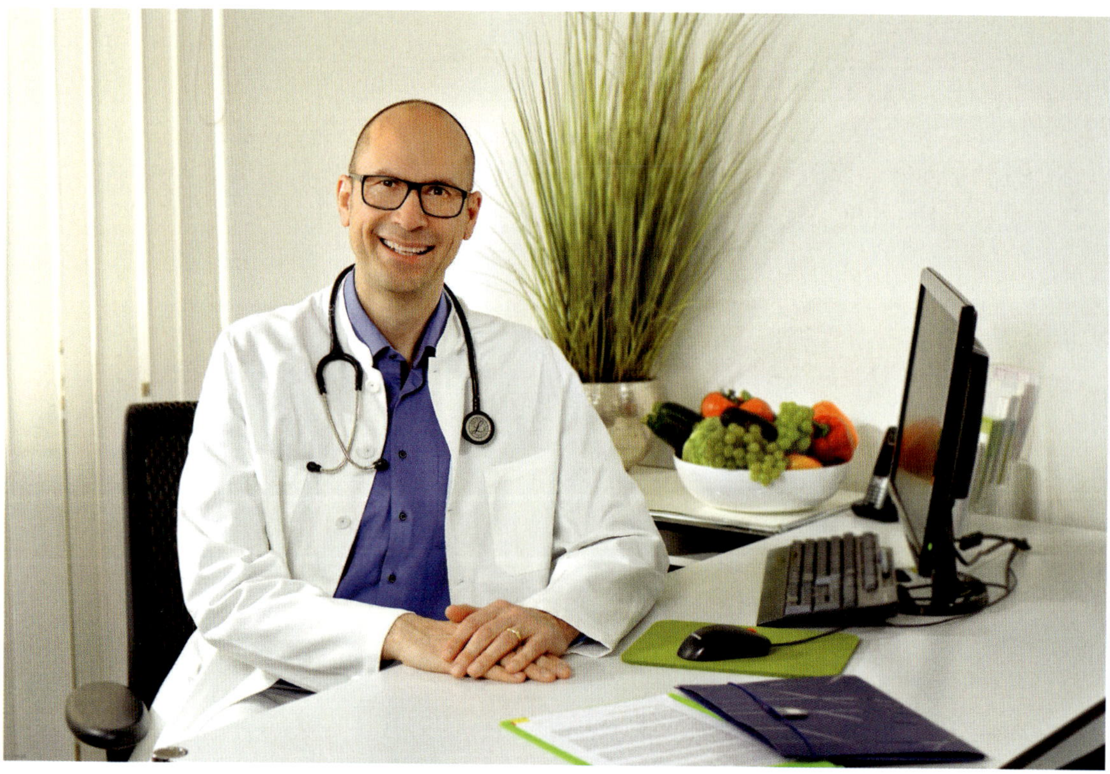

Ihr Weg zum Erfolg beginnt jetzt

Über 50 Prozent aller Herz-Kreislauf-Erkrankungen lassen sich mit einer falschen Ernährung in Zusammenhang bringen. Wenn wir in Deutschland über Ernährung reden, finden wir sicher 80 Millionen Experten. Jeder von uns trifft mehrfach täglich Ernährungsentscheidungen und der Glaube, dass die eigene Ernährung gesund ist, ist groß. Dazu kursieren wöchentlich widersprüchliche Ernährungsmeldungen in den Medien – einmal ist Kaffee gesund, dann wieder schädlich. Fette? Tödlich! Kohlenhydrate? Böse! Ein Leben ohne Superfoods? Unvorstellbar! Die Liste der Heilsversprechen ist schier endlos und der Markt an Superfoods, Fatburnern, Proteinpulvern etc. wächst rasant.

Auch in den Regalen der Buch- und Zeitschriftenläden findet sich eine nahezu unüberschaubare Fülle von Ernährungsratgebern sowie Diät- und Fachbüchern über gesunde Ernährung. Viele dieser Ratgeber beanspruchen für sich den einzig wahren Lösungsanspruch, der Weisheit letzter Schluss. Ganz zu schweigen von den unendlichen Weiten des Internetkosmos. Wer behält da noch den Überblick? Wer traut sich, die Aussagen wissenschaftlich zu bewerten?

Es gibt in der Ernährungsmedizin keine Daten über die Anzahl der vorzeitigen Diätabbrüche oder gar der Jo-Jo-Effekte pro Person. Was es aber gibt, ist eine rasante Vermehrung unterschiedlichster vermeintlich neuer Diätkonzepte. Häufig ist allerdings der Name des Konzeptes die einzig wirkliche Neuerung. Um es auf den Punkt zu bringen: In diesem Buch finden Sie NICHT die individuell für Sie persönlich maßgeschneiderte Reduktionsdiät.

Dennoch wird dieses Buch für Sie funktionieren, wenn Sie sich die Zeit nehmen, es von der ersten bis zur letzten Seite in aller Ruhe durchzulesen. Beginnen Sie erst dann, Ihren persönlichen Plan aufzustellen. Sie könnten natürlich auch einfach sofort den Fragebogen ausfüllen und mit der Diät loslegen, am Ende des Tages wird es dann aber wieder nur EINE Diät und nicht IHRE Diät gewesen sein.

Denn eine oberflächliche Beantwortung des Fragebogens allein für das Phänomen Übergewicht berücksichtigt nicht die komplexen Stoffwechselzusammenhänge im Körper und die jeweils individuellen Voraussetzungen. Ich darf Ihnen versichern, Ihre ganz persönlichen Essbedürfnisse lassen sich in keine Schublade stecken. Folglich kann ich auch kein Ernährungskonzept aus der Schublade ziehen, ohne mehr von Ihnen zu erfahren.

Wenn Sie Ihr persönliches Diätkonzept finden wollen, ist es wichtig, sich zunächst darüber zu informieren, wie Sie einen großen Bogen um die vielen kleinen Diätfallen machen können und welches Ernährungskonzept Sie langfristig durchziehen möchten, denn nur eine langfristige Umstellung wird Sie ans Ziel bringen.

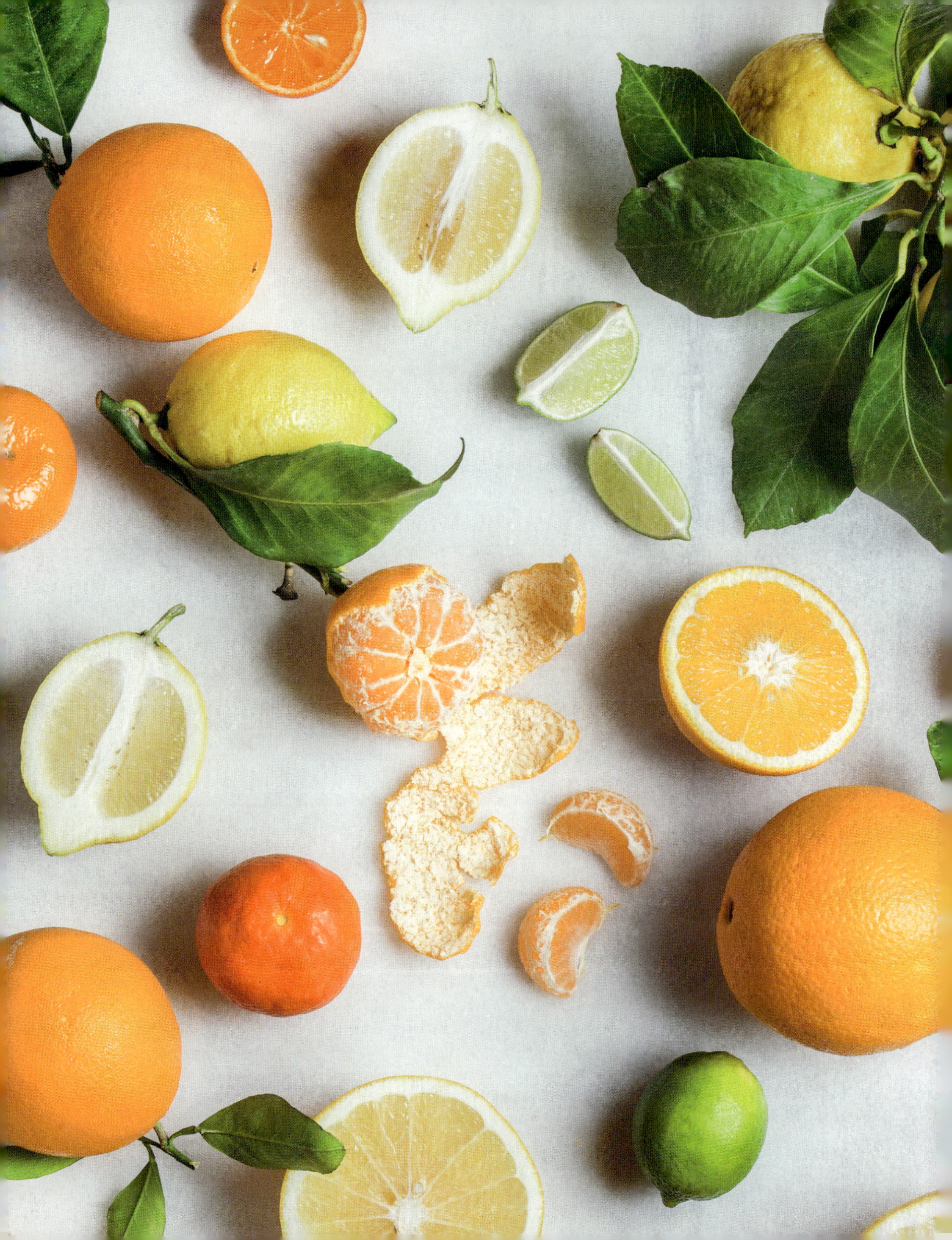

Über den Sinn und Unsinn von Diäten

Das Wort »Diät« leitet sich vom griechischen Wort »diaita« ab, was so viel wie »vernünftige Lebensweise« bedeutet. Das entspricht auch dem ursprünglichen Verständnis von Diät. Hippokrates bezeichnete mit Diät eine spezielle Ernährung des Menschen, bei der dauerhaft nur eine besondere Auswahl von Nahrungsmitteln verzehrt wird.

Heute unterscheiden wir in der Ernährungsmedizin grob zwei Teilbereiche, in denen diätetisch behandelt wird, also mithilfe einer speziellen Ernährung:

- Zum einen gibt es Diäten, die zur (unterstützenden) Behandlung von Erkrankungen wie Laktose-, Fruktose- oder Sorbitunverträglichkeiten sowie Nahrungsmittel-(Pseudo-)Allergien, Zöliakie und so weiter eingesetzt werden.

In diesem Bereich lernt die Ernährungsmedizin fast täglich dazu. Nahezu jede Erkrankung kann mit einer unterstützenden Ernährungstherapie zumindest positiv beeinflusst werden.

- Zum anderen gibt es die Reduktionsdiät als kurz- oder mittelfristige Maßnahme zur Gewichtsreduktion.

Die Liste der Reduktionsdiäten ist lang und es vergeht kein Monat, in dem nicht ein neues Diätkonzept oder ein altes Konzept mit neuem Namen das Licht der Welt erblickt. Die Gemeinsamkeiten dieser Konzepte sind schnell und mit nur einem Wort erklärt: VERZICHT!

Damit ist auch klar, dass eine Reduktionsdiät auf Dauer niemals funktionieren kann. Denn VERZICHT bedeutet nichts anderes als eine Einschränkung der Lebensqualität – und wer schränkt schon freiwillig dauerhaft seine Lebensqualität ein?

Und dann ist da noch der Chefegoist in unserem Kopf: das Gehirn. Mit allen zur Verfügung stehenden Mitteln (Stichwort Hormone) versucht es, den Verlust von Körperfett zu verhindern. Ist es doch dieses Körperfett, das uns evolutionstechnisch vor Krisensituationen (hungern!) beschützte und so unser Überleben sicherte.

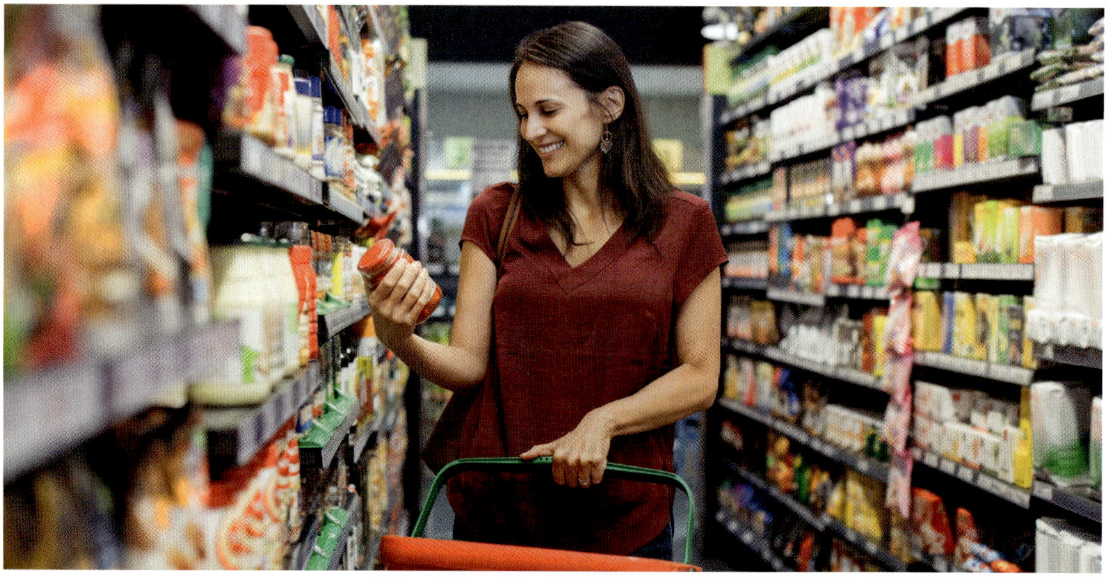

In der Gegenwart, mit einem Überangebot an Nahrungsmitteln, zumindest in Westeuropa, mit Ernährungsreizen, wohin man den Blick auch wendet, mit einer Werbeindustrie, die uns Nahrungsmittel unterschiedlichster Güte mit teilweise atemberaubendem Energie- und damit Kaloriengehalt anpreist, ist das fatal. Übergewicht muss jedoch nicht unbedingt Folge von zu viel Nahrung (=Quantität) sein. Auch die Qualität der Nahrung ist wichtig! Kurz gesagt: Vollwertige, ballaststoffreiche, gut gekaute und damit ausreichend »vorverdaute« Lebensmittel werden besser vom Körper genutzt und verstoffwechselt – sie machen deshalb weniger dick. Fertig- oder Halbfertiggerichte enthalten häufig Geschmacksverstärker, Aromastoffe und weitere Zusatzstoffe, die einen gravierenden negativen Einfluss auf den Stoffwechsel haben. Stehen zu viele dieser verarbeiteten Lebensmittel auf dem Speiseplan, kann dies nicht nur zu Übergewicht, sondern darüber hinaus zu Allergien, Nahrungsmittelunverträglichkeiten und Stoffwechselkrankheiten führen.

Denken wir nur an unseren steten Gang zum Supermarkt, der seine Kunden so durch die Gänge leitet, dass zum Schluss der Einkaufswagen voll mit verarbeiteten Lebensmitteln ist und zusätzlich der Schokoriegel an der Kasse einladend winkt.

Im gleichen Umfang, wie das Nahrungsüberangebot größer, bunter, energiehaltiger wird, nimmt die Mobilität ab. Damit meine ich nicht die äußerst praktische Möglichkeit, bequem und in atemberaubend kurzer Zeit von einem entlegenen Ort der Welt zum anderen zu gelangen. Gemeint ist die alltägliche Mobilität jedes Einzelnen, die in den Alltag integrierte Bewegung und nicht zuletzt auch Sport.

In dieser Gemengelage die Gelassenheit zu finden, sich auf eine ausgewogene Ernährung zu besinnen, ist unendlich schwer.

Nicht umsonst nimmt die Zahl der Übergewichtigen in Deutschland weiterhin zu. 59 Prozent der Männer und 37 Prozent der Frauen sind übergewichtig. In der Altersklasse der Berufstätigen ist das Übergewicht heutzutage nicht mehr die Ausnahme, sondern die Regel. Dabei sind es häufig Männer, die übergewichtig oder adipös sind: Am Ende ihres Berufslebens sind 74,2 Prozent übergewichtig. Bei den Frauen im gleichen Alter sind es 56,3 Prozent.

Immerhin scheinen die nach wie vor unterrepräsentierten Präventionsmaßnahmen für unsere Kinder langsam zu greifen: Der Anteil übergewichtiger Kinder liegt je nach Bundesland zwischen 8,2 Prozent und 12 Prozent, darunter sind zwischen 2,8 Prozent und 5,3 Prozent adipös.[1]

Es gibt also genug zu tun und mit Sicherheit sind Diäten dabei nicht der alleinige Heilsbringer. Für eine kurze Zeit, quasi als Impulsgeber, kann eine Diät allerdings durchaus sinnvoll sein. Jedenfalls dann, wenn sie bestimmte Kriterien erfüllt. Und vor allem dann, wenn es einen klaren Plan gibt, wie es nach der Diät weitergehen soll.

1 Deutsche Gesellschaft für Ernährung e. V.: 13. DGE-Ernährungsbericht, 2016

Warum Crash-Diäten zum Scheitern verurteilt sind

Wer sich über Jahre Pfunde um Bauch und Hüften angefuttert hat, kann nicht erwarten, diese innerhalb von zwei Wochen wieder loszuwerden. Kurzfristige Crash- und Quäldiäten sind nicht nur wirkungslos, sondern auch ungesund. Denn der Körper verfügt über diverse Mechanismen, schnell verlorenes Gewicht ebenso schnell wiederaufzubauen – der Jo-Jo-Effekt lässt grüßen!

Zudem gibt es für alle Abnehmwilligen zahlreiche Hürden zu überwinden, sei es die Heißhungerfalle, in die man tappt, der gemeinsame Grillabend mit Freunden, der Vorsatz, regelmäßig Sport zu treiben oder der Rückfall in alte Essmuster nach wochenlanger Diätqual.

In der Theorie ist Gewicht verlieren ganz einfach: Sie nehmen weniger Kalorien zu sich, als Ihr Körper täglich verbraucht. Die Fettpölsterchen schmelzen. Wenn Sie sich zudem viel bewegen, beschleunigen Sie den Prozess des Abnehmens.

In der Praxis ist dies jedoch oft eine große Herausforderung. Abnehmen heißt nicht einfach nur weniger essen, sondern anders essen, sich mehr bewegen – kurz: das Essverhalten und womöglich den Lebensstil ändern.

Wer meint, sein Gewicht durch Crash- oder Nulldiäten dauerhaft reduzieren zu können, der irrt. Wenn der Körper keine Nahrung mehr bekommt, richtet er sein System auf diese künstliche Hungersnot aus. Der Körper fängt damit an, von den Reserven zu zehren. Als Erstes werden die Zuckerreserven abgebaut. Dabei geht viel Flüssigkeit in Form von Wasser verloren. Daher ist der Erfolg in den ersten Tagen immer vielversprechend, meist werden rund zwei bis drei Kilogramm abgenommen. Doch wie gesagt: Hierbei geht nicht die Fettmasse zurück, der Körper verliert zusammen mit den gespeicherten Zuckerreserven lediglich Wasser. Erst im weiteren Verlauf geht es an das Muskeleiweiß und irgendwann auch an die Fettdepots. Während der Verlust der Fettpolster wünschenswert ist, wirkt der Muskelabbau wie eine Bremse und erschwert die Gewichtsreduktion. Denn jedes verlorene Gramm Muskeln ist ein effektiver Brennofen weniger für die Fettzellen. Mit jedem Gramm Gewichtsverlust reduziert sich der Grundumsatz des Körpers. Der Fettabbau läuft dann also sehr langsam ab. Und es wird mit jedem Tag schwieriger, mehr Gewicht zu verlieren.

Sobald das Wunschgewicht erreicht ist und wieder »normal« gegessen wird, wird alles, was über die bisher zugeführte Energie hinausgeht, sofort vom Körper gespeichert, um für die nächste Hungerperiode gerüstet zu sein.

Die Theorie vom egoistischen Gehirn

Ein wissenschaftlich anerkanntes Modell, das erklärt, warum die meisten Diäten scheitern, ist die von Hirn- und Stressforscher Achim Peters und seinem Team entwickelte und inzwischen weltweit anerkannte Theorie vom egoistischen Gehirn.

Das Konzept erklärt sehr plausibel, warum unser Kopf Diäten sabotiert und sogar gegen den eigenen Körper kämpft: Unser Gehirn ist ein »Zuckerholic« und beansprucht mit seinem verschwindend geringen Gewichtsanteil von 2 Prozent der Körpermasse locker 50 Prozent unseres täglichen Glukosebedarfs. Dabei unterdrückt es den Körper, um den Eigenbedarf decken zu können – notfalls sogar auf Kosten aller übrigen Organe. In Stresssituationen kann der Anteil am Glukosebedarf unseres Gehirns sogar auf 90 Prozent steigen.

Um zu verstehen, warum dieser Mechanismus einmal sinnvoll war, muss man sich das Leben als Mensch in der Frühzeit vorstellen: War in der Urzeit Gefahr im Verzug, musste Hirnschmalz aktiviert werden, um mit schnellstem Handeln das Überleben zu sichern. Überlebensmethode: denken und rennen! Wer zu langsam dachte, verlor.

Dieser Steuerungsmechanismus ist noch immer tief in uns verankert und springt quasi vollautomatisch an. Betrachten wir den Auslöser (den Stressor) einmal als eine Art Antreiber, mit dem das Gehirn den Körper in Alarm versetzt und im selben Moment Energie für sich abzweigt. Das Stresssystem pusht also den Antreiber. Wenn seine Hormone (Adrenalin, Kortisol) zusammen mit dem Nervensystem typische Symptome wie Herzklopfen, Unruhe, Zittern oder Schwitzen provozieren, dann wird gleichzeitig Energie in Form von Glukose Richtung Kopf umgeleitet.

Hierfür wird der Blutzuckerspiegel erhöht, zum Beispiel durch Herunterregulieren des Insulinspiegels. Insulin ist ein Schlüsselhormon, das notwendig ist, um Glukose in Muskulatur und Fettgewebe aufzunehmen. Wird dieses Schlüsselhormon vom Gehirn runterreguliert, bleibt mehr Glukose für die Versorgung der Denkzentrale übrig.

In Zeiten regelmäßiger Stressimpulse, wie sie uns im alltäglichen Leben inzwischen hundertfach begegnen, ist das zunehmend ein Problem. Der Antreiber wird wieder und wieder aktiviert, der Körper also wieder und wieder in Alarm versetzt. Prüfungen, Meetings, Stress im Straßenverkehr, Arbeitsbelastung konzentrierte Bildschirmarbeit, sogar spannende Filme lassen Stresshormone (Adrenalin und Kortisol) ins Blut fluten. Die dadurch notfallmäßig bereitgestellte Energie wird aber in unserer aktuellen Lebensweise gar nicht benötigt. Körperliche Fluchtreaktionen finden kaum noch statt. Stressoren sind Teil des Alltagsszenarios – das System gerät aus dem Gleichgewicht.

Die Reaktionen darauf sind aber nicht einheitlich. Nach der Selfish-Brain-Theorie lassen sie sich in zwei große Typen einteilen.

Typ 1 reagiert auf Stress mit starker (nicht körperlicher) Aktivität, ist eher zielstrebig. Sein Hirn ist aufgrund des stressbedingten Zuckermehrangebotes reichlich mit Energie versorgt. Dieser Typ isst unter Stress eher weniger und nimmt tendenziell Gewicht ab.

Ist das gut? Nein! Dieser Typ hat ein deutlich erhöhtes Risiko für Depressionen.

Typ 2 reagiert auf Stress vermeintlich gelassener, lässt es ruhiger angehen. Das regelmäßige Antreiben sorgt für eine Art Dämpfung des Signals. Die impulsartigen Stresssignale werden durch körpereigene Beruhigungsstoffe (Cannabinoide) ausgebremst und damit wird auch die Insulinunterdrückung reduziert. Das Zuckerangebot steigt nicht. Das Gehirn registriert seine eigene Unterversorgung, also Zuckerknappheit. Als Konsequenz daraus »nötigt« das Hirn den Körper zu nochmals forcierter Nahrungsaufnahme. Der Blutzuckerspiegel erhöht sich so weiter. Die überschüssige Energie wird als Fett gespeichert, das Körpergewicht steigt. Das Hirn jedoch strebt weiter nach mehr Glukose. Hilft das Antreiben nicht mehr, werden »Hungerattacken« ausgelöst. Ein Teufelskreis.[2]

Damit ist dann auch endlich mit dem hanebüchenen und diskriminierenden Vorurteil aufgeräumt, dass »die Dicken selber schuld« seien.

Unser schlaues Gehirn

Das Gehirn lässt sich übrigens nicht mit unechter Süße anflunkern, ganz egal, ob es sich um synthetische oder natürliche Stoffe handelt. Das Gehirn will Zucker. Punkt!

Nach all diesen Ausführungen wird nun klar, dass eine wesentliche Behandlungsstrategie in der Therapie von Übergewicht und Adipositas in der psychologischen Betreuung liegt. Damit ist nicht gemeint, dass jeder Übergewichtige eine psychotherapeutische Unterstützung braucht, aber der Einfluss des Gemüts und der Stimmungslage, familiäre Belastungssituationen, Spannungen im Job oder in der Schule müssen bei der Ernährungsumstellung berücksichtigt werden.

2 Die Erkenntnisse in diesem Abschnitt entstammen dem Buch *Das egoistische Gehirn* von Professor Achim Peters.

Strategien gegen den (Heiß-)Hunger

Zunächst einmal hat Heißhunger nichts, aber auch gar nichts, mit IHRER SCHWÄCHE zu tun! Bei Menschen mit Übergewicht oder Diabetes mellitus spielt auch der **Insulineffekt** eine Rolle. Nach dem Konsum stark zuckerhaltiger Speisen steigt der Insulinspiegel rasch an und fällt kurz darauf schnell wieder ab. Dies löst das Bedürfnis aus, schnell wieder etwas, meist Zuckerhaltiges, zu essen oder zu trinken.

Auch psychische Faktoren können Hungerattacken auslösen. Stress, Frust, Trauer oder sogar einfach Langeweile spielen dabei die Hauptrolle. Ein einfaches Beispiel: Nach einem anstrengenden Tag auf der Arbeit oder nach dem Familienmanagement kommt eine Leerlaufphase und mit ihr der Hunger.

Eine weitere Ursache für Heißhunger sind Diäten. Logisch irgendwie, denn hungern macht hungrig!

Mein Tipp: Überprüfen Sie Ihre Bedürfnisse! Ist Ihr Hungergefühl vielleicht eher DURST? Finden Sie es heraus und trinken Sie beim nächsten Hungergefühl ein Glas Wasser.

Die gute Nachricht: Es gibt verschiedene Taktiken, wie Sie mit Heißhungerattacken umgehen können, oder wie Sie es gar nicht erst dazu kommen lassen müssen.

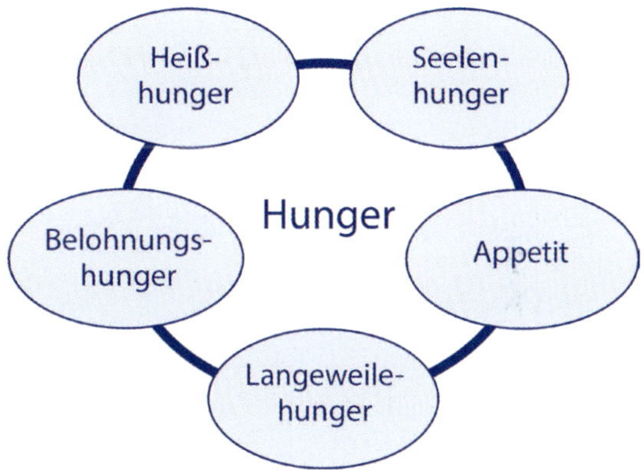

Hunger kann verschiedene Formen annehmen.

1. Vermeiden Sie Heißhunger!
   Hier hilft die richtige Ernährung oder im Rahmen der Reduktionsdiät die korrekte Umsetzung der Diät. Insbesondere ein hoher Eiweißanteil in der Ernährung hilft, dem Hunger ein Schnippchen zu schlagen.
2. Bekämpfen Sie Heißhunger!
   Gehen Sie davon aus, dass so eine »Attacke« etwa 15 Minuten dauert. Hier hilft meist Ablenkung: ein Glas Wasser trinken, sich bewegen, zuckerfreien Kaugummi kauen, Zähne putzen ...

Nicht vergessen: (Heiß-)Hungerattacken sollten Sie ins Ernährungsprotokoll (siehe Seite 268) eintragen.

So kommt es zum leidigen Jo-Jo-Effekt

Häufig dauert es nach einer Diät nicht lange, und die geschmolzenen Pfunde sind wieder an Hüften, Bauch und Po zu finden. Zu allem Überfluss zeigt die Waage bald noch mehr an als vor der Diät.

Wird dem Körper weniger Energie zugeführt, als er verbraucht, muss er sich umstellen, um weiter funktionieren zu können. Zunächst baut er vor allem die schnell verfügbaren Zuckerspeicher in Leber und Muskeln ab. Anschließend bedient er sich beim Muskeleiweiß. Erst viel später geht es an die Fettreserven. Wollen Sie weiter Erfolge erzielen, müssen Sie noch weniger essen. Häufig kehrt man aber wieder zu den ursprünglichen Essgewohnheiten zurück, sobald das Wunschgewicht erreicht ist. Das ist das Startzeichen für den Körper, sich die vermissten Nährstoffe zurückzuholen und sie für spätere Notzeiten zu speichern. Das Gewicht schnellt kontinuierlich wieder nach oben. Macht man häufig Diäten, ergibt sich so ein ständiges Auf und Ab an Gewicht – der Jo-Jo-Effekt lässt grüßen. Wer einmal mit dem Abnehmen angefangen hat, gerät also häufig in einen Teufelskreis, den man nur schwer wieder verlassen kann. Durch wiederholtes Fasten nehmen Sie also nicht ab, sondern hungern sich dick.

Aber was ist die Ursache dieses auf den ersten Blick sinnlosen Mechanismus? Die moderne Ernährungswissenschaft geht von zwei möglichen Ursachen des Jo-Jo-Effektes aus: Zum einen sinkt während einer Diät der Energieverbrauch des Körpers. Für den Körper bedeutet ein niedriger Grundverbrauch von Kalorien während der Diät zwangsläufig, mit ebendiesem reduzierten Angebot auskommen zu müssen, um zu überleben.

Das ist auch der Grund, warum es ab einem bestimmten Niveau schwierig ist, noch weiter abzunehmen. Denn zum Halten des Gewichts muss der Kalorienverbrauch an den reduzierten Grundumsatz angepasst werden. Der Körper überführt sein Betriebssystem quasi in einen Sparmodus. Für eine ausgeglichene Energiebilanz (= Gewicht halten) wird somit weniger Energie benötigt als vor der Reduktionsdiät.

Zum anderen liegt eine Ursache für den Jo-Jo-Effekt in der Tendenz, das Ausgangsgewicht zu halten. Womit wir wieder bei der Selfish-Brain-Theorie sind: In Phasen des Nahrungsmittelunterangebotes (Reduktionsdiät) legt der Körper trotzdem Reserven an. Einst war dieser Mechanismus wichtig für das Überleben. Warum der Körper auch heute noch auf diese Weise Polster anlegt, ist unklar.

Der Körper geht auf Sparflamme

Neue Studien haben gezeigt, dass der Grundumsatz von Menschen, die häufige Reduktionsdiäten hinter sich haben, niedriger ist als der Grundumsatz vergleichbarer Personen ohne »Diätvergangenheit«. Am Ende wird es also nach einer erfolglosen Diät nochmals schwieriger, weil das Ausgangsniveau des Grundumsatzes niedriger ist.

Die Minnesota-Studie

Zur Auswirkung von Hunger und Gewichtsverlust gibt es eine ziemlich alte, aber eindrucksvolle Studie, die 1944 an der Universität Minnesota durchgeführt wurde. Sie zeigt deutlich, dass nach einer extremen Diät meistens der allen Übergewichtigen gut bekannte Jo-Jo-Effekt auftritt.

Die Teilnehmer an der Studie waren 36 junge Männer, die den Kriegsdienst verweigerten und als Alternative die Teilnahme an dem Fastenexperiment wählten. Das Experiment bestand aus einer Kontrollphase (Beobachtung des Essverhaltens), einer Hungerphase und einer Regenerations- und Nachbeobachtungsphase. Während der sechsmonatigen Hungerphase wurde die Nahrungszufuhr auf die Hälfte der gewohnten Energiezufuhr reduziert, wobei die Teilnehmer durchschnittlich 25 Prozent ihres Körpergewichtes verloren. Sie beschäftigten sich während der Fastenphase zunehmend gedanklich mit dem Thema »Essen«. Viele Teilnehmer litten unter Essanfällen, die auch in der Rehabilitationsphase bestehen blieben. Es kam vermehrt zu psychischen Veränderungen (z. B. Depressionen, Nervosität, Stimmungsschwankungen) und zu körperlichen Beschwerden (z. B. gastrointestinale Beschwerden, Ödeme, Frieren, Haarverlust). Acht Monate nach dem Experiment hatten die Teilnehmer durchschnittlich 110 Prozent ihres Ausgangsgewichts und 140 Prozent ihres Ausgangsfettgehaltes erreicht.

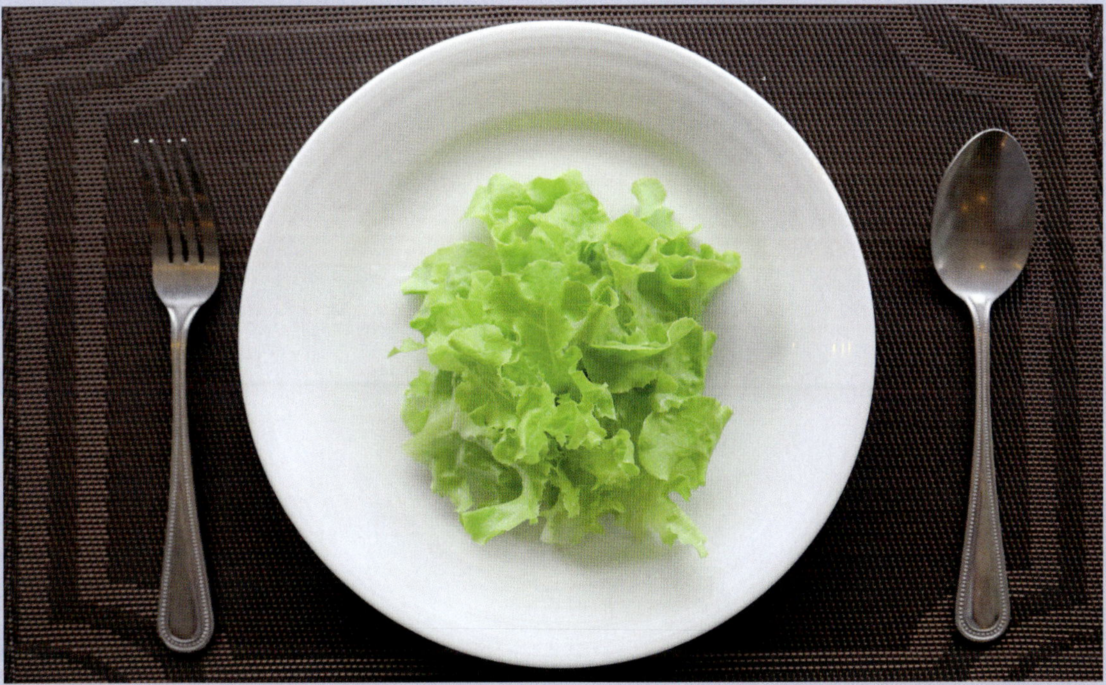

Wann ist eine Diät denn nun sinnvoll?

Ein kleiner Bierbauch, ein paar Pölsterchen um Po und Hüften – ist das schon Übergewicht oder gar Fettleibigkeit? Ein Zuviel an Gewicht kann dauerhaft die Gesundheit gefährden. Gerade Übergewicht und Adipositas (krankhaftes Übergewicht) sind bedeutende Risikofaktoren für zahlreiche ernährungsbedingte Krankheiten wie Bluthochdruck, Diabetes mellitus, erhöhte Blutfettwerte und Gefäßerkrankungen.

Daher ist es sinnvoll, sich für ein »gutes Diätkonzept« zu entscheiden, das Ihre Ernährungsgewohnheiten berücksichtigt. Denn jeder von uns hat seinen eigenen Stoffwechsel, seinen eigenen Lebensrhythmus, seine eigene Vergangenheit, einfach sein ganz persönliches Leben.

Wie soll man unter diesen Voraussetzungen eine einheitliche Diätempfehlung geben? Und ist nicht genau das auch der Grund, warum so viele extreme Ernährungskonzepte zum Scheitern verurteilt sind?

Schublade auf, Diätkonzept raus und fertig – so einfach läuft das nicht.

Aber wie läuft es dann?

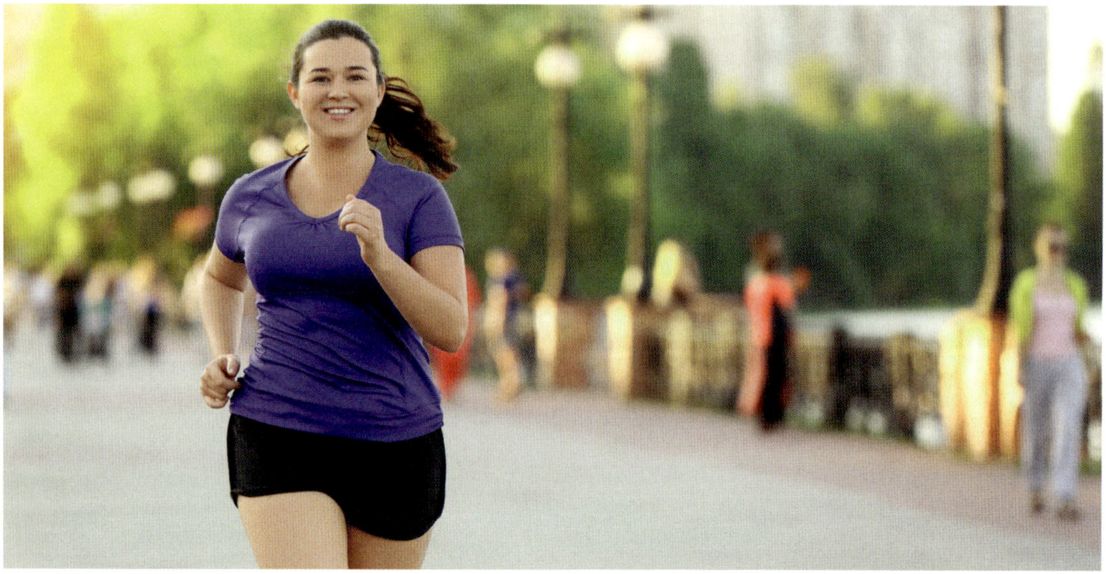

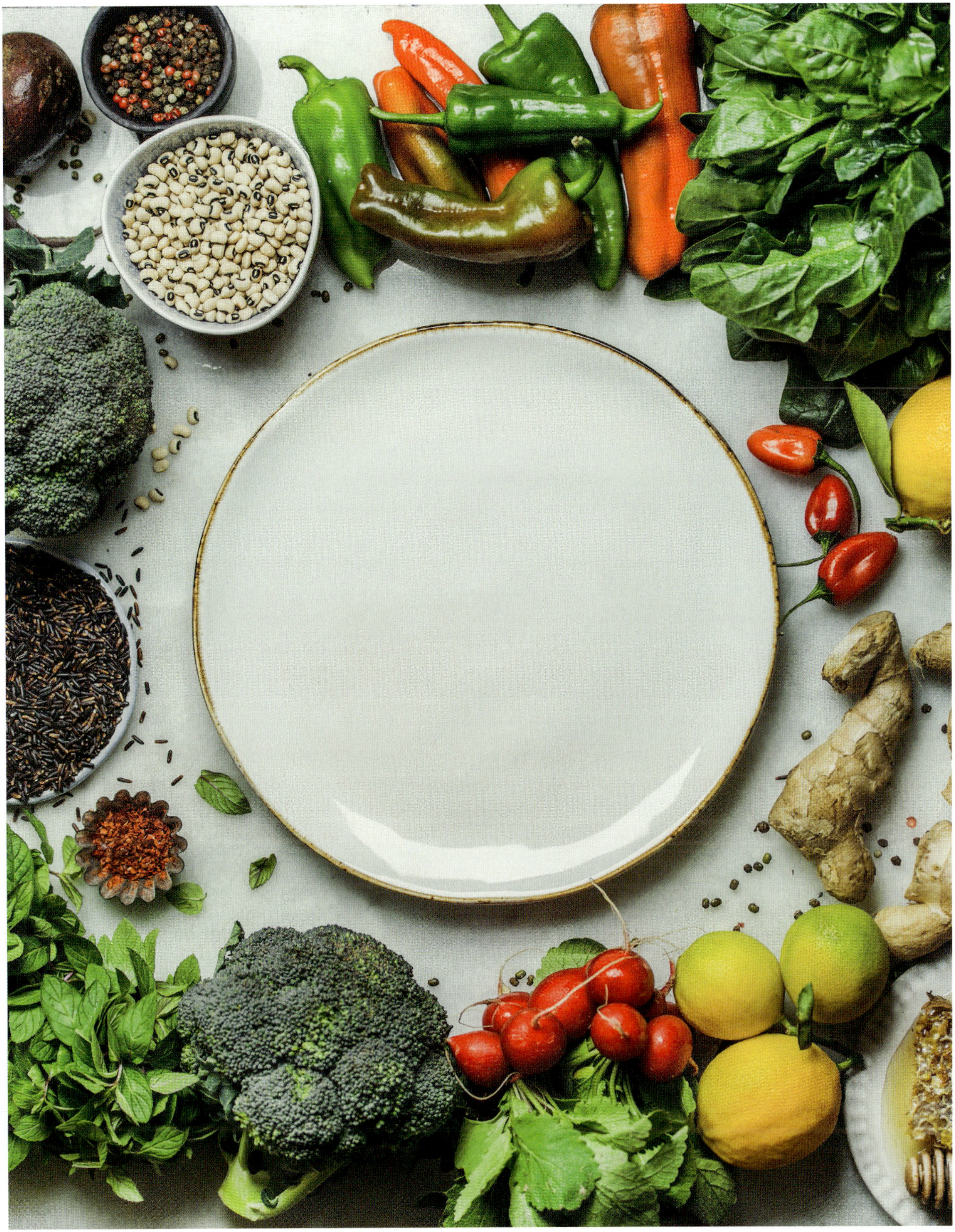

Der Diät-Check

Wenn wir jetzt davon ausgehen, dass in manchen Fällen eine Diät durchaus Sinn machen kann, kommen wir ganz schnell zu der Frage, welche Bedingungen eine Diät erfüllen muss, um das Kriterium »SINNVOLL« zu erfüllen. Hierbei wird die Frage, welche Diät für Sie sinnvoll sein könnte, allerdings noch nicht beantwortet. Vielmehr liste ich Ihnen im Folgenden die Kriterien auf, die eine »gute« Diät im Allgemeinen erfüllen sollte:

- **Die tägliche Energieaufnahme im Rahmen der Diät sollte bei mindestens 1200 Kilokalorien (kcal) liegen.**
  Eine tägliche Energieaufnahme unterhalb dieser Grenze wird mit größter Wahrscheinlichkeit auch deutlich unterhalb Ihres Grundumsatzes liegen. Der Jo-Jo-Effekt ist bei solch einer Diät quasi vorprogrammiert.

- **Die Diät sollte abwechslungsreich sein und mindestens fünf verschiedene Lebensmittel pro Tag enthalten.**
  Diäten, die zu einseitig und wenig abwechslungsreich sind, werden sehr schnell als langweilig und monoton wahrgenommen und reduzieren den Durchhaltewillen enorm.

- **Auf strikte Verbote im Rahmen der Diät sollte verzichtet werden (zum Beispiel sollten bestimmte Lebensmittel nicht ausgeschlossen werden).**
  Verbote führen fast immer zu Begehrlichkeiten. Außerdem lösen Verbote das Gefühl des Bestraftwerdens aus. Das kann für eine Diät kaum sinnvoll sein.

- **Es sollte auf unrealistische Versprechen verzichtet werden. (Das betrifft zum Beispiel das Versprechen, dass ein unrealistisch hoher Gewichtsverlust innerhalb kurzer Zeit erzielt wird, wie 10 Kilogramm in zehn Tagen.)**
  Häufig werden Abnehmwillige mit kruden Versprechen geködert. Leider schaltet sich der gesunde Menschenverstand beim Thema »schnelles Abnehmen« immer wieder aus.

- **Die Diät sollte motivieren, die eigenen Essgewohnheiten zu überprüfen und zu hinterfragen (beispielsweise mithilfe eines Ernährungstagebuchs).**
  Nur wenn Sie sich mit Ihrer Ernährungsweise auseinandersetzen, werden Sie in der Lage sein, etwas zu verändern. Eigenreflexion (die Bestandsaufnahme) ist für eine nachhaltige Umstellung essenziell.

- **Die Diät sollte Tipps zur Überwindung der kleinen Verführungen geben.**
  Jede Diät wird Ihnen zunächst abverlangen, programmierte Rituale zu verändern. Dann muss diese Diät Ihnen aber auch erklären, wie Sie mit möglichen kleinen Nebenwirkungen und Komplikationen umgehen sollen (Stichwort Omas Sahnetorte).

- **Im Rahmen der Diät sollte darauf hingewiesen werden, dass Bewegung und Entspannung eine Gewichtsabnahme wirksam unterstützen.**
  Dass Ihre psychische Verfassung einen wichtigen Anteil an der Gewichtsentwicklung hat, habe ich im vorherigen Kapitel bereits erklärt. Weiter unten lernen Sie noch, dass die Ernährung eine kleine Schwester hat. Ihr Name ist Bewegung.

- **Die Diät sollte ohne den Kauf von Schlankheitsmitteln wie Pillen oder Pulver auskommen.**
  Tatsächlich sind einige sowohl rezeptpflichtige als auch frei verkäufliche Abnehmmittel auf dem Markt. Diese sind meist unwirksam, teilweise gefährlich oder gehören ganz einfach eingebettet in ein ärztlich verordnetes Gesamtkonzept.

- **Im Rahmen der Diät sollte empfohlen werden, ausreichend zu trinken.**
  Flüssigkeit, insbesondere Wasser oder ungesüßter Tee, unterstützen und beschützen. Vor allem bei Diäten mit sehr hohem Eiweißanteil, und einfach generell, ist eine ausreichende Menge an Flüssigkeit notwendig.

- **Die Diät sollte Anregungen geben, wie mit Motivationsdellen umgegangen werden kann.**
  Irgendwann wird die Begeisterung abflachen. Genau dafür braucht es einen Plan. Und zwar schon VOR dem ersten Diättag.

- **Es sollte ein Konzept für die Zeit nach der Diät geben.**
  Ist Ihre Diät, nach einer gewissen Zeit vielleicht in gelockerter Form, auf Dauer durchführbar? Prima! Ist sie das nicht, muss Ihnen schon vor dem Start klar sein, was Sie nach dem Ende der Diät ernährungstechnisch umsetzen wollen.

Je mehr Kriterien auf eine Diät zutreffen, desto besser!

Nur wenn Sie sich intensiv mit den eigenen Ernährungsgewohnheiten auseinandersetzen und diese auch hinterfragen, können Sie dauerhaft Gewicht verlieren und Ihr Idealgewicht erfolgreich halten.

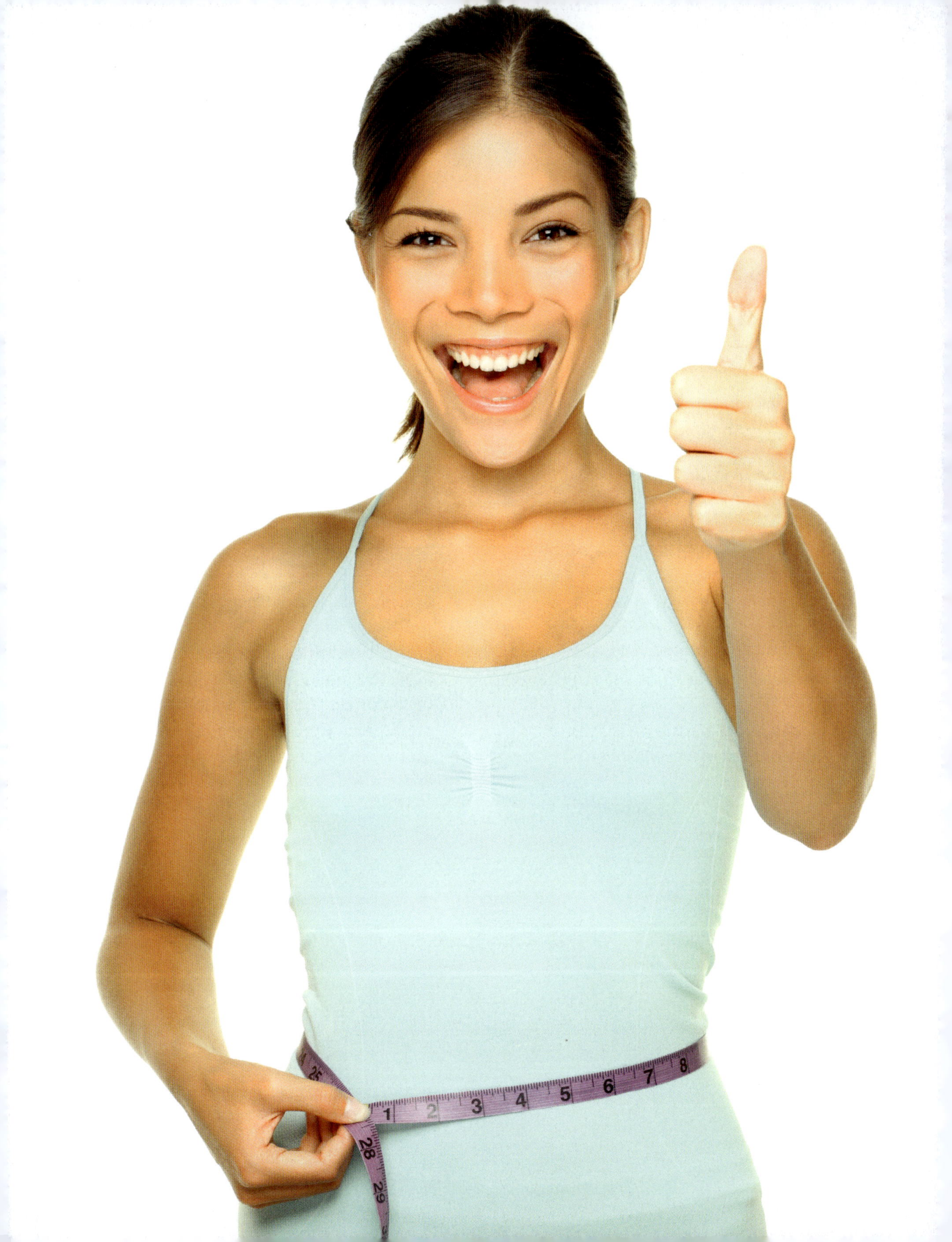

Der Körper-Check: Brauchen Sie eine Diät?

In diesem Kapitel sehen wir uns ein paar Zahlen an. Das ist notwendig, um entscheiden zu können, ob eine Diät als Impuls für Sie überhaupt sinnvoll ist. Im Rahmen von Diäten und Ernährungsempfehlungen tauchen immer wieder die Begriffe Ideal- oder Normalgewicht sowie Wohlfühlgewicht auf. Was bedeuten diese Begriffe im Detail?

Idealgewicht versus Wohlfühlgewicht

Die Weltgesundheitsorganisation (WHO) definiert das **Idealgewicht** mit einem Body-Mass-Index (BMI) von 18,5 bis 25 (siehe hierzu auch die Tabellen auf Seite 27).

Das **Wohlfühlgewicht** dagegen ist ein eventuell vom idealen Gewicht abweichendes, gesundheitlich unbedenkliches Körpergewicht eines Menschen, das seinen persönlichen Bedürfnissen entspricht.

Die Ansichten sind hier sicherlich geteilt. Je nach Alter, Geschlecht und Gesundheitszustand kann es variieren. Wichtig ist, dass Sie Ihr persönliches, für Sie ideales Gewicht finden, mit dem Sie sich wohlfühlen und das im gesundheitlichen Rahmen liegt. Mancher spricht in diesem Zusammenhang eben gern vom Wohlfühlgewicht. Das ist schwer zu berechnen und hängt von einer großen Anzahl von Parametern ab.

Der Body-Mass-Index

Ein populäres, aber nicht ganz unproblematisches Instrument ist der Body-Mass-Index, kurz BMI. Er gibt den Gewichtsbereich an, der bei einer bestimmten Körpergröße die höchste Lebenserwartung und das geringste Risiko für Krankheiten bietet.

Die Berechnung ist recht einfach: Körpergewicht in Kilogramm geteilt durch die Körpergröße in Meter zum Quadrat. Als Formel sieht das so aus:

$$\text{BMI} = \frac{\text{Körpergewicht (in kg)}}{\text{Körpergröße (in m}^2\text{)}}$$

Beispiel: Für eine Frau mit der Körpergröße von 1,63 Meter und einem Gewicht von 69 Kilogramm bedeutet das einen BMI von 26:

$$\text{BMI} = \frac{\text{69 Kilogramm}}{\text{(1,63 Meter)}^2}$$

BMI-Werte[3] für verschiedene Altersgruppen:	
Alter	**BMI**
19–24 Jahre	19–24
25–34 Jahre	20–25
35–44 Jahre	21–26
45–54 Jahre	22–27
55–64 Jahre	23–28
>64 Jahre	24–29

Gemäß der Deutschen Gesellschaft für Ernährung (DGE) lassen sich diese Werte wie folgt einordnen:		
Klassifikation	**m**	**w**
Untergewicht	<20	<19
Normalgewicht	20–25	19–24
Übergewicht	25–30	24–30
Adipositas	30–40	30–40
massive Adipositas	>40	>40

Bei einem Body-Mass-Index von über 30 spricht man von Fettleibigkeit mit gesundheitlichen Folgen, das heißt, das Risiko, an Folgeerkrankungen wie Diabetes zu erkranken, steigt deutlich an. Der BMI berücksichtigt jedoch nicht, woher das Gewicht eines Menschen kommt, ob von Fett- oder Muskelmasse. Bodybuilder beispielsweise, die über sehr viel Muskelmasse verfügen, haben zwar einen hohen BMI, sind aber nicht von Fettleibigkeit betroffen. Um eine verlässliche Aussage über den Gesundheitszustand einer Person zu treffen, muss man also über den BMI hinaus den individuellen Fall und den Lebensstil der Person berücksichtigen, aber auch die Fettverteilung am Körper.

3 Quelle: Universität Hohenheim, https://projekte.uni-hohenheim.de/wwwin140/info/interaktives/bmi.htm

Wie viel Fett darf es sein?

Der Körper besteht aus verschiedenen Bausteinen: dem Gesamtkörperwasser, der fettfreien Körpermasse und dem Gesamtkörperfett. Das Gesamtkörperwasser nimmt mit zunehmendem Alter ab, dass Gesamtkörperfett zu. Männer haben von Natur aus eine geringere Fettmasse als Frauen, Sportler einen geringeren Anteil als Nichtsportler. Der Körperfettanteil wird beim BMI berücksichtigt. So kann es sein, dass zum Beispiel eine sehr durchtrainierte Person mit einer hohen Muskelmasse und einer geringen Körperfettmasse einen höheren BMI hat als eine Person, die kaum Sport macht. Das liegt daran, dass Muskeln schwerer sind als Fett. Der Gesundheitszustand der durchtrainierten Person ist jedoch trotz des höheren BMI gesünder als der der untrainierten Person.

Den Körperfettanteil können Sie ganz einfach mithilfe einer Formel berechnen. Dazu benötigen Sie Ihr Gewicht und den Bauchumfang.

Für den Bauchumfang legen Sie im Stehen ein Maßband auf Nabelhöhe um den Bauch herum und lesen den Wert ab.

Körperfettanteil-Formel für Frauen

$$\textbf{Körperfettanteil in Prozent} = \frac{(74{,}11 \times \text{Bauchumfang in cm}) - 3482}{\text{Gewicht in kg} - 8{,}2}$$

Körperfettanteil-Formel für Männer

$$\textbf{Körperfettanteil in Prozent} = \frac{(74{,}11 \times \text{Bauchumfang in cm}) - 4464}{\text{Gewicht in kg} - 8{,}2}$$

Beispiel: Für einen Mann mit einem Gewicht von 92 Kilogramm und einem Bauchumfang von 103 Zentimetern bedeutet das einen Körperfettanteil von etwa 26 Prozent:

$$\textbf{Körperfettanteil in Prozent} = \frac{(74{,}11 \times 103\,\text{cm}) - 4464}{92\,\text{kg} - 8{,}2}$$

Was sagt dieser Wert nun aus? Der Fettanteil in Ihrem Körper sollte sich im von der DGE empfohlenen Bereich bewegen. Liegt er darunter, haben Sie einen exzellenten Fitnesszustand. Liegt er darüber, ist Ihr Körperfettanteil zu hoch.

Körperfettanteil in % für Frauen

Alter	ideal	normal	zu hoch
20–24	22,1	25–29,5	ab 29,6
25–29	22	25,4–29,7	ab 29,8
30–34	22,7	26,4–30,4	ab 30,5
35–39	24	27,7–31,4	ab 31,5
40–44	25,6	29,3–32,7	ab 32,8
45–49	27,3	30,9–34	ab 34,1
50–59	29,7	33,1–36,1	ab 36,2
ab 60	30,7	34,0–37,2	ab 37,3

Körperfettanteil in % für Männer

Alter	ideal	normal	zu hoch
20–24	14,9	19–23,2	ab 23,3
25–29	16,5	20,3–24,2	ab 24,3
30–34	18	21,5–25,1	ab 25,2
35–39	19,3	22,6–26,0	ab 26,1
40–44	20,5	23,6–26,8	ab 26,9
45–49	21,5	24,5–27,5	ab 27,6
50–59	22,7	25,6–28,6	ab 28,7
ab 60	23,3	26,2–29,2	ab 29,3

Körperfettanteil in % für Sportler		
Alter	Frauen	Männer
20–24	18,2	10,8
25–29	18,9	12,8
30–34	19,7	14,5
35–39	21	16,1
40–44	22,6	17,5
45–49	24,3	18,6
50–59	26,6	19,8
ab 60	27,4	20,2

Der tägliche Energiebedarf

Der Energiebedarf gibt an, wie viele Kalorien wir täglich benötigen, um alle wichtigen Organ- und Zellfunktionen aufrechtzuerhalten und darüber hinaus noch genügend Energie für die tägliche Arbeit zur Verfügung zu haben. Mit unserer Nahrung müssen wir dem Körper so viel Energie liefern, dass der tägliche Bedarf gedeckt ist. Essen wir zu viel, ist die Folge Übergewicht. Wird zu wenig gegessen, baut der Körper Reserven ab und wir verlieren Gewicht.

Für die Berechnung wird der Energiebedarf in der Regel in Grundumsatz und Leistungsumsatz unterteilt.

Der **Grundumsatz** ist die Energie, die zur Aufrechterhaltung aller lebenswichtigen Funktionen im Ruhezustand benötigt wird, wie Herzarbeit und Atmung. Er ist bei einer Person in der Regel gleichbleibend. Der Grundumsatz gibt an, wie viele Kalorien der Körper im absoluten Ruhezustand verbraucht. Denn auch,

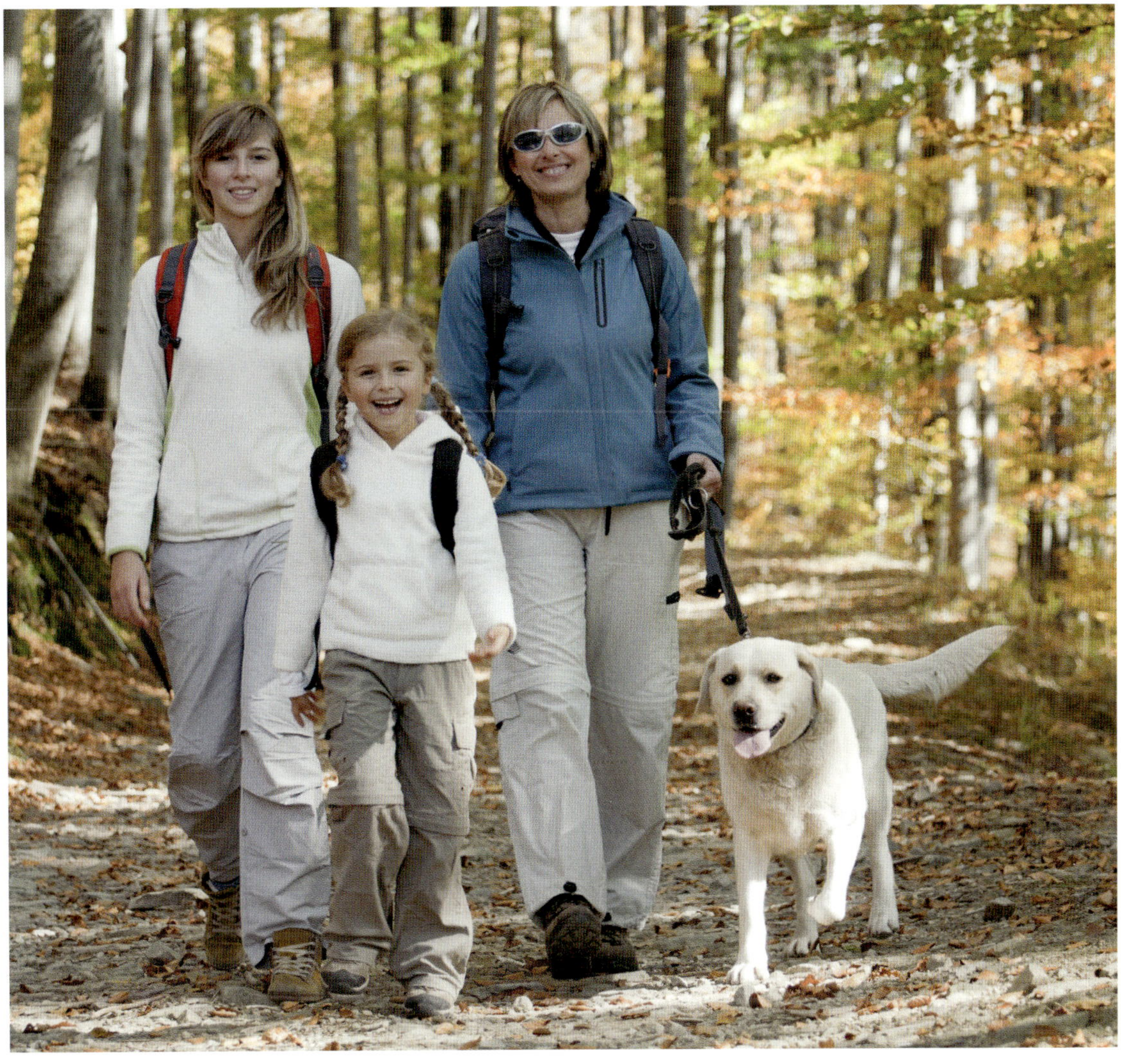

wenn man schläft oder auf der Couch entspannt, verbraucht der Körper Energie.

Der **Leistungsumsatz** bezeichnet die Energie, die zusätzlich, über den Grundumsatz hinaus, für Sport, Wachstum und Verdauung gebraucht wird. Wie viele Kalorien oder wie viel Energie Sie verbrauchen, hängt also auch von Ihrer körperlichen Aktivität ab und variiert von Mensch zu Mensch. Sie können Ihren Energieverbrauch erhöhen, indem Sie sich regelmäßig bewegen. Die zusätzliche Energie, die Sie für körperliche Aktivitäten benötigen, wird als Leistungsumsatz bezeichnet.

Hier kommt auch der sogenannte PAL-Wert ins Spiel. PAL steht für »physical activity level«, ist also das Maß für die körperliche Aktivität. Je mehr Sie sich bewegen, desto höher ist Ihr PAL-Wert.

Die DGE empfiehlt bei geringer körperlicher Aktivität eine tägliche Energiezufuhr von 1800 Kilokalorien für Frauen und 2300 Kilokalorien für Männer im Alter von 25 bis 51 Jahren. Die folgende Tabelle zeigt Referenzwerte für die tägliche Nährstoffzufuhr.

Alter	Körperliche Aktivität in kcal/Tag			
	Ruheenergieverbrauch kcal/Tag		Richtwerte für die Energiezufuhr kcal/Tag (PAL-Wert 1,4)*	
	m	w	m	w
15 bis unter 19 Jahre	1850	1430	2600	2000
19 bis unter 25 Jahre	1730	1370	2400	1900
25 bis unter 51 Jahre	1670	1310	2300	1800
51 bis unter 65 Jahre	1580	1220	2200	1700
65 Jahre und älter	1530	1180	2100	1700

* Die hier angegebenen Werte sind natürlich unter Berücksichtigung der Referenzmaße von Körpergröße und -gewicht zu betrachten und gelten bei ausschließlich sitzender Tätigkeit mit wenigen oder keinen Anstrengungen in der Freizeit: PAL-Wert = 1,4 (Ruheenergie × 1,4).

Quelle: DGE: D-A-CH-Referenzwerte für die Nährstoffzufuhr

Für andere Aktivitätslevel gelten folgende PAL-Werte:

Ruheenergie × 1,6–1,7: überwiegend sitzend, wenig/keine Anstrengung in der Freizeit

Ruheenergie × 1,8–1,9: überwiegend gehend und stehende Arbeit

Ruheenergie × 2,0–2,4: körperlich anstrengende Arbeit/anstrengende Freizeitaktivität

Körpergewicht		Energiebedarf (kcal/kg KG/Tag)		Grundumsatz
____ kg	X	Alter 20–30 Jahre: 25,0 Alter 30–70 Jahre: 22,5	=	____ kcal

Grundumsatz		Leistungsumsatz			Gesamtenergiebedarf
____ kcal	X	Nur sitzend oder liegend	1,2	=	____ kcal
		Sitzend, kaum aktiv	1,4–1,5		
		Sitzend, gehend und stehend	1,6–1,7		
		Vorwiegend stehend oder gehend	1,8–1,9		
		Anstrengende Arbeit oder Sport	2,0–2,4		

Um effektiv und ohne Jo-Jo-Effekt abzunehmen, ist es wichtig, dass Sie ein »gesundes« Kaloriendefizit aufbauen. Was bedeutet das? Da Ihr Körper auch im völligen Ruhezustand Energie braucht, sollten Sie nie weniger Kalorien als Ihren Grundumsatz aufnehmen. Ein tägliches Kaloriendefizit von 300 bis maximal 500 Kilokalorien sollte daher nicht überschritten werden. Wenn Sie Ihre Kalorienzufuhr zu stark reduzieren, passiert genau das, was Sie eigentlich vermeiden wollen: Es kommt zu Heißhungerattacken und der Jo-Jo-Effekt lässt grüßen.

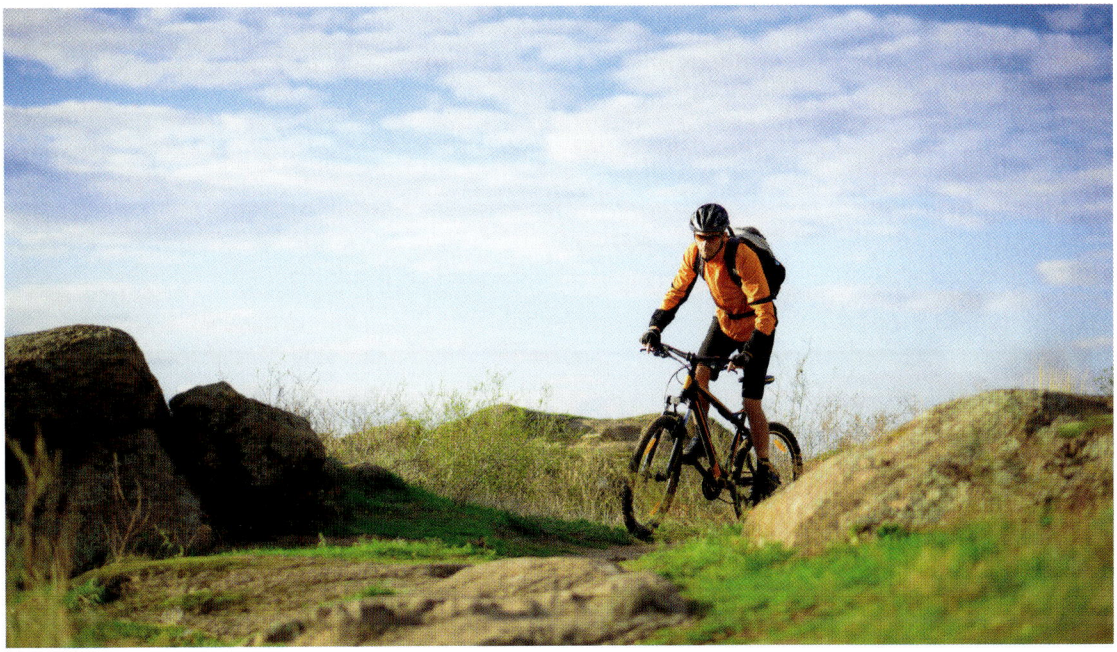

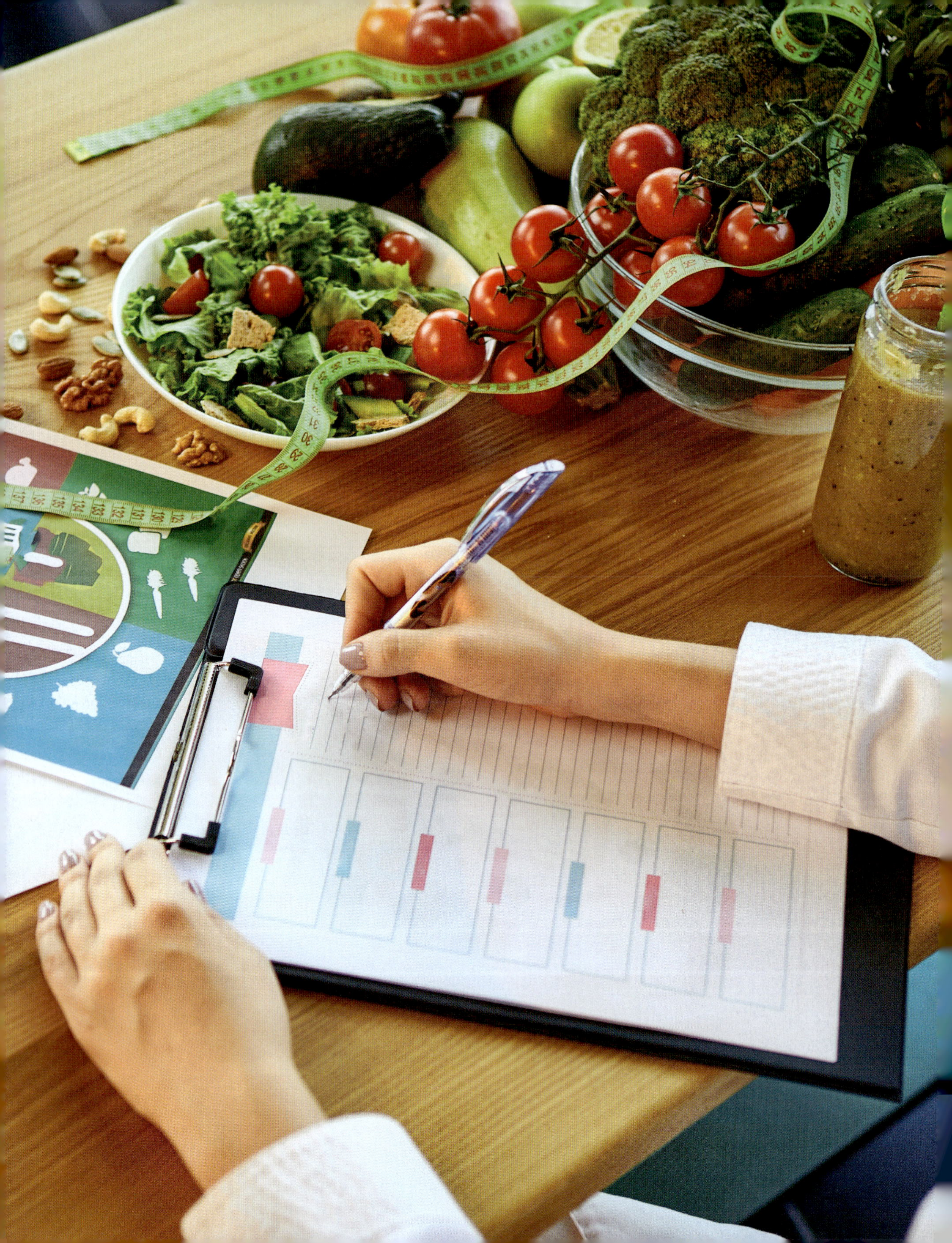

Der Diäten-Finder

In diesem Kapitel möchte ich Sie mitnehmen auf den Weg zu verstehen, welche der vier in diesem Buch behandelten Diäten für Sie die richtige sein könnte.

Zunächst wollen wir herausfinden, welcher Ernährungstyp Sie sind. Es gibt bereits eine ganze Reihe von Versuchen, Ernährungstypen zu definieren. Hauptsächlich werden dafür statistische Auswertungen von Befragten herangezogen. Auftraggeber dieser Auswertungen ist meist die Lebensmittelindustrie. Das ist nicht weiter verwerflich, dient aber zum Teil eben auch der Entwicklung von Marketingstrategien und der Verkaufsoptimierung.

Eine Diättypisierung ist noch viel komplexer und leider extrem fehleranfällig. Letztlich bleiben Fragenkataloge, die im Ergebnis zumindest annäherungsweise abbilden, wie Sie ernährungsmäßig »ticken«. Daraus lassen sich dann grobe Rückschlüsse ziehen, mit welcher Diät als Impulsgeber Sie den wahrscheinlich besten Erfolg haben werden, Ihr Ziel zu erreichen.

Hierfür ist es wichtig, dass Sie die folgenden Fragenbögen sorgfältig ausfüllen. Mit Hilfe dieser Fragebögen ermitteln Sie zunächst mögliche »Bremser« der Gewichtsreduktion wie Befindlichkeitsstörungen, Schlafapnoesyndrom oder Medikamente. Anschließend »bauen« Sie sich anhand meiner Vorlage ein Ernährungstagebuch für mindestens eine Woche. Doch der Reihe nach.

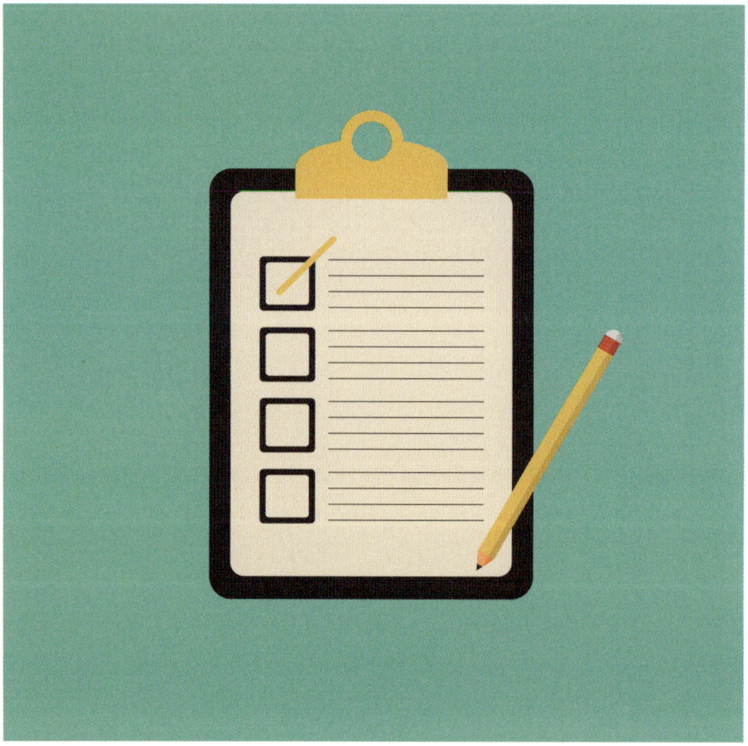

Das Drei-Stufen-Modell

Ich möchte Sie dafür begeistern, Ihren persönlichen Neustart gut zu planen. Dafür hat sich das von mir entwickelte Drei-Stufen-Modell vielfach bewährt. Nur drei Stufen bis aufs Siegerpodest. Das klingt doch machbar. Ich schließe für Sie schon im Vorfeld einer Ernährungsumstellung unliebsame Überraschungen aus. Gleichzeitig lernen Sie sehr viel über sich und Ihr Essverhalten, noch bevor Sie überhaupt etwas verändert haben. Nicht selten kommen Patienten mit ihrem ausgefüllten Ernährungsprotokoll zurück in die Praxis, erschreckt von dem, was da pro Tag so konsumiert wurde. Ein guter »Augenöffner«! Sie gewinnen Einblick in Ihre Ernährungssituation und werden anschließend mit Kompass und Navigationssystem ausgestattet. Der Weg wird frei geräumt, das Ziel ins Navi einprogrammiert und der Kompass sorgt dafür, dass Sie immer wissen, wo es langgeht.

Die drei Stufen:

1. Bestandsaufnahme,
2. Zielsetzung,
3. Umsetzung.

1. Stufe: Die Bestandsaufnahme

Zunächst möchte ich Ihnen drei Ausschlussfragen stellen. Beantworten Sie mindestens eine mit **Ja**, ist ein Diätversuch auf eigene Faust nicht vernünftig. Sie sollten stattdessen zeitnah mit Ihrem Hausarzt sprechen. Können Sie alle drei Fragen mit einem Nein beantworten, steht Ihrer Diät nichts im Weg.

Ausschlussfrage Nummer 1:

Fühlen Sie sich häufig niedergeschlagen, traurig, ängstlich oder erschöpft, sind Sie häufig gereizt oder lustlos und antriebsschwach?

Das können Hinweise auf eine Befindlichkeitsstörung oder sogar eine Depression sein. Hier gilt es, den Rat von Fachpersonal einzuholen. Wenden Sie sich zunächst an Ihren Hausarzt.

Der nachfolgende **Wohlfühltest**[4] **der WHO** hilft Ihnen, diese Fragen für sich zu beantworten:

Kreisen Sie zu jeder Aussage jeweils eine Antwort ein, die Ihrer Meinung nach am besten beschreibt, wie Sie sich *in den letzten zwei Wochen* gefühlt haben. Wenn Sie alle fünf Fragen beantwortet haben, zählen Sie Ihre Punkte zusammen.

4 Quelle: Psychiatric Research Unit, WHO Collaborating Center for Mental Health, Frederiksborg General Hospital, DK-3400 Hillerød.

In den letzten zwei Wochen ...	die ganze Zeit	meistens	etwas mehr als die Hälfte der Zeit	etwas weniger als die Hälfte der Zeit	ab und zu	zu keinem Zeitpunkt
... war ich froh und guter Laune.	5	4	3	2	1	0
... habe ich mich ruhig und entspannt gefühlt.	5	4	3	2	1	0
... habe ich mich energiegeladen und aktiv gefühlt.	5	4	3	2	1	0
... habe ich mich beim Aufwachen frisch und ausgeruht gefühlt.	5	4	3	2	1	0
... war mein Alltag voller Dinge, die mich interessieren.	5	4	3	2	1	0

Erläuterung: Summenwert 0 bezeichnet das schlechteste Befinden, 25 das beste Befinden.

Ihr Summenwert: __________

Summenwert 25–13: Dieses Ergebnis spricht für ein gutes Wohlbefinden. Ihre Lebensqualität ist momentan nicht beeinträchtigt.

Summenwert <13 Punkte: Eine behandlungsbedürftige Überlastung, ein Burnout oder eine Depression können nicht sicher ausgeschlossen werden. Geringe Wohlfühlwerte rechtfertigen noch keine Diagnose. Sie sind jedoch ein ausreichender Grund, eine gezielte Untersuchung durchführen zu lassen.

Hintergrund: Der WHO-5-Fragebogen zum Wohlbefinden wurde von der Weltgesundheitsorganisation entwickelt und hat seine Eigenschaften als hervorragendes Depressions-Screening weltweit in einer Vielzahl wissenschaftlicher Studien belegt.

ACHTUNG: Eine niedrige Punktzahl ist KEIN BEWEIS für eine vorliegende Erkrankung. Eine weitere Abklärung durch einen Arzt ist hier aber sinnvoll!

Ausschlussfrage Nummer 2:

Leiden Sie unter Schlafstörungen, schnarchen Sie oder nicken tagsüber ungewollt ein?

Dies sind Anzeichen für ein Schlafapnoesyndrom. Hier bedarf es ebenfalls einer weiterführenden Diagnostik. Der folgende **Fragebogen zum Schlafapnoescreening** hilft Ihnen bei der Selbstanalyse:

Verwenden Sie zur Wertung die Punkte 0 bis 3 und tragen Sie die Ziffern in die Kästchen ein.

Fragen zum Wach-/Schlafrhythmus	nie (0)	selten (1)	oft (2)	sehr oft (3)
1. Sind Sie tagsüber oft schläfrig?				
2. Nicken Sie tagsüber spontan ein?				
3. Haben Sie Schwierigkeiten, lange konzentriert zu bleiben?				
4. Fühlen Sie sich in der Leistungsfähigkeit eingeschränkt?				
5. Schnarchen Sie laut oder behaupten dies andere von Ihnen?				
6. Wurden im Schlaf Atemstillstände beobachtet?				
7. Erwachen Sie morgens mit Kopfschmerzen?				
8. Fühlen Sie sich morgens schlapp und müde?				
9. Schlafen Sie in folgenden Situationen zwanghaft ein? O beim Fernsehen O beim Lesen O am Arbeitsplatz O beim Gespräch mit anderen O beim Autofahren				
10. Schlafen Sie abends schlecht ein?				
11. Kommt es vor, dass Sie nachts aufwachen?				
12. Wachen Sie früher als gewöhnlich auf, ohne wieder einzuschlafen, oder ist die Wiedereinschlafzeit verlängert?				
13. Schlafen Sie unruhig bzw. ist Ihr Bett morgens zerwühlt?				

Mit welcher Wahrscheinlichkeit ein Schlafapnoe-Syndrom vorliegt, ergibt sich aus der errechneten Punktsumme:

Punktsumme Schlafapnoe-Syndrom	
0–14	unwahrscheinlich, alles okay
15–25	ziemlich wahrscheinlich
>25	sehr wahrscheinlich

Ausschlussfrage Nummer 3:

Nehmen Sie regelmäßig Medikamente ein?
Vor dem Diätversuch muss überprüft werden, ob eine Reduktionsdiät Einfluss auf den Wirkspiegel Ihrer Medikamente hat und möglicherweise zu stark/zu schwach wirkt. Besprechen Sie das bitte mit dem Arzt Ihres Vertrauens.

Dreimal nein? Prima! Sie können ohne Zwischenschritte mit der Bestandsaufnahme fortfahren. Hierzu benötigen Sie:

Das Ernährungstagebuch

Vielleicht denken Sie an dieser Stelle: Wer braucht denn schon ein Ernährungstagebuch?
Das Ernährungstagebuch soll Ihnen helfen, Ihre Ernährungsgewohnheiten einzuschätzen, individuelle Verhaltensmuster und Gefühlslagen zu erkennen und somit Veränderungen gezielter umsetzen zu können.

Ist es mühevoll, alles aufzuschreiben? Ja! Aber wenn Sie sich darauf einlassen, legen Sie den Grundstock für eine erfolgreiche Ernährungsumstellung.

Und ganz nebenbei: Allein das Dokumentieren der Gewohnheiten sorgt häufig schon für eine qualitative und/oder quantitative Umstellung hin zu einer ausgewogenen Ernährung. Ihre Selbstkontrolle wird unterstützt.

Tipp: Das Ernährungsprotokoll finden Sie als Kopiervorlage im Anhang auf Seite 268. Wer lieber »elektronisch« protokolliert, findet im Internet zahlreiche Apps dazu. (einige Empfehlungen finden Sie im Anhang auf Seite 269).

Ich persönlich mag das gute alte handschriftliche Tagebuch, weil allein durchs Niederschreiben bereits Lerneffekte erzielt werden.

Das Ernährungstagebuch soll Ihnen helfen, die vier großen W-Fragen für sich zu beantworten:

- **Wann** essen Sie?
  Welchen »Rhythmus« haben Sie bei der Nahrungs- und Getränkeaufnahme?
- **Was** essen Sie?
  Was, wie viel und wie oft essen Sie? Dabei zählen auch vermeintliche »Kleinigkeiten« wie Snacks für zwischendurch oder die Menge des Bratöls in der Pfanne.
- **Warum** essen Sie?
  Ist es wirklich Hunger? Oder eher unbewusstes Essen? Essen Sie aus Frust, reiner Lust oder Langeweile?
- **Wie** essen Sie?
  Essen Sie allein, mit der Familie, im Büro, während der Arbeit, vor dem Fernseher oder Computer? Essen Sie schnell oder langsam, lesen Sie parallel oder spielen mit dem Smartphone? Dazu zählen auch Ihre Gedanken: Was beschäftigt Sie während der Mahlzeit?

Wenn Sie eine Woche lang alles konsequent aufgeschrieben haben, sollten Sie folgende Fragen für sich beantworten können:

1. Wie ist die Woche gelaufen? Haben Sie alles so gemacht wie in der vergangenen Woche? Haben Sie etwas verändert? Sind alle Tage gleichgelaufen oder gab es Besonderheiten?
2. Sind Sie sicher, dass Sie alles eingetragen haben? Falls etwas fehlt, warum?
3. Können Sie Muster erkennen? Nehmen Sie immer das gleiche Frühstück oder regelmäßige Snacks zu sich? Hatten Sie Lust auf Süßes oder Hunger NACH dem Essen?
4. Wie viele Mahlzeiten hatten Sie und wie groß war der zeitliche Abstand zwischen den Mahlzeiten? Gab es Zwischenmahlzeiten?
5. WANN und WIE VIEL haben sie WAS getrunken?
6. Gibt es einen Zusammenhang zwischen Ihrer Essgewohnheit und Ihrer Beschäftigung? Führten bestimmte Situationen zu einer gesteigerten Nahrungsaufnahme? Sehen Sie sich dazu die Frage »WIE essen Sie?« nochmals an.

Nach Abschluss der Bestandsaufnahme sollten Sie erheblich klüger, das heißt **smarter** sein, als vor dem Ernährungsprotokoll. Smart, also klug, ist auch das Stichwort, mit dessen Hilfe Sie sich nun Ihre Ziele vor Augen führen können und die für sich passende Diät finden.

Man kann die Augen nicht heilen
ohne den Kopf,
den Kopf nicht ohne den Leib,
den Leib nicht ohne die Seele.

Platon, griechischer Philosoph

2. Stufe: Die Zielsetzung nach dem SMART-Konzept

Ihr persönliches Projekt, wie in diesem Fall die Gewichtsreduktion nach dem Diät-Doc-Prinzip, wird dann besonders erfolgreich sein, wenn Sie vor dem Start Ihre Ausgangsposition ermitteln und sich möglichst konkrete Ziele setzen. Hierbei hilft Ihnen das SMART-Konzept:

SMART steht für:

S – **S**pezifische Ziele

Bringen Sie Ihr Ziel möglichst präzise auf den Punkt: Sie WOLLEN Ihr Ziel nicht nur erreichen, Sie WERDEN Ihr Ziel erreichen.

Beispiel: Statt eines sehr vagen »Ich möchte mich gesünder ernähren« präzisieren Sie das Ziel: »Ich werde von nun an jeden Morgen die Brötchen zum Frühstück weglassen und stattdessen auf eine gesunde Alternative aus den Diät-Doc-Rezepten zurückgreifen.«

Um nicht falsch verstanden zu werden. Es spricht natürlich nichts dagegen, allgemein gesünder zu leben, aber ein solches Ziel bleibt nebelhaft, wenig konkret und kaum überprüfbar.

M – **M**essbare Ziele

Auch hier gilt es, präzise zu formulieren, was Sie genau erreichen wollen.

Beispiel: Sagen Sie nicht einfach nur, dass Sie abnehmen möchten, sondern präzisieren Sie Ihr Ziel und legen Sie fest: »Ich möchte 7 Kilogramm abnehmen.«

A – **A**ttraktive Ziele

Setzen Sie sich ein Ziel, das Ihnen attraktiv erscheint. Überstrenge Reglementierungen sind auf Dauer nicht attraktiv und werden das Ziel in weite Ferne rücken.

Beispiel: »Ab sofort esse ich nie wieder Zucker.« Das klingt gut, ist aber für die meisten von uns wenig erstrebenswert. Sie könnten für sich festlegen: »Zucker esse ich nur noch 3-mal pro Woche.«

Attraktive Ziele

Dieses Ziel begründet übrigens, warum ich für dieses Buch eben genau die vier Diäten ausgewählt habe. Viele andere gängige Diäten und Diätprogramme verbieten Ihnen bestimmte Nahrungsmittel oder erlauben nur ganz bestimmte Nahrungsmittel. Das ist ganz sicher nicht attraktiv und dazu auch noch mitverantwortlich für den Jo-Jo-Effekt.

R – **R**ealistische Ziele

Hängen Sie Ihr Ziel nicht zu hoch auf. Es muss realistisch erreichbar sein. Schauen Sie nicht zu weit in die Ferne und vor allem nicht zu weit nach oben. Ihr Ziel ist ganz nah, aber immer noch so weit weg, dass Sie sich dafür in Bewegung setzen müssen.

Beispiel: »Ich will in einer Woche 10 Kilogramm abnehmen.« Das ist eine Aussage fernab der Realität. Besser klingt es, wenn Sie z. B. formulieren: »Ich nehme jede Woche 0,5 Kilogramm ab.« Das lässt sich auch tatsächlich schaffen.

T – **T**erminierte Ziele

Legen Sie einen Zeitpunkt fest, bis wann Sie Ihr Ziel erreicht haben möchten. Wählen Sie ein festes Datum, zum Beispiel Ihren Geburtstag oder einen bestimmten Feiertag. Ein fester Zeitrahmen sorgt für Überschaubarkeit und gibt Ihrem Plan gleichzeitig den nötigen Schwung.

Legen Sie jetzt Ihre individuellen Ziele fest und SCHREIBEN SIE SIE AUF! Das ermöglicht es Ihnen, sich jederzeit Ihre Ziele wieder ins Bewusstsein zu rufen. Denken Sie daran: Ihr Ziel als Satz formuliert soll IHR VERBÜNDETER sein. Lassen Sie nicht zu, dass Ihr SMART-Ziel zum Feindbild wird. Überprüfen Sie, wenn es nachhaltig in Ihnen grollt, Ihre festgesetzten Ziele: Haben Sie sich zu viel zugemutet? Passen Sie Ihr Ziel lieber an, anstatt es komplett zu ignorieren oder zu verwerfen.

Das 3P-Prinzip

Um Ihre Ziele fest in Ihrem Unterbewusstsein zu verankern, empfehle ich Ihnen, Ihre SMART definierten Ziele nach dem 3P-Prinzip zu formulieren:

In der ersten **P**erson! (Ich!)
Positiv!
Im **P**räsens!

Beispiel: Ich laufe jede Woche viermal 30 Minuten, esse täglich Gemüse und Obst und habe mein Wunschgewicht in einem Jahr erreicht.

Und jetzt Sie:

____

____

____

____

____

____

____

Es ist nicht genug zu wissen,
man muss es auch anwenden.
Es ist nicht genug zu wollen,
man muss es auch tun.

Johann Wolfgang von Goethe

3. Stufe: Die Umsetzung mithilfe des Bewertungskatalogs

Für jede einzelne Diät habe ich Ihnen einen Bewertungskatalog erstellt. Kreuzen Sie spontan zu jeder einzelnen Aussage an, ob Sie zustimmen (grün) oder nicht (rot). Können oder wollen Sie sich nicht festlegen, wählen Sie gelb. Am Ende zählen Sie die Kreuzchen der einzelnen Spalten zusammen. Je mehr Sie den Aussagen einer Diät zustimmen, desto besser passt diese Diät zu Ihnen.

Falls Sie mit Ihren Kreuzchen bei mehr als einer Diät auf die gleiche »Ja«-Punktzahl kommen, wählen Sie die mit den wenigsten »Nein«-Antworten.

Der Bewertungskatalog

Energiedichte			
Aussage	**Stimme zu, passt zu mir!**	**Das sehe ich neutral.**	**Stimme nicht zu, passt nicht zu mir!**
Eine langsame Gewichtsreduktion ist für mich okay.			
Eine energiedichte Ernährung ist auch mit meiner Familie und meinem sozialen Umfeld gut durchführbar.			
Kalorienzählen ist nichts für mich.			
Ich komme sehr gut ohne Fertiggerichte klar.			
Ich möchte eine Ernährungsform dauerhaft durchführen und mich nicht ständig umstellen müssen.			
Große Portionen mit reichlich Gemüse, Salat und fettarmen Milchprodukten kann ich gut vertragen.			
Drei sättigende Mahlzeiten am Tag sind mir wichtig.			
Das Konzept der Energiedichte kann ich spielend erlernen.			
Auf Lebensmittel mit hoher Energiedichte wie Pizza, Burger und Süßigkeiten kann ich verzichten.			
Mit einem erhöhten Risiko für den Jo-Jo-Effekt aufgrund der Gewöhnung an sehr große Portionen kann ich umgehen.			
Mögliche anfängliche Heißhungerattacken – denn nicht nur Masse macht satt – kann ich managen.			
Ich erlerne lieber die Energiedichte von Lebensmitteln, als dass ich auf eine der drei Mahlzeiten verzichte.			
Beim Mittagessen gehört ein großer Anteil buntes Gemüse oder Salat dazu.			
Für meine Mahlzeiten nehme ich mir gern viel Zeit.			
Ballaststoffreiches Essen wie Vollkorn, Hülsenfrüchte und Gemüse vertrage ich gut.			
Ohne ein sättigendes Frühstück bin ich nicht leistungsfähig.			
Gemeinsames Essen mit der Familie ist mir sehr wichtig.			
Knackiges Gemüse ist mir lieber als Fleisch.			
Anzahl der Kreuzchen			

Low Carb

Aussage	Stimme zu, passt zu mir!	Das sehe ich neutral.	Stimme nicht zu, passt nicht zu mir!
Kalorienzählen ist nichts für mich.			
Auf zuckerhaltige Lebensmittel in Form von Getränken und Süßigkeiten kann ich gut verzichten.			
Eiweiß- und fettreiche Nahrungsmittel sättigen mich gut.			
Auf Kohlenhydrate kann ich gut verzichten und das ist auch mit meinem sozialen Umfeld kompatibel.			
Ich möchte relativ schnell einen Effekt beim Gewicht sehen.			
Meine Nieren sind gesund.			
Drei Mahlzeiten am Tag sind für mich genau das Richtige.			
Gemüse, Eier, Käse, Fleisch und Fisch esse ich gern.			
Den Verzehr von Nudeln, Kartoffeln, Reis und Brot kann ich gut einschränken.			
Ich werde mir ein Konzept für die Zeit nach der Diät ohne große Mühe erstellen.			
Mit einem erhöhten Risiko für den Jo-Jo-Effekt aufgrund der Einschränkung der Kohlenhydrate kann ich umgehen.			
Herzhaftes Frühstück wie Eierspeisen, Käse oder Wurst sind genau das Richtige für mich.			
Mögliche anfängliche Heißhungerattacken aufgrund der Kohlenhydratlücke kann ich managen.			
Häufig habe ich nach kohlenhydratlastigem Essen schnell wieder Hunger.			
Die Kenntnisse über den Kohlenhydratgehalt von Nahrungsmitteln eigne ich mir an.			
Ich spare lieber Kohlenhydrate ein, als dass ich auf eine meiner drei Mahlzeiten verzichte.			
Ein Stück Fleisch oder Fisch: Da kann Gemüse nicht mithalten.			
Nach einer herzhaften Mahlzeit fühle ich mich voller Energie.			
Anzahl der Kreuzchen			

Intervallfasten

Aussage	Stimme zu, passt zu mir!	Das sehe ich neutral.	Stimme nicht zu, passt nicht zu mir!
Ab und zu brauche ich ein Fertiggericht – anders ist mein Alltag kaum zu regeln.			
Kalorienzählen ist nichts für mich.			
Ich spare lieber eine Mahlzeit ein, als auf bestimmte Nahrungsmittel zu verzichten.			
Ich möchte eine Ernährungsform dauerhaft durchführen und mich nicht ständig umstellen müssen.			
Ich möchte ohne komplizierte Regeln Gewicht verlieren.			
Mit zwei sättigenden Mahlzeiten komme ich gut durch den Tag.			
Aufwendiges Kochen finde ich anstrengend und versuche es zu vermeiden.			
Ich bin übergewichtig, ansonsten aber gesund.			
Zeit für gepflegte Nahrungsaufnahme habe ich in meinem stressigen Alltag kaum.			
Wenn ich esse, dann auch »üppig«: Aufhören, bevor der Teller leer ist, fällt mir schwer.			
Zum Abnehmen möchte ich meine Ernährung nicht umstellen.			
Mit strikten Regeln, in welchem Zeitkorridor ich essen darf und wann nicht, komme ich gut klar.			
Mögliche anfängliche Heißhungerattacken kann ich managen.			
Das Auslassen von Mahlzeiten ist mit meinem sozialen Umfeld kompatibel.			
Morgens habe ich nur wenig Hunger und gehe meist aus dem Haus, ohne gefrühstückt zu haben.			
Ich bin diäterfahren, die Einschränkungen haben mir nichts gebracht.			
Längere Essenspausen finde ich nicht so schlimm.			
Ein relativ schneller Effekt aufs Gewicht ist mir wichtig.			
Anzahl der Kreuzchen			

Mittelmeerdiät

Frage	Stimme zu, passt zu mir!	Das sehe ich neutral.	Stimme nicht zu, passt nicht zu mir!
Meine Cholesterinwerte sind zu hoch.			
Es gibt keinen strikten Diätplan – das ist genau meins.			
Fisch und Meeresfrüchte esse ich regelmäßig – dafür wenig rotes Fleisch.			
Ich möchte eine Ernährungsform dauerhaft durchführen und mich nicht ständig umstellen müssen.			
Ich neige zu Bluthochdruck.			
Kohlenhydrate wie Kartoffeln, Nudeln und Reis sind Teil meiner Diät.			
Für mich ist Genuss beim Essen wichtig – das versteht auch mein soziales Umfeld.			
Mit Kalorienzählen zu Beginn der Diät komme ich gut klar.			
Eine langsame Gewichtsreduktion ist für mich okay.			
Ich stehe gern in der Küche und koche regelmäßig frisch.			
Gemeinsames und entspanntes Essen mit der Familie ist mir wichtig.			
Ich muss etwas für Herz und Gefäße tun; Gewichtsabnahme steht nicht im Vordergrund.			
Knackiges Gemüse mit einem Stück Fisch ist mir lieber als Fleisch.			
Olivenöl in der Küche: klares Ja!			
Fürs Essen nehme ich mir gern richtig Zeit.			
Morgens frische Früchte mit Joghurt, Kefir oder Quark – damit komme ich gut in den Tag.			
Fettreiche schwere Kost macht mich müde.			
Drei Mahlzeiten am Tag passen perfekt zu meinem Alltag.			
Anzahl der Kreuzchen			

Der Diät-Doc

Herzlichen Glückwunsch! Sie haben Ihre persönliche Bestandsaufnahme abgeschlossen und haben sich ein Ziel gesetzt. Wer soll Sie jetzt noch aufhalten?

Los geht's!

Die detaillierten Informationen und die praktische Umsetzung der einzelnen Diäten finden Sie auf den folgenden Seiten:

- Die Energiedichte-Diät ab Seite 51 sowie passende Rezepte ab Seite 106.
- Die Low-Carb-Diät ab Seite 61 sowie passende Rezepte ab Seite 150.
- Das Intervallfasten ab Seite 73 sowie passende Rezepte ab Seite 194.
- Die Mittelmeerdiät ab Seite 81 sowie passende Rezepte ab Seite 224.

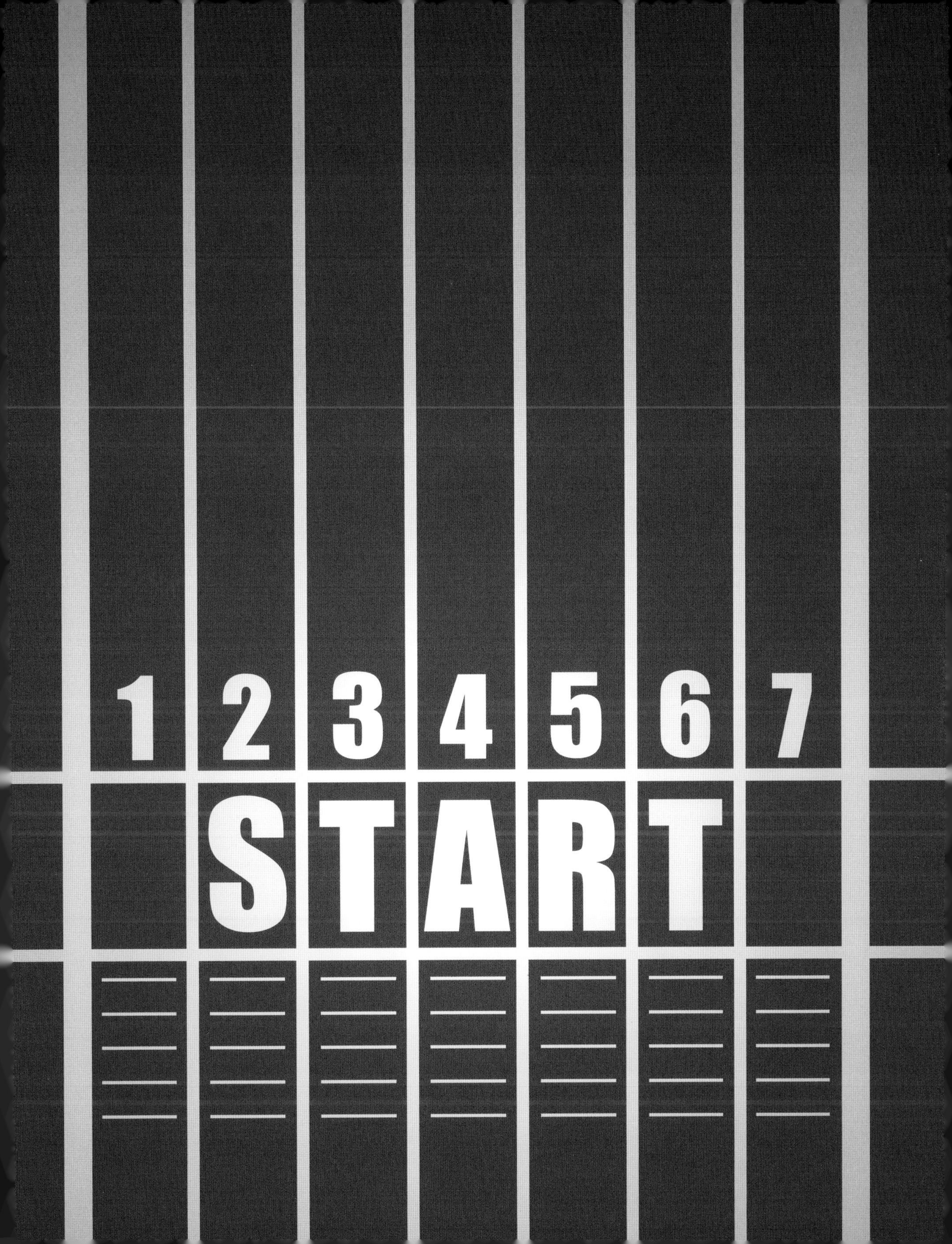
1 2 3 4 5 6 7
START

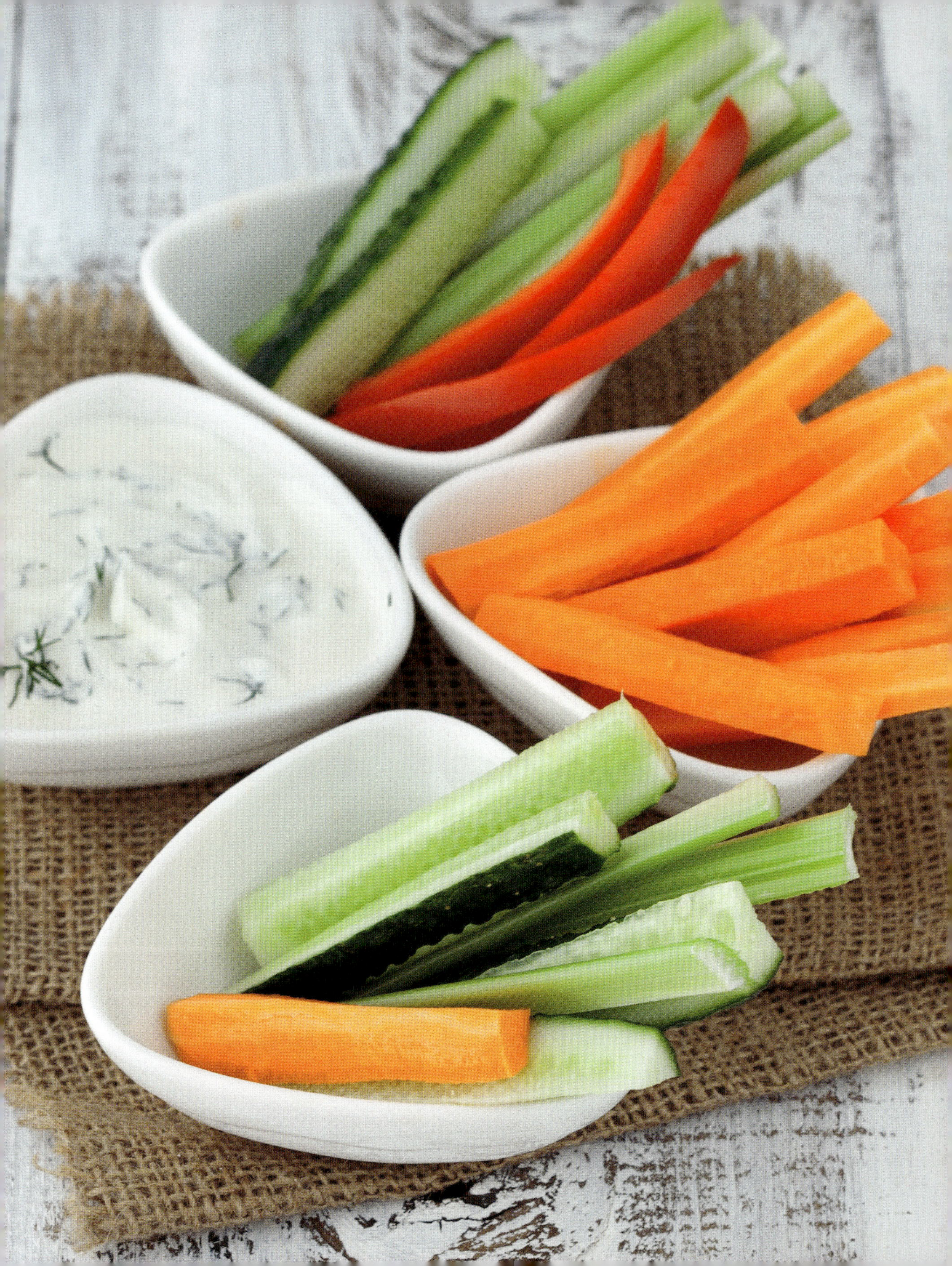

Die Energiedichte-Diät

Das Prinzip der Energiedichte klingt zunächst nach komplizierten Berechnungen und nicht nach einer trendigen Diät. Bei der Energiedichte müssen Sie aber weder Kalorien zählen noch schrumpfen Ihre Portionen auf dem Teller. Vielmehr handelt es sich bei dieser Diät um ein bewährtes Konzept, bei dem Sie mit den richtigen Lebensmitteln satt werden und ein gesundes Gewicht erreichen.

Was bedeutet Energiedichte?

Die Energiedichte ist eine physikalische Größe. Sie besagt, wie viel Energie, gemessen in der Einheit Kilokalorien (kcal), in einer bestimmten Menge oder einem entsprechenden Volumen eines Lebensmittels steckt. Das heißt, sie ermittelt die Kalorienzahl pro Gewichtseinheit.

Lebensmittel mit einer **hohen Energiedichte** sind zum Beispiel Fette oder Öle. Sie liefern bereits in einer geringen Menge viel Energie: *10 Gramm Speiseöl enthält rund 90 Kilokalorien.*

Lebensmittel mit einer **geringen Energiedichte** sind beispielsweise die meisten Gemüsesorten. Sie enthalten nur geringe Mengen energiehaltiger Nährstoffe, sind aber reich an Ballaststoffen und haben dadurch ein großes Volumen: *100 Gramm Blumenkohl liefert nur 22 Kilokalorien.*

Wie wird die Energiedichte ermittelt?

Die Energiedichte wird errechnet, indem der Kaloriengehalt eines Lebensmittels durch die vorhandene Lebensmittelmenge in Gramm geteilt wird. Die Formel lautet also:

$$\text{Energiedichte} = \frac{\text{Kaloriengehalt}}{\text{Lebensmittelmenge in g}}$$

Hier zwei Beispiele:

Ein Apfel mit einem Gewicht von 100 Gramm enthält 54 Kilokalorien. Wird 54 durch 100 geteilt, ergibt das eine Energiedichte von 0,5.

100 Gramm Vollmilchschokolade haben 531 Kilokalorien. Wird 531 durch 100 geteilt, kommt 5,3 dabei heraus. Damit hat Schokolade die zehnfache Energiedichte eines Apfels.

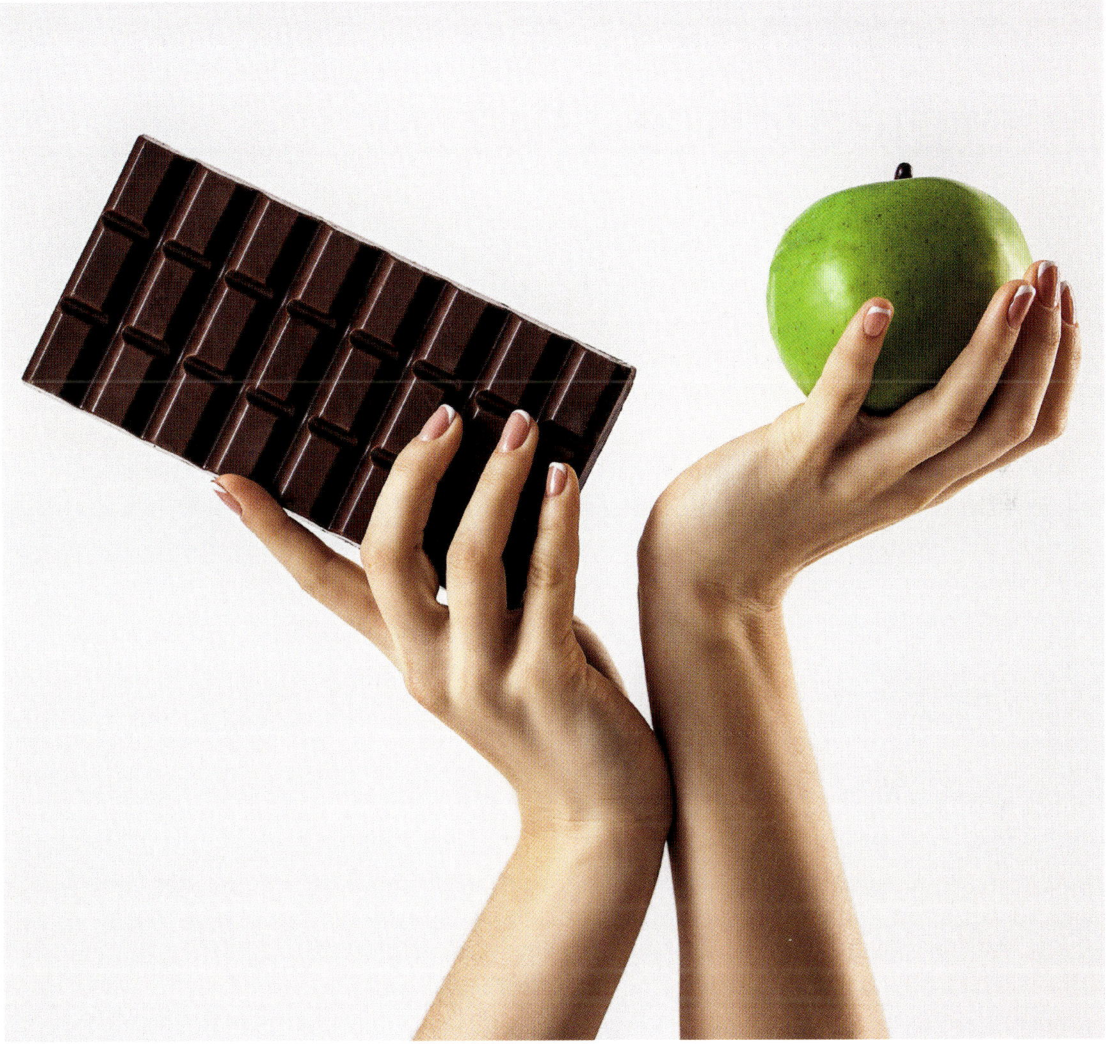

Achten Sie auf eine niedrige Energiedichte

Wahrscheinlich ahnen Sie bereits, worauf es hinausläuft, oder? Wenn Sie abnehmen möchten, sollten Sie Lebensmittel mit einer niedrigen Energiedichte bevorzugen.

So funktioniert die Energiedichte-Diät

Wie Sie sehen, ist es demzufolge entscheidend, was Sie essen! Auf die Energiedichte von Lebensmitteln zu achten, hilft Ihnen, Ihr Körpergewicht zu regulieren. Denn Lebensmittel mit hoher Energiedichte enthalten viel Energie (Kalorien) und können bei häufigem Genuss zu Übergewicht führen. Umgekehrt kann eine Ernährung mit niedriger Energiedichte zur Gewichtsabnahme und zum Halten des Gewichts beitragen. Es macht daher durchaus einen Unterschied, ob Sie die Kalorien aus dem Apfel oder aus der Vollmilchschokolade zu sich nehmen.

Der Grund: Von Lebensmitteln mit niedriger Energiedichte können Sie größere Mengen essen. Da größere Portionen in der Regel besser sättigen als kleine, fällt das Abnehmen oder das Halten des Gewichts leichter. Gemüse und Obst können die Energiedichte von Speisen besonders gut senken. Sie sättigen durch ihr großes Volumen und den meist hohen Gehalt an Ballaststoffen schneller.

Die Energiedichte von Speisen

Die Energiedichte von Lebensmitteln und Speisen hängt davon ab, wie sie zusammengesetzt sind. Die Hauptnährstoffe Kohlenhydrate, Eiweiß und Fett sind hier genauso entscheidend wie das enthaltene Wasser und die Ballaststoffe. Besonders wichtig dabei: der Wasser- und Fettgehalt.

Um auf das Beispiel von oben zurückzukommen:

Ein Apfel, der mit 0,5 eine sehr geringe Energiedichte hat, besteht zu einem großen Teil aus Wasser und enthält fast kein Fett. Die Schokolade dagegen weist mit einer Energiedichte von 5,3 einen sehr hohen Wert auf. Kein Wunder, sie enthält neben einfachen Kohlenhydraten wie Zucker außerdem viel Fett.

So erkennen Sie die Energiedichte auf einen Blick

Merke: Lebensmittel mit einem hohen Anteil an Wasser und/oder Ballaststoffen haben in der Regel eine niedrige Energiedichte. Eine hohe Dichte an Energie haben dagegen Produkte, die viel Zucker und Fett sowie wenig Wasser enthalten.

Clever abnehmen mit der Energiedichte-Diät

Wenn Sie mit dem Prinzip der Energiedichte abnehmen möchten, müssen Sie nicht die Werte jeglicher Lebensmittel auswendig lernen. Es reicht, zu wissen, welche Faktoren die Energiedichte beeinflussen.

Gemüse und Obst bringen wie gesagt viel Wasser und kaum Fett mit, sie haben bis auf wenige Ausnahmen (zum Beispiel Avocado) grundsätzlich eine niedrige Energiedichte. Das praktische dabei: Gemüse und Obst haben ein großes Volumen, beinhalten Ballaststoffe und machen dadurch satt, ohne viel Energie zu liefern.

Lebensmittel mit hoher Energiedichte sind meist stark verarbeitet, enthalten wenig Wasser und Ballaststoffe, aber viel Fett und Zucker. Beispiele sind Süßwaren, Snacks, Mayonnaise, Sahne, Butter oder Öl, aber auch frittierte Lebensmittel und Wurst. Da Fett im Vergleich zu Kohlenhydraten und Protein der Nährstoff mit dem höchsten Energiegehalt ist, haben fettreiche Lebensmittel in der Regel auch eine hohe Energiedichte. Jedoch können auch kohlenhydratreiche Lebensmittel bei gleichzeitig niedrigem Wassergehalt eine hohe Energiedichte haben, wie etwa Weißbrot.

Ziel ist es, mehr Gemüse und Obst und weniger fettreiche Lebensmittel sowie Lebensmittel mit zugesetztem Zucker, das schließt auch Getränke mit ein, zu verzehren. Fett sollte vornehmlich ungesättigte Fettsäuren liefern, diese finden Sie in Fisch, Nüssen und Pflanzenölen. Nüsse und fettreiche Fische haben also ebenfalls eine hohe Energiedichte. Da Sie jedoch wichtige Nährstoffe wie essenzielle Fettsäuren liefern, sollten Sie nicht darauf verzichten, sondern sie gut dosieren.

Lebensmittel mit niedriger oder mittlerer Energiedichte sollten die Basis Ihrer täglichen Ernährung sein. Reduzieren Sie den Verzehr von Lebensmitteln mit hoher Energiedichte. Wenn Sie beispielsweise Lust auf eine Pizza haben, dann nehmen Sie nur die Hälfte und essen einen großen Salat dazu. Bereits durch kleine Änderungen können Sie die Energiedichte Ihrer Mahlzeiten verringern. Dazu lassen sich auch einzelne Lebensmittel austauschen, wie die folgende Tabelle zeigt.

Dieses Lebensmittel ...	ersetzen durch ...
Salami, Landjäger	Lachsschinken, gekochter Schinken, Putenbrust
Milch, Käse, Naturjoghurt mit vollem Fettgehalt	Milch, Käse, Naturjoghurt in den fettarmen Varianten
Butter	Halbfettbutter, fettarmer Frischkäse
frittierter Fisch	gebackener Fisch und Gemüse
Pommes frites	Ofenkartoffel, Salzkartoffeln
Cremesuppe	klare Suppe
Croissant	Vollkornbrötchen
Cornflakes	Frischkornbrei mit Joghurt und Obst
Weißbrot	Vollkornbrot, Pumpernickel
Schinken-Käse-Sandwich mit Weißbrot	Hähnchen-Gemüse-Sandwich mit Vollkornbrot
Schokolade	Schokokuss, Schokoladenpudding
eine Portion Sahneeiscreme	Rote Grütze mit Vanillesauce, halbe Portion Eiscreme mit Obstsalat
Limonade, Nektar, Saft	Wasser, ungesüßter Tee, Saftschorle

nach: Deutsche Gesellschaft für Ernährung e. V.

Die Energiedichte von Getränken

Durch den hohen Anteil an Wasser wären auch Cola, Saft oder Fruchtmolke laut Energiedichte im grünen Bereich. Allerdings liefern gesüßte Getränke viel Energie, ohne zu sättigen. Ein Liter Cola trinkt sich schnell weg, und schon sind rund 430 Kilokalorien aufgenommen – so viel, wie eine Portion Nudeln (200 Gramm) mit scharfer Tomatensauce hat, und die macht deutlich besser satt. Flüssigkeiten bleiben erheblich kürzer im Magen und werden rascher verdaut, dazu lassen Süßgetränke den Blutzuckerspiegel stark schwanken. Beides führt dazu, dass man nach dem Süßgetränk sofort wieder Hunger verspürt – und es trotz der gleichen aufgenommenen Energiemenge viel schwerer hat als andere, sein tägliches Kalorienlimit einzuhalten. Deshalb sollten Sie auf Säfte und Softdrinks während einer Diät verzichten. Bevorzugen Sie energiefreie Getränke wie Wasser und ungesüßten Tee.

Auch Joghurtdrinks, Cappuccino, Milchkaffee, Latte macchiato oder Kakao können zur Kalorienfalle werden. Zum Dickmacher werden die Getränke, wenn sie mit vollfetter Milch und zusätzlichem Zucker zubereitet werden.

Smoothies, die eine große Menge an Obst wie Banane, Mango oder Ananas enthalten, liefern ebenfalls viel Zucker. Besser auf einen hohen Anteil an Gemüse achten und in kleinen Schlucken genießen. Schließlich sollten sie auch keine wirklichen Durstlöscher sein.

Wichtig ist es also bei gekauften Joghurtdrinks und Smoothies, auf das Etikett zu schauen, ob sich zusätzlicher Zucker versteckt hat, und bei Milchkaffee und Co. auf fettarme Milch zurückzugreifen.

Die Energiedichte-Diät auf einen Blick

Vorteile der Energiedichte-Diät:

- Umstellung auf gesündere Ernährung
- nachhaltigere Gewichtsreduktion
- ausgewogene Mahlzeiten
- alltagstauglich
- kein Kalorienzählen
- dauerhafte Ernährungsumstellung
- große Portionen sind erlaubt
- alle Makronährstoffe (Protein, Kohlenhydrate, Fett) erlaubt
- drei Mahlzeiten am Tag

Nachteile der Energiedichte-Diät:

- Kenntnis über die Energiedichte von Lebensmitteln notwendig
- Verzicht bzw. Reduktion von Lebensmitteln mit hoher Energiedichte
- Verzehr von großen Mengen an Lebensmitteln, um satt zu werden
- Gefahr des Jo-Jo-Effekts nach Absetzen der Diät, da der Magen an große Mengen gewöhnt ist
- Heißhungerattacken sind möglich, da der physiologische Brennwert nur ein Faktor für das Sättigungsgefühl ist
- langsames Abnehmen

Auswahl an Lebensmitteln mit der jeweiligen Energiedichte

Niedrige Energiedichte <1,5 kcal/g

- Buttermilch
- Frischkäse (mind. 10 % Fett i. Tr.)
- Frischkornbrei mit Joghurt und Obst
- Hähnchenbrust
- Joghurt (1,5 % Fett und 3,5 % Fett)
- Kartoffeln
- Milch (1,5 % Fett und 3,5 % Fett)
- Molke
- Mozzarella (20 % Fett i. Tr.)
- Müsli mit Milch, Honig und Obst
- Obst und Gemüse, (Ausnahme: Avocado und getrocknete Früchte)
- Rinderfilet
- Speisequark (20 % Fett i. Tr.)
- Teigwaren, ohne Ei, gekocht

Mittlere Energiedichte: 1,6–2,4 kcal/g

- Apfelkuchen
- Avocado
- Camembert (30 % Fett i. Tr.)
- Hackfleisch, gemischt (Rind/Schwein)
- Lammkeule
- Toastbrot
- Vollkornbrot
- Weizenbrot

Hohe Energiedichte: >2,5 kcal/g

- Burger, Hot Dog etc.
- Butter
- Chips
- Cornflakes
- Frischkäse (60 % Fett i. Tr.)
- getrocknete Früchte
- Hülsenfrüchte wie Linsen, Bohnen, Kichererbsen
- Kuchen, Croissant, Kekse
- Laugenbrezel
- Leberwurst
- Nüsse
- Parmesan (45 % Fett i. Tr.)
- Pflanzenmargarine
- Pommes Frites
- Öl
- Salami
- Schlagsahne (30 % Fett)
- Schokolade und andere Süßigkeiten
- Wiener Würstchen

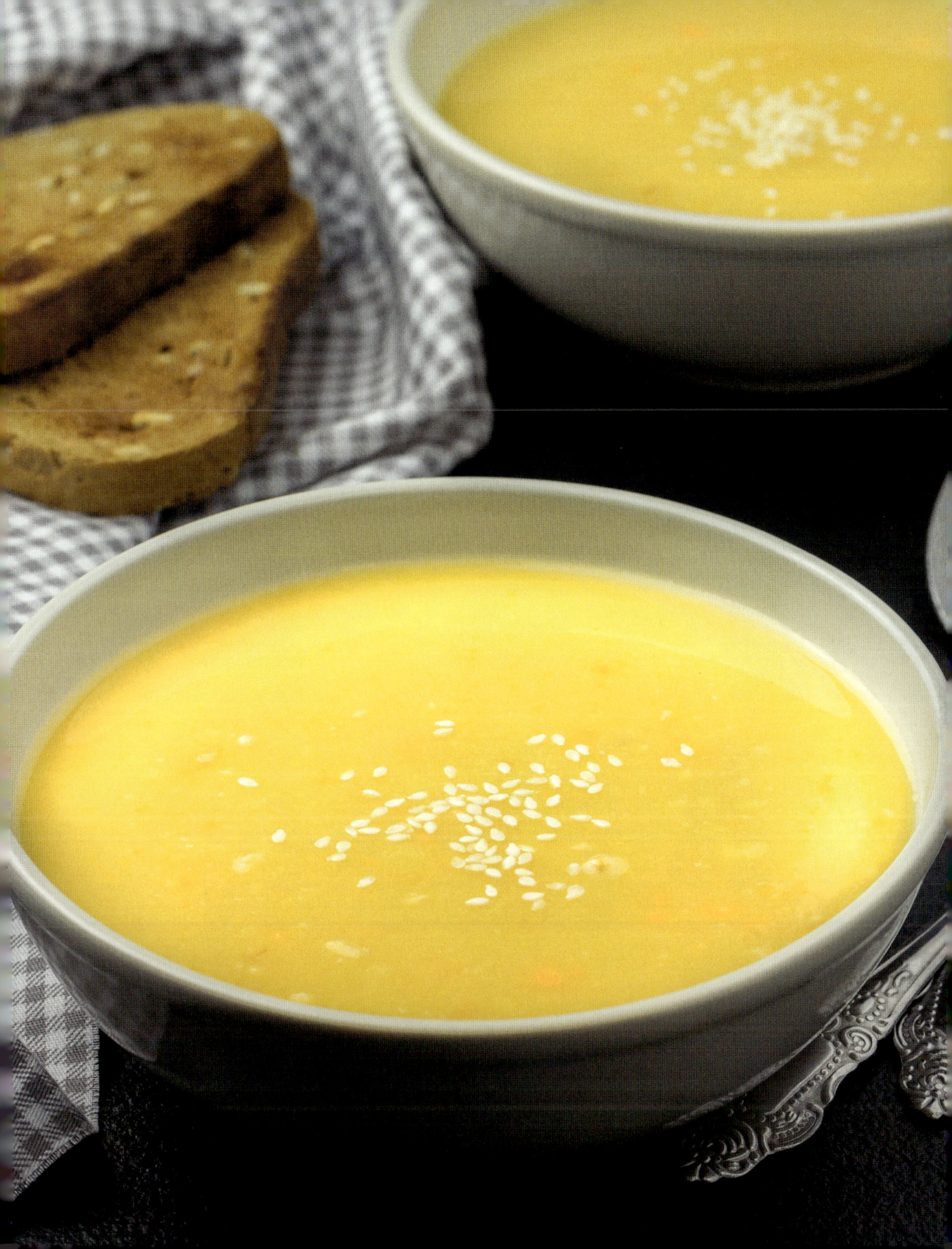

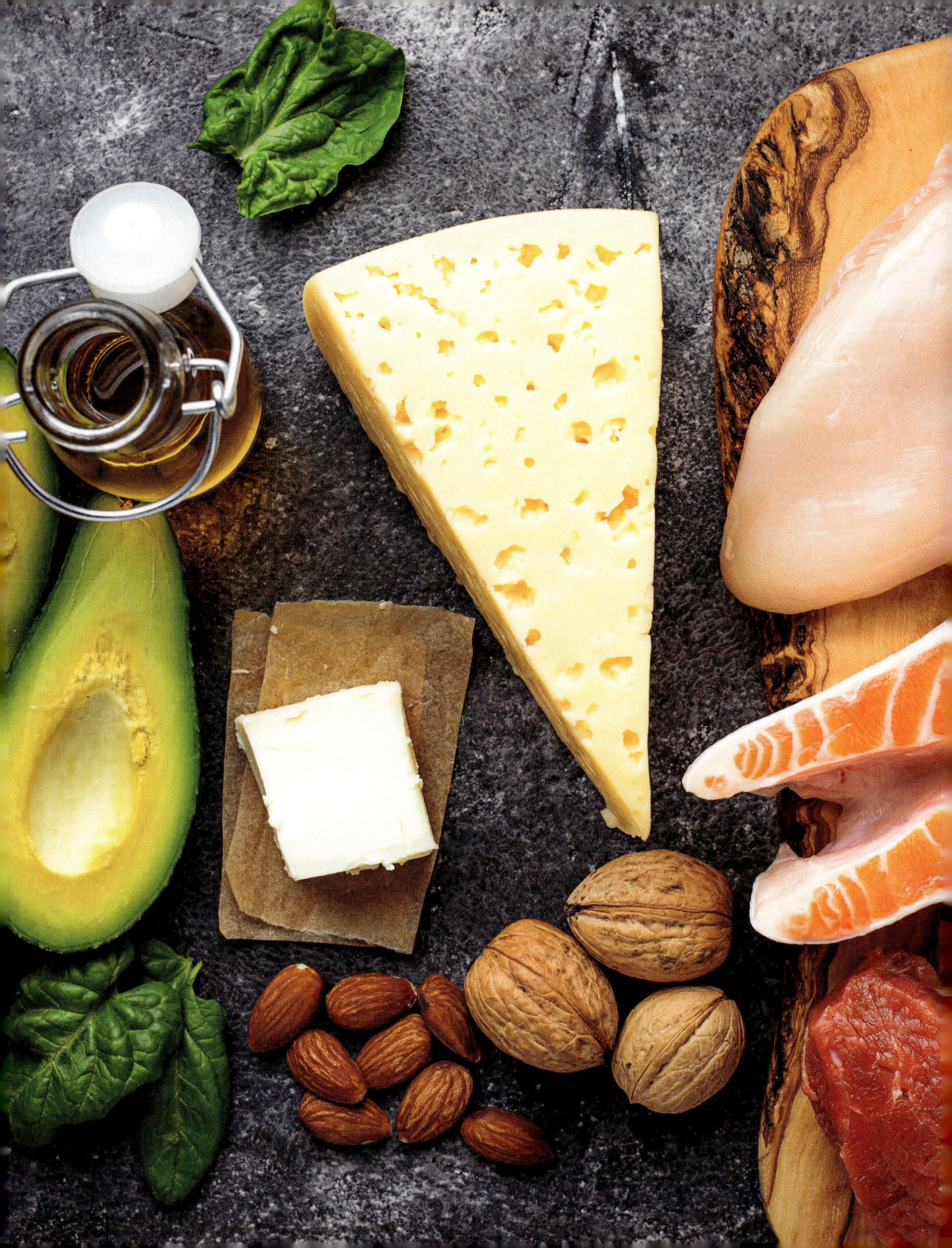

Die Low-Carb-Diät

Low Carb ist seit einigen Jahren eine der beliebtesten Ernährungsweisen, wenn es ums Abnehmen geht. Die Reduzierung von Kohlenhydraten zugunsten von Eiweiß und Fett macht lange satt und lässt die Kilos purzeln.

Was bedeutet Low Carb?

Low Carb bedeutet im Allgemeinen eine Ernährungsweise, die nur wenige Kohlenhydrate enthält (aus dem Englischen übersetzt bedeutet »low carb(ohydrates)« »wenig Kohlenhydrate«).

Es gibt zahlreiche Diäten, die auf Low Carb basieren. Dabei kann die aufgenommene Kohlenhydratmenge sehr unterschiedlich ausfallen. Liegt die tägliche Kohlenhydrataufnahme unter 100 Gramm, spricht man von Low Carb. Fällt die Kohlenhydratzufuhr komplett weg, spricht man von No Carb. Bekannte Beispiele für Low Carb sind die Atkins-Diät, die Dukan-Diät oder auch die Paläo-Diät (Steinzeit-Ernährung). Bei der umstrittenen Atkins-Diät etwa wird in der Anfangsphase fast vollständig auf Kohlenhydrate verzichtet, um den Körper zur Fettverbrennung zu zwingen.

Bei einigen Diätformen wird die Low-Carb-Methode auch mit dem Glykämischen Index kombiniert. Dieser gibt an, wie schnell der Blutzuckerspiegel nach dem Verzehr verschiedener kohlenhydratreicher Lebensmittel ansteigt. Vertreter dieser Diätformen sind zum Beispiel die LOGI-Methode oder die South-Beach-Diät.

Das Prinzip hinter Low Carb ist einfach: Um die Zellen des menschlichen Körpers mit Energie zu versorgen, wandelt der Organismus langkettige Kohlenhydrate in einzelne Glukosemoleküle (Traubenzucker) um oder speichert sie als schnell verfügbares Glykogen, vor allem in der Leber und in den Muskeln. Sind die Speicher erst mal gefüllt, wird die zusätzliche Energie in den Fettzellen gespeichert. Wer langfristig mehr Kohlenhydrate aufnimmt, als der Körper benötigt, baut Körperfett auf. Werden zusätzlich hauptsächlich einfache Kohlenhydrate wie Weißmehlprodukte oder Süßigkeiten gegessen, verstärkt das den Effekt. Diese Kohlenhydrate werden im Körper in einzelne Zuckermoleküle aufgespalten und können besonders schnell über die Darmwand ins Blut gelangen. Der Blutzuckerspiegel schnellt in die Höhe. Daraufhin schüttet der Körper das Hormon Insulin aus, um den Zucker rasch aus dem Blut in die Zellen zu schleusen. Sobald Insulin seine Arbeit verrichtet hat und einen Zuckermangel meldet, droht Heißhunger. Das Schlimmste am Heißhunger ist aber nicht nur die unkontrollierte Aufnahme von ungesunder Nahrung, sondern dass er die Fettdepots noch schneller wachsen lässt.

Wenn die Kohlenhydratzufuhr daher langfristig in Form einer Low-Carb-Ernährung reduziert wird, schwankt der Blutzuckerspiegel weniger stark und die Sättigung hält länger an. Zudem wird durch einen Kohlenhydratmangel verstärkt die körpereigene Fettverbrennung angeregt und es werden keine neuen Fettpölsterchen angelegt.

Die richtigen Kohlenhydrate aufnehmen

Kohlenhydrate sind in fast allen Lebensmitteln enthalten, angefangen bei Backwaren wie Brötchen, Croissants, Kuchen und Keksen über Teigwaren, geschältem Reis und Kartoffeln bis hin zu Süßigkeiten und Fertiggerichten. Kohlenhydrate stecken aber auch in süßem Obst, Fruchtsäften und in Gemüse. Allerdings gibt es dabei große Unterschiede zwischen den verschiedenen Kohlenhydratarten: Es gibt einfache und komplexe Kohlenhydrate.

Je süßer etwas schmeckt, desto einfacher sind die darin enthaltenen Kohlenhydrate. Diese lassen den Blutzucker wie gesagt schnell in die Höhe schießen, was zu einer erhöhten Insulinausschüttung führt und Heißhunger, Müdigkeit und Konzentrationsmangel zur Folge hat. Langfristig führt ein Zuviel dieser schnell verwertbaren Kohlenhydrate zu ungewünschten Fettpölsterchen. Sogenannte einfache Kohlenhydrate sind vor allem in Zucker, Süßigkeiten, Kuchen, Weißmehlprodukten und süßen Getränken.

Zu den sogenannten komplexen Kohlenhydraten zählen Vollkornprodukte, Getreide, Hülsenfrüchte und Gemüse. Sie können in Kombination mit hochwertigem Eiweiß (wie bei den Hülsenfrüchten) oder gemeinsam mit reichlich Ballaststoffen auftreten. Ballaststoffe sorgen dafür, dass die Kohlenhydrate nur langsam ins Blut gelangen, so werden unerwünscht hohe Blutzuckerspiegel vermieden und auch der Insulinstoffwechsel wird weniger belastet. Zudem liefern diese guten Kohlenhydrate in der Regel gleichzeitig lebenswichtige Vitamine, Mineralstoffe und sekundäre Pflanzenstoffe. In geringen Mengen dürfen diese Kohlenhydrate bei der Low-Carb-Ernährung deshalb auf dem Speiseplan stehen.

Einfache Kohlenhydrate, die schnell und viel Insulin locken, sollten Sie bei Low Carb also reduzieren und stattdessen die durchaus notwendige Kohlenhydratzufuhr durch komplexe Kohlenhydrate bestreiten.

Verwandeln Sie normale Stärke in resistente Stärke

Kochen Sie Reis, Kartoffeln oder Nudeln vor und lassen Sie sie über Nacht im Kühlschrank abkühlen. Auf diese Weise wird ein Teil (circa 20 Prozent) normaler Stärke (= eine Form von Kohlenhydraten) in sogenannte resistente Stärke umgebaut. Diese wird vom Körper kaum aufgenommen. Stattdessen wirkt sie als Ballaststoff. Der Körper gewinnt also weniger Kalorien aus aufgewärmtem Reis, Nudeln oder Kartoffeln und der erhöhte Ballaststoffanteil kommt Ihrer Darmflora zugute.

Gesunde Low-Carb-Alternativen sind beispielswiese Zucchininudeln statt Weizennudeln, Blumenkohlpizza statt herkömmlicher Pizza, Blumenkohlreis statt weißem Reis, Grünkohl- oder Gemüsechips statt Kartoffelchips und statt Pommes frites aus Kartoffeln lohnen sich Gemüse-Pommes.

So funktioniert die kohlenhydratbewusste Ernährung

Die kohlenhydratreichen Lebensmittel werden bei der Low-Carb-Ernährung vor allem durch eiweiß- und fettreiche Lebensmittel ersetzt. Die Mahlzeiten bestehen in der Regel hauptsächlich aus Fisch, Fleisch und Milchprodukten kombiniert mit hochwertigen Fetten, Nüssen, Gemüse und Salat sowie einer geringen Menge an gesunden komplexen Kohlenhydraten wie Haferflocken, Hülsenfrüchten oder Vollkorngetreide. Kohlenhydratlieferanten wie Kartoffeln, Reis, Brot und Nudeln sind tabu oder nur in kleinen Mengen erlaubt. Auf Süßigkeiten, Gebäck, Limonaden und Zucker sollte ganz verzichtet werden. Mit dieser Methode können Sie leicht ein paar Kilos abnehmen und den Insulinspiegel im Zaum halten.

Sobald das Wunschgewicht erreicht ist, ist eine höhere Kohlenhydratmenge erlaubt. Der Verzehr von 100 bis 150 Gramm Kohlenhydraten pro Tag ist ideal für normalgewichtige Personen, die aktiv sind und regelmäßig Sport treiben. Diese Menge an Kohlenhydraten wird als moderate Kohlenhydrataufnahme bezeichnet. Das Ziel ist es, gesund zu bleiben und das aktuelle Körpergewicht zu halten.

Generell gilt: Je aktiver Sie sind, desto mehr Kohlenhydrate sind erlaubt.

Vor diesem Hintergrund ist es leicht, sich täglich auszurechnen, wie viel Sie wovon essen dürfen. Da der Energiebedarf des Körpers nachts am geringsten ist, sollten abends die wenigsten Kohlenhydrate aufgenommen werden. Maximal 30 Gramm sind empfohlen. Morgens dagegen darf ordentlich zugeschlagen werden: Zwischen 40 und 70 Gramm sind ideal. Mittags können dann zwischen 40 und 50 Gramm zugeführt werden, wobei Gemüse den Hauptteil ausmachen sollte.

Kohlenhydrate zu reduzieren, ist gesund und hilft Ihnen, lästige Kilos loszuwerden. Low Carb sollte aber nicht No Carb bedeuten. Das Problem mit allen Diäten ist nämlich: Sie setzen auf kurzfristigen Verzicht, Verbote und Regeln. Und dadurch ist es schwer, am Ball zu bleiben. Für die Ernährung nach dem Low-Carb-Prinzip sollten Sie auf eine ausgewogene und abwechslungsreiche Ernährung achten und sich nicht alles verbieten. Lebensmittel mit komplexen Kohlenhydraten wie Vollkornprodukte und Hülsenfrüchte sollten Sie regelmäßig essen. Sie enthalten viele Ballaststoffe, machen lange satt und sind wichtig für die Verdauung.

Clever abnehmen mit Low Carb

Noch einmal: Essen wir Kohlenhydrate, produziert der Körper das Hormon Insulin, um den bei der Verdauung entstandenen Zucker in die Zellen zu transportieren. Ein Übermaß an einfachen Kohlenhydraten wie Brot, Kuchen, Snacks oder Süßigkeiten führt zu einem dauerhaft hohen Insulinspiegel im Blut. Insulin hemmt jedoch die Fettverbrennung und sorgt außerdem dafür, dass Fett verstärkt eingelagert wird.

Mit einer Low-Carb-Ernährung können Sie das Hormon Insulin im Zaum halten und erfolgreich abnehmen. Das funktioniert, weil Sie die richtigen Kohlenhydrate essen. Der Insulinspiegel und parallel der Blutzuckerspiegel steigen nur sanft an. So sind Sie gut gegen die Heißhungerfalle gefeit. Überflüssige Kilos verschwinden schneller, da der Körper statt auf schnell verwertbare Kohlenhydrate auf die Fettdepots zurückgreift. Gleichzeitig haben Sie durch eine erhöhte Zufuhr von Fetten und Eiweiß ein längeres Sättigungsgefühl und essen somit automatisch weniger.

Für eine Low-Carb-Ernährung werden drei Mahlzeiten pro Tag empfohlen. Wer Kohlenhydrate »sparen« will und deswegen Mahlzeiten weglässt, begünstigt Heißhungerattacken. Aber auch bei drei sättigenden Mahlzeiten pro Tag kann es natürlich vorkommen, dass der kleine Hunger zwischendurch zuschlägt. Dagegen hilft, sich zunächst an den drei Hauptmahlzeiten satt zu essen, indem Sie reichlich frischen Salat, Rohkost oder Gemüse dazu essen. Das füllt den Magen und die Ballaststoffe halten den Blutzucker- und Insulinspiegel flach. Manchmal reicht es auch einfach schon, ein großes Glas Wasser zu trinken.

»High Protein« bedeutet nicht unbedingt Low Carb

Die Lebensmittelindustrie hat längst den Low-Carb-Markt für sich entdeckt und wirbt mit Produkten, die dann insbesondere viel Eiweiß enthalten sollen. Achten Sie für den Fall, dass Ihnen beispielsweise ein »High-Protein-Joghurt« in die Hände fällt, auf den Kohlenhydratanteil und vor allem darauf, ob er Süßstoffe oder Zuckeraustauschstoffe enthält.

Hilfe bei Heißhunger

Wenn sich der berühmte kleine Hunger trotzdem zwischendurch meldet, kein Problem! Jetzt sollten Sie einen gesunden Low-Carb-Snack zur Hand haben, bevor der Heißhunger überhandnimmt und Sie in die Kohlenhydratfalle tappen. Folgendes können Sie probieren:

- 1 kleine Handvoll Erdnüsse oder einige Mandeln
- Gemüserohkost wie Gurke, Radieschen, Paprikaschote
- ½–1 Becher Hüttenkäse
- ½–1 Becher Naturjoghurt oder Quark mit kohlenhydratarmem Obst wie Beeren
- 1 hartgekochtes Ei
- 1 kleine Handvoll Käsewürfel
- 2 Scheiben gekochter Schinken
- 1 kleine Dose Thunfisch (im eigenen Saft)
- selbst gemixter grüner Smoothie (großer Gemüseanteil, wenig und kohlenhydratarme Früchte)

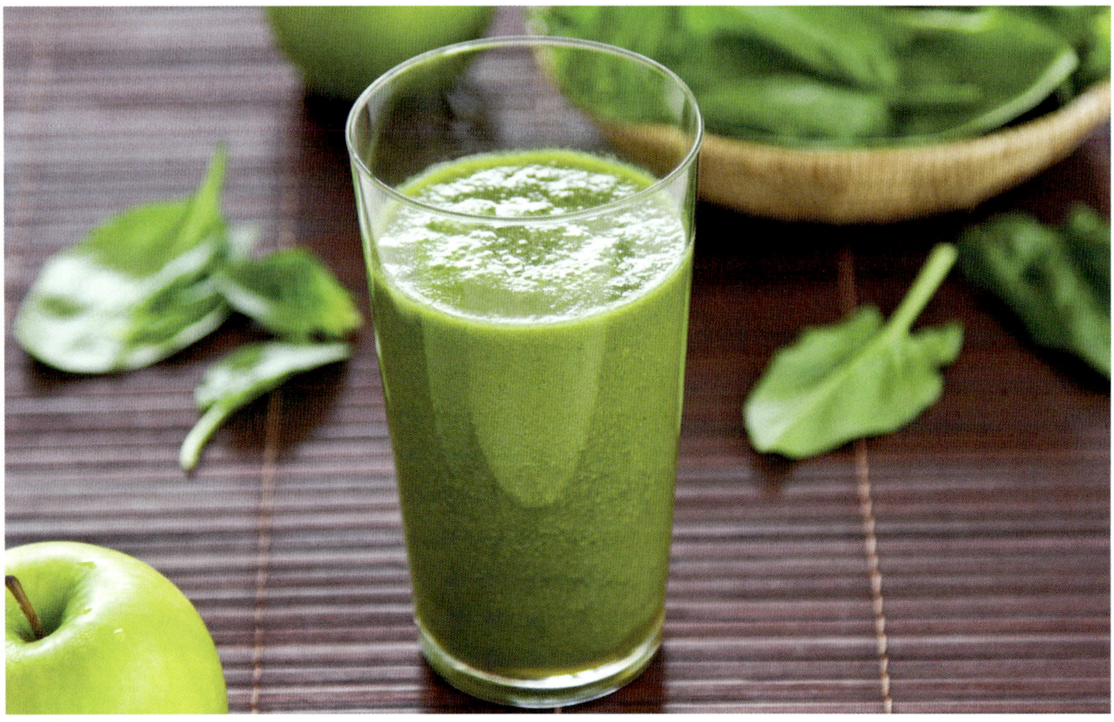

Die besten Lebensmittel für eine Low-Carb-Ernährung

Damit der Low-Carb-Ernährungsplan gesund ist und nicht zu fett- und kalorienreich wird, sollten Sie auf eine ausgewogene Mischung an Lebensmitteln achten. Hinweis: Low Carb bedeutet nicht zwingend, vermehrt auf Fleisch zu setzen. Auch eine vegetarische Ernährung ist Low Carb möglich!

Die folgenden Lebensmittel sind perfekt für alle, die Low Carb und gesund kochen möchten (mehr Infos finden Sie in der Tabelle auf Seite 69):

- Gemüse in allen Variationen; Ausnahme: kohlenhydratreiche Sorten wie Kürbis, Rote Bete, Süßkartoffeln, Kartoffeln, Mais – diese sollten Sie in Maßen verzehren
- alle Salatsorten
- Früchte mit geringem Kohlenhydratgehalt, vor allem Beeren, Papaya, Pfirsich, Aprikose, Grapefruit, Orange, Wassermelone
- Milchprodukte, Quark, Joghurt, Sauerrahm, Käse etc.
- Eier
- Fleisch wie Rind, Schwein, Lamm sowie Geflügel
- Fisch und Meeresfrüchte
- gesunde Kohlenhydratquellen wie Hülsenfrüchte; Vollkornprodukte wie Haferflocken, Quinoa, Buchweizen, Amarant

Die Low-Carb-Diät auf einen Blick

Vorteile der Low-Carb-Diät:

- kein Kalorienzählen
- wenig Hungergefühl
- gute Sättigung durch eiweiß- und fettreiche Ernährung
- bewussteres Essen
- schneller Abnehmerfolg
- erhöhte Eiweißzufuhr hilft beim Erhalt der Muskelmasse
- drei Mahlzeiten am Tag erlaubt
- für Liebhaber von Fleisch, Fisch, Eiern und Käse
- auch für Vegetarier geeignet

Nachteile der Low-Carb-Diät:

- Verzicht auf kohlenhydratreiche Lebensmittel wie Nudeln, Brot, Reis
- erhöhtes Risiko, nach der Diät wieder in alte Muster zurückzufallen
- anfällig für Jo-Jo-Effekt nach Absetzen der Diät
- Kohlenhydratmangel wird eventuell nicht ausreichend durch die anderen Nährstoffe ersetzt, führt zu Heißhungerattacken
- Kenntnis über den Kohlenhydratgehalt von Lebensmitteln notwendig

Auswahl an Lebensmitteln mit dem jeweiligen Kohlenhydratgehalt

Low Carb ist nicht einfach nur eine Diät, vielmehr ist Low Carb eine langfristige Ernährungsumstellung, mit der Sie effektiv abnehmen können. Das Wichtige dabei ist, dass Sie die richtigen Kohlenhydrate in Maßen essen. In den nachfolgenden Tabellen sind die Lebensmittel daher nach ihrem Kohlenhydratgehalt sortiert. Zu Beginn finden Sie Lebensmittel, welche besonders kohlenhydratarm sind und bei denen Sie bedenkenlos zugreifen können. Zum Ende der jeweiligen Tabelle nimmt der Kohlenhydratanteil der Lebensmittel deutlich zu. Das bedeutet keineswegs, dass diese nicht gesund sind. Im Gegenteil, auch diese Lebensmittel liefern wichtige Vitalstoffe. Im Rahmen einer Low-Carb-Ernährung sollten Sie diese Lebensmittel jedoch nur in Maßen verzehren. Die Tabellen zeigen den Kohlenhydratwert pro 100 Gramm verzehrbarem Lebensmittel an.

Früchte			
Avocado	0,4 g	Kiwi	9,1 g
Limette	1,9 g	Passionsfrucht	9,5 g
Zitrone	3,2 g	Sauerkirschen	9,9 g
Himbeeren	4,8 g	Pflaume	10,2 g
Johannisbeeren, rot	4,8 g	Apfel	11,4 g
Erdbeeren	5,5 g	Zwetschge	12,4 g
Galiamelone	5,6 g	Ananas	12,4 g
Heidelbeeren	6,1 g	Birnen	12,4 g
Johannisbeeren, schwarz	6,1 g	Honigmelone	12,4 g
Brombeeren	6,2 g	Nektarine	12,4 g
Papaya	7,1 g	Mango	12,5 g
Stachelbeeren	7,1 g	Feige, frisch	12,9 g
Grapefruit	7,4 g	Süßkirschen	13,3 g
Orange	8,3 g	Mirabellen	15,0 g
Wassermelone	8,3 g	Weintrauben	15,2 g
Cantaloupe-Melone	8,4 g	Granatapfel	16,7 g
Aprikose	8,5 g	Banane	20,0 g
Clementine	8,7 g	Feige, getrocknet	54,0 g
Pfirsich	8,9 g	Dattel, getrocknet	65,2 g

Gemüse und Hülsenfrüchte			
Pfifferling	0,2 g	Fenchel	2,8 g
Steinpilz	0,5 g	Paprikaschote	2,9 g
Champignon	0,6 g	Frühlingszwiebel	3,0 g
Spinat	0,6 g	Lauch	3,3 g
Mangold	0,7 g	Rosenkohl	3,3 g
Feldsalat	0,7 g	Rotkohl	3,5 g
Sauerkraut	0,8 g	Kohlrabi	3,7 g
Kopfsalat	1,1 g	Topinambur	4,0 g
Chinakohl	1,2 g	Weißkohl	4,2 g
Endivie	1,2 g	Kürbis	4,6 g
Rhabarber	1,4 g	Möhre	4,8 g
Radicchio	1,5 g	Zwiebel	4,9 g
Gurke	1,8 g	Bohnen, grün	5,1 g
Grünkohl	1,8 g	Petersilienwurzel	6,1 g
Spargel	2,0 g	Rote Bete	8,4 g
Schwarzwurzel	2,1 g	Pastinake	12,1 g
Radieschen	2,1 g	Erbsen, grün	12,3 g
Zucchini	2,2 g	Kartoffel	14,8 g
Knollensellerie	2,3 g	Zuckermais	15,8 g
Blumenkohl	2,3 g	Kidneybohnen (in Dosen)	17,8 g
Chicorée	2,4 g	Süßkartoffel	24,1 g
Wirsing	2,4 g	Bohnen, weiß, getrocknet	34,7 g
Aubergine	2,5 g	Linsen, getrocknet	40,6 g
Brokkoli	2,5 g	Erbsen, getrocknet	41,2 g
Artischocke	2,6 g	Kichererbsen	44,3 g
Tomate	2,6 g		

Getreide, Nüsse und Samen

Leinsamen, ungeschält	0 g	Chiasamen	42,1 g
Flohsamenschalen, gemahlen	0 g	Laugenbrezel/-brötchen	45,3 g
Kürbiskerne	1,3 g	Baguette	55,4 g
Hanfsamen, ungeschält	2,2 g	Amarant	56,8 g
Paranüsse	3,6 g	Quinoa	58,5 g
Macadamianüsse	4,0 g	Haferflocken, Vollkorn	58,7 g
Mohnsamen	4,2 g	Roggenflocken	61,0 g
Pekannüsse	4,4 g	Paniermehl, Vollkorn	63,0 g
Mandeln	5,4 g	Knäckebrot	66,0 g
Kokosraspel	6,4 g	Maismehl	66,3 g
Mandelmehl	7,0 g	Weizenmehl, Type 1050	67,0 g
Erdnusskerne	7,5 g	Roggenmehl, Type 1150	67,8 g
Sesamsamen	10,2 g	Popcorn	68,0 g
Walnusskerne	10,6 g	Hirse	68,8 g
Pistazienkerne	11,6 g	Nudeln mit Ei, roh	69,9 g
Sonnenblumenkerne	12,3 g	Weizenmehl, Type 405	71,0 g
Weizenkleie	17,7 g	Buchweizen	71,0 g
Kokosmehl	20,0 g	Naturreis	74,1 g
Pinienkerne	20,5 g	Nudeln, eifrei, roh	75,2 g
Cashewkerne	30,5 g	Cornflakes	84,0 g
Roggenbrot	36,5 g		

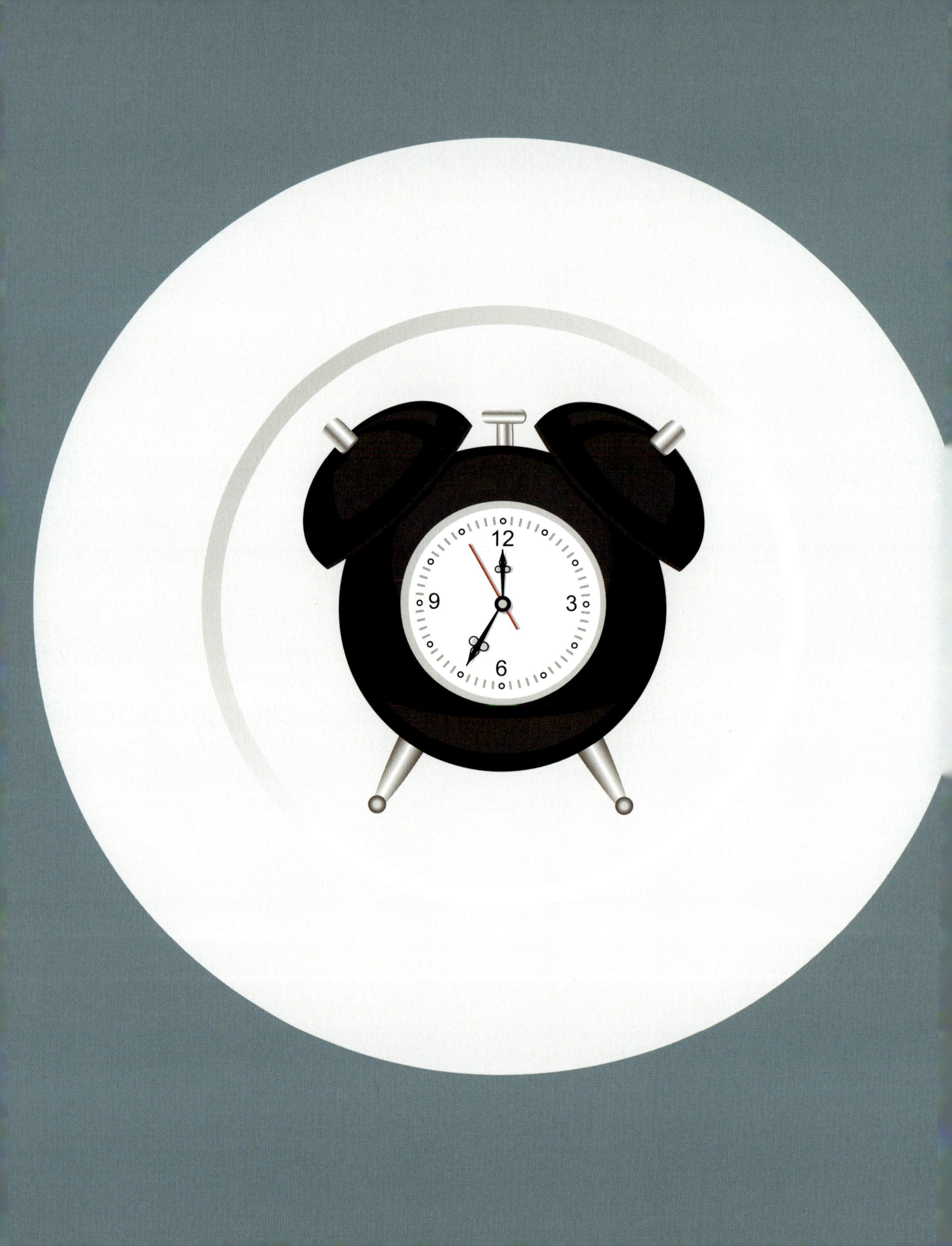
12
9
3
6

Intervallfasten

Wer eine gewisse Zeit auf die Aufnahme fester Nahrung verzichtet, kann damit nicht nur seiner Gesundheit etwas Gutes tun, sondern auch Pfunde verlieren und das Wunschgewicht langfristig halten.

Effektives Kurzzeitfasten

Beim Begriff Fasten denken die meisten an die Fastenzeit – die Tage zwischen Aschermittwoch und Ostern – die laut christlicher Tradition dem Verzicht vorbehalten sind. Auch im Ramadan wird gefastet und tagsüber auf Nahrung verzichtet. Wer weniger aus religiöser, dafür aus gesundheitlicher Motivation fastet, kann eine solche Kur jedoch zu jedem Zeitpunkt des Jahres durchführen. Geht es um das Thema Fasten, gibt es nicht die eine Fastenkur, sondern viele verschiedene Möglichkeiten. Dabei wird für kurze oder längere Zeit auf bestimmte Speisen wie Fleisch oder Zucker, Getränke und Genussmittel verzichtet. Zu den bekanntesten Kuren gehören das Heilfasten nach Otto Buchinger, Saftfasten, die Nulldiät und das Intervallfasten, auch intermittierendes Fasten oder Teilzeitfasten genannt.

Intervallfasten ist keine Fastenmethode im klassischen Sinn, da sich hierbei Phasen mit normaler Ernährung und Phasen mit komplettem Verzicht abwechseln. Im Gegensatz zu den meisten anderen Arten des Fastens steht das Abnehmen verstärkt im Fokus. Intervallfasten ist zudem so beliebt, da sich das Fasten einfach in den Alltag integrieren lässt. Sie müssen keine Kalorien zählen und können Ihren Speiseplan beibehalten – sofern er ausgewogen zusammengestellt ist. Zudem müssen Sie keine komplizierten Gerichte kochen und spezielle Lebensmittel zu sich nehmen.

Der erfolgreiche Verlust von Gewicht beim Intervallfasten ist darauf zurückzuführen, dass kurzzeitig auf Nahrung verzichtet wird. Die Kalorienaufnahme wird also für eine bestimmte Zeit stark reduziert. Die längeren Esspausen regen den Körper zur Mobilisierung von Reserven an. Dabei braucht der Körper zunächst die Kohlenhydratreserven in Leber und Muskeln auf und beginnt dann mit dem Abbau von Körperfett.

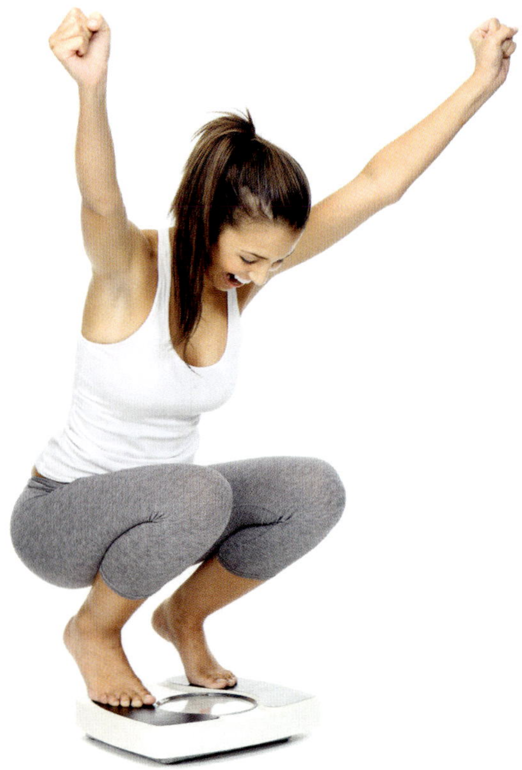

Schon in früheren Zeiten gab es keinen kontinuierlichen Zugang zu Nahrung, daher ist der Stoffwechsel auf Fastenphasen eingestellt. Der menschliche Körper übersteht längere Hungerperioden, indem er in verschiedenen Organen und Geweben Energiereserven speichert und bei Bedarf wieder mobilisiert.

Da beim Intervallfasten die Kalorienzufuhr nur vorübergehend reduziert wird, wird der Stoffwechsel nicht gedrosselt und es tritt kein Jo-Jo-Effekt ein.

Daher hilft es auch nichts, wenn Sie einfach nur weniger essen. Denn der Körper passt sich der verringerten Energiezufuhr an und senkt seinen Umsatz. Dadurch fangen Sie an zu frieren, können sich nicht konzentrieren und bauen Muskulatur ab. Auch wenn Sie die Diät längst wieder beendet haben, bleibt der Grundumsatz erniedrigt. Deshalb nehmen Sie nach solchen Diäten oft schnell wieder zu, das ist der bereits bekannte Jo-Jo-Effekt.

Wer dagegen ständig isst, dessen Insulinspiegel wird dauerhaft hochgehalten. Denn das Hormon Insulin wird nach jeder Mahlzeit von der Bauchspeicheldrüse ausgeschüttet, um den im Blut herumschwimmenden Zucker in die Zellen zu befördern. Und solange das Insulin im Blut kreist, kann Fett nicht verbrannt, sondern nur gespeichert werden.

Beim Intervallfasten ist das anders. Da bekommt der Körper nicht dauerhaft zu wenig Nahrung, sondern vorübergehend gar nichts. In dieser Zeit schaltet er auf Fettverbrennung um, Muskulatur wird dabei nicht abgebaut.

Noch gibt es erst wenige Studien zum Intervallfasten beim Menschen. Ergebnisse aus Tierstudien weisen darauf hin, dass der regelmäßige Nahrungsverzicht das Risiko für chronische Krankheiten senken kann. Dazu zählen Diabetes mellitus Typ 2, Herz-Kreislauf-Krankheiten, neurologische Krankheiten und Krebs. Es gibt zahlreiche Hinweise, dass Fasten positive Effekte auf den Fett- und Glukosestoffwechsel hat und sogar vor Demenz schützen kann. Auch die Gehirnfunktion konnte also durch intermittierendes Fasten positiv beeinflusst werden. Zudem zeigt das Intervallfasten im Tierversuch lebensverlängernde Effekte. Langzeitstudien gibt es aber keine.

Die bisherigen Daten deuten darauf hin, dass sich Intervallfasten positiv auf die Gesundheit und die Gewichtsabnahme auswirkt. Obwohl Intervallfasten den meisten gut tut, sollten Menschen mit Vorerkrankungen und Diabetiker vor Beginn des Fastens einen Arzt konsultieren. Eher nicht geeignet ist Intervallfasten für Schwangere, Stillende und Menschen mit Essstörungen.

Die Fastenzeiten

Unter Intervallfasten versteht man also einen Wechsel von zeitlich festgelegten Phasen, in denen normal gegessen werden darf, mit solchen, in denen gefastet wird. Eine pauschale Empfehlung, wer wie intermittiert fasten sollte, gibt es nicht. Hier gilt es auszuprobieren und zu testen, wie lange Ihr Körper ohne Nahrung auskommen kann. Achten Sie dennoch darauf, Ihrem Körper Zeit zu geben. Dass zu Beginn der Umstellung der Hunger noch groß sein kann, ist ganz normal. Mit Intervallfasten lässt sich nicht wie bei Crashdiäten oder langen Fastendiäten kurzfristig viel Gewicht reduzieren. Vielmehr verspricht das Kurzzeitfasten eine nachhaltige und langfristige Gewichtsreduktion.

Im Wesentlichen gibt es drei Modelle:

10-in-2-Fasten, auch Alternate-Day-Fasten

An einem Tag wird zu den üblichen Zeiten (morgens, mittags, abends) gegessen, danach wird 36 Stunden gefastet, bis zum Frühstück am übernächsten Tag. Diese Fastenmethode – also der Wechsel zwischen einen Tag fasten und einen Tag essen – eignet sich besonders für gesunde Übergewichtige, da sie am schnellsten Gewicht verlieren können. Bei Vorerkrankungen sollten Sie allerdings vor Beginn des Fastens einen Arzt fragen.

An den Fastentagen werden Wasser, ungesüßter schwarzer Kaffee (Verdünnung mit ungezuckerter Pflanzenmilch möglich) und Tee sowie Gemüsebrühe getrunken.

5:2-Fasten

An fünf Tagen in der Woche wird normal gegessen, ohne die Kalorien zu zählen. An zwei meist nicht aufeinanderfolgenden Tagen wird die Nahrungsaufnahme deutlich reduziert – maximal 500 Kilokalorien für Frauen und 600 Kilokalorien für Männer. Idealerweise sollten Sie die Fastentage immer auf dieselben Wochentage oder aufs Wochenende legen. So können Sie Ihre Mahlzeiten entsprechend planen und sind nicht zusätzlichem Stress ausgesetzt.

An den Fastentagen sollte reichlich Flüssigkeit wie ungesüßter Tee, Wasser oder Gemüsebrühe getrunken werden, in Maßen ist ungesüßter schwarzer Kaffee erlaubt. Empfehlenswert ist zudem eine leichte nährstoffreiche und kohlenhydratarme Kost wie Gemüse, Vollkorngetreide wie Naturreis oder Haferflocken, sowie eiweißreiche Lebensmittel wie mageres Fleisch oder Fisch.

16:8-Fasten

Ich persönliche favorisiere das 16:8-Fasten, da es nach meiner Erfahrung am einfachsten durchzuhalten ist, sobald sich der Körper daran gewöhnt hat. Einer Fastenphase von 16 Stunden folgt eine achtstündige Phase, in der normal gegessen wird. Dabei werden zwei Hauptmahlzeiten gegessen. Ob das Frühstück oder das Abendessen ausgelassen wird, ist jedem selbst überlassen. Ich persönlich kann auf ein Frühstück – zumindest wochentags – gut verzichten, ohne Leistungseinbruch und ohne negative Auswirkungen auf meine Stimmung. Wer also ohnehin nicht gerne frühstückt, ist bei dieser Art des intermittierenden Fastens gut aufgehoben. So kann die erste Mahlzeit gegen Mittag gegessen werden und die Essensphase endet am Abend um 20 Uhr mit dem Abendessen. Wer dagegen abends gut auf Nahrung verzichten kann, lässt das Abendessen weg und isst nach 17 Uhr nichts mehr. Am nächsten Morgen darf um 9 Uhr wieder gefrühstückt werden.

Wenn Sie zu Beginn keine 16 Stunden schaffen, können Sie erst mal mit zwölf Stunden anfangen und die Zeit langsam anpassen. Die Fastenphase kann auf bis zu 20 Stunden ausgedehnt werden. Nach etwa 10 bis 14 Tagen hat sich der Körper meist an die Fastenzeiten gewöhnt.

Dieses Fastenmodell richtet sich besonders an Menschen, die keine ganzen Tage fasten möchten und die dauerhaft ihr Wunschgewicht halten wollen.

Wichtig beim intermittierenden Fasten nach 16:8 ist, dass Sie während der Essenszeiten nicht über die Stränge schlagen und diese voll ausnutzen. Gestalten Sie Ihre Mahlzeiten ausgewogen mit viel Gemüse sowie mageren Eiweiß- und vollwertigen Kohlenhydratquellen. Auch mengenmäßig sollten Sie jetzt nicht all das aufholen, was Sie während des Verzichts eingespart haben. So können Sie die Wirkung des Fastens deutlich verstärken und mehr Gewicht reduzieren.

Wenn Ihnen die zwei Hauptmahlzeiten nicht ausreichen, dürfen Sie natürlich auch zwischendurch etwas essen. Bei jeder Zwischenmahlzeit kommt es allerdings auch zu einem Anstieg des Blutzuckerspiegels und zur Insulinausschüttung. Der Insulinausstoß ist bei Süßigkeiten wie Keksen, Kuchen oder Schokolade besonders hoch. Am besten funktioniert das Intervallfasten, wenn Sie nur – wenn überhaupt – einen kleinen Zwischensnack essen. Greifen Sie statt zu süßen Teilchen lieber zu Nüssen, Trockenfrüchten, Gemüsesticks oder Naturjoghurt.

Der Vorteil von Intervallfasten im Gegensatz zu vielen anderen Diäten ist, dass Sie sich innerhalb der Essenszeiten nicht besonders einschränken müssen. Natürlich sollte es das Ziel sein, möglichst gesund und ausgewogen zu essen, dennoch können Sie bei Feiern oder Verabredungen mit Freunden auch einfach mal das essen, worauf Sie Lust haben, und müssen keinen bestimmten Diätvorgaben folgen.

Aufgrund der Möglichkeit, den Zeitpunkt der Mahlzeiten variabel zu gestalten – also entweder Frühstück oder Abendessen wegzulassen, lässt sich das Intervallfasten auch gut in den gewohnten Tagesablauf integrieren.

Clever abnehmen mit Intervallfasten

Probieren Sie die verschiedenen Methoden aus, bis Sie die gefunden haben, die für Sie am besten passt. Und dann bleiben Sie dran, damit der Körper sich daran gewöhnen kann. Auf Dauer werden Sie die fehlende Mahlzeit gar nicht mehr vermissen.

Für das Intervallfasten gibt es zudem keine zeitliche Begrenzung. Sie können es über einen längeren Zeitraum oder sogar dauerhaft ausüben. Der Körper wird bei einer ausgewogenen Ernährung an den fastenfreien Tagen mit ausreichend Nährstoffen versorgt. Auch Heißhungerattacken bleiben aus, so können Sie sogar dem gefürchteten Jo-Jo-Effekt ein Schnippchen schlagen.

Gerade zu Beginn der Umstellung kann es helfen, sich während der Fastenphasen etwas mehr Ruhe zu gönnen und vielleicht einen Gang herunterzuschalten. Vermeiden Sie daher körperliche Belastung während des Fastens, bis Sie sich komplett an den neuen Rhythmus gewöhnt haben.

Nicht vergessen: Beim Intervallfasten zählt, WANN Sie essen, natürlich aber auch, WAS Sie essen! Essen Sie weiterhin normal und keine größeren Portionen und vermeiden Sie Snacks zwischen den Mahlzeiten. Um satt zu werden und zu bleiben, achten Sie auf genügend ballaststoffreiches Gemüse und Salat und Eiweißquellen wie Milchprodukte, Eier, Fisch, Fleisch, Hülsenfrüchte, Pilze oder Nüsse zu jeder Mahlzeit. Kalorienfreie Getränke wie Wasser, ungesüßter Tee oder stark verdünnte Schorlen helfen, das Hungergefühl zu unterdrücken. Während der Fastentage sollten Sie auch auf Alkohol oder andere kalorienhaltige Getränke verzichten.

Integrieren Sie körperliche Aktivität wie Sport oder Bewegung in den Alltag, auch während der Fastentage. Das kurbelt den Stoffwechsel an und unterstützt die Fettverbrennung.

Tipp: nicht zu dogmatisch werden!

Sicher sind sieben Intervallfastentage pro Woche ideal, aber fünf von sieben Tagen sind auch schon super.

Intervallfasten auf einen Blick

Vorteile von Intervallfasten:

- keine Einschränkung von Lebensmitteln
- kein Kalorienzählen
- dauerhaft durchführbar
- schnelles Abnehmen möglich
- keine komplizierten Regeln
- einfaches und praktikables Konzept
- für gesunde Übergewichtige gut geeignet
- alle Makronährstoffe (Protein, Kohlenhydrate, Fett) erlaubt

Nachteile von Intervallfasten:

- nicht zwangsläufig erfolgt eine Umstellung auf eine gesündere Ernährung
- strikte Regeln, in welchem Zeitraum gegessen werden kann
- anfällig für Jo-Jo-Effekt nach Absetzen der Diät
- Heißhungerattacken zu Beginn der Diät
- das Auslassen von Mahlzeiten ist mit dem sozialen Umfeld manchmal schwer vereinbar
- nur zwei Mahlzeiten am Tag erlaubt

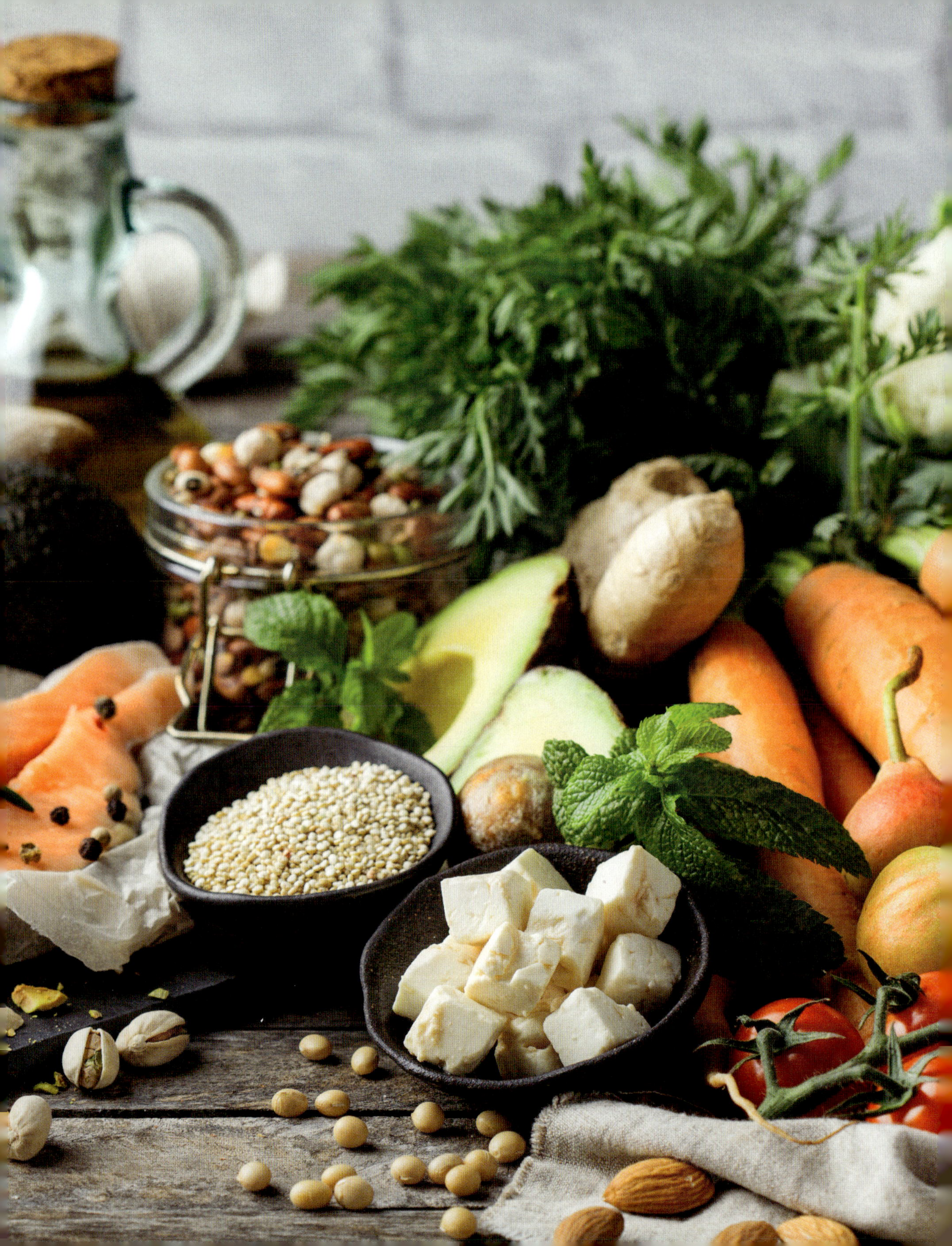

Die Mittelmeerdiät

Die Bewohner des Mittelmeerraumes haben die höchste Lebenserwartung Europas. Langzeitstudien ergaben, dass der Genuss von Lebensmitteln wie frischem Gemüse und Salat, Fisch, Olivenöl, Hülsenfrüchten und Getreide der Schlüssel zu einem gesunden und langen Leben ist. Die Mittelmeerdiät ist eine ausgewogene Ernährungsform mit viel frischer Kost und gesunden Fetten, die das Abnehmen fördert und das Risiko für Herzkrankheiten deutlich senken kann.

So funktioniert die Mittelmeerdiät

Die Lebensmittelauswahl der Mittelmeerdiät hält nicht nur das Gewicht in Grenzen, sie schützt auch Herz und Gefäße vor Ablagerungen (Arteriosklerose) und senkt das Risiko, an Diabetes zu erkranken. Die Mittelmeerdiät besteht aus reichlich Gemüse, Obst, Nüssen und Samen, Fisch, Hülsenfrüchten, Getreide und Olivenöl. Fleisch wird wenig gegessen und dient eher als kleine Beilage; hier wird am liebsten Geflügel gewählt. Auf fettreiche Wurst- und Käsesorten sowie auf Süßigkeiten und hoch verarbeitete Fertigprodukte wird verzichtet. Ein kleines Glas Rotwein ist täglich erlaubt.

Der hohe Anteil an Gemüse, Salat und Obst liefert wichtige Ballaststoffe und viel Volumen bei gleichzeitig wenig Kalorien. Das sorgt für eine langanhaltende Sättigung und lässt die Pfunde

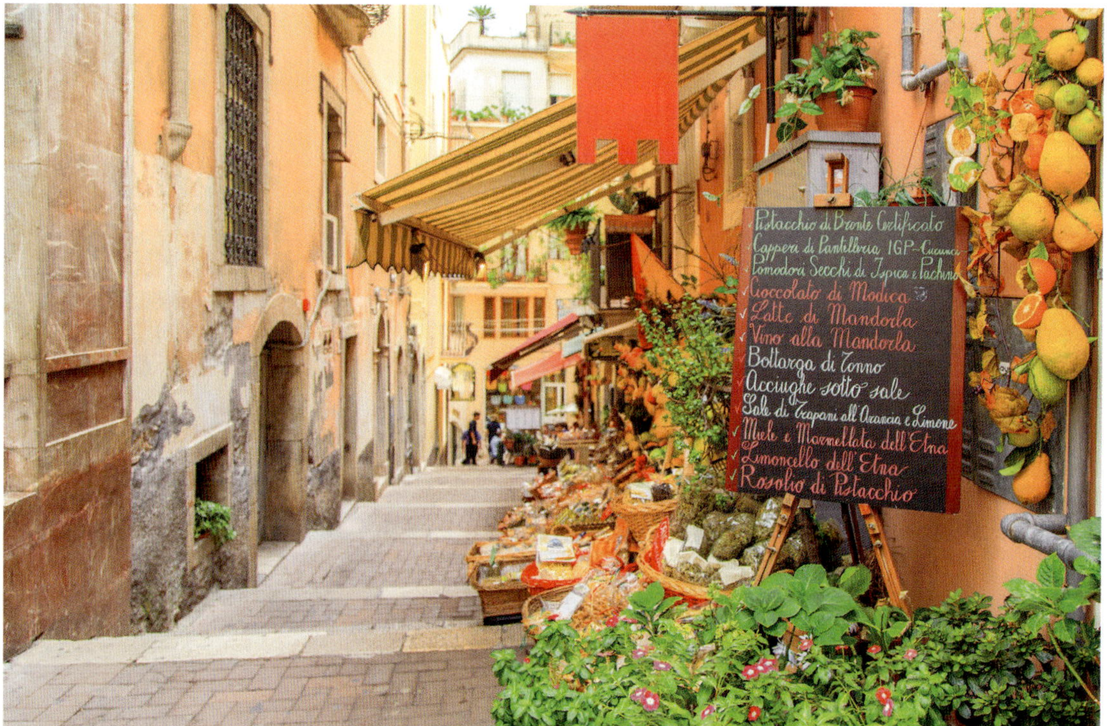

schmelzen. Die Rezepte der Mittelmeerküche sind einfach zuzubereiten – Sie müssen weder auf Lebensmittel verzichten, noch strenge Diätpläne einhalten.

Um auch mit der Mittelmeerdiät Gewicht zu verlieren, muss wie bei jeder klassischen Abnehmdiät mehr Energie verbraucht werden, als aufgenommen wird. Doch bei der Mittelmeerdiät wird zur Gewichtsreduktion nicht der völlige Verzicht empfohlen. Entscheidend ist die Qualität der Lebensmittel und nicht die Menge. Für viele sehr angenehm: Bei der Mittelmeerdiät werden keine Kalorien gezählt. Je nach Ausgangsgewicht ist die Mittelmeerdiät vor allem zum Halten eines Gewichts gut geeignet.

Mit wenigen einfachen Tipps zu den einzelnen Lebensmitteln lässt sich die Mittelmeerernährung ganz leicht in den Alltag integrieren.

Hochwertiges kaltgepresstes Olivenöl

In Ländern wie Italien, Spanien oder Griechenland dient das Olivenöl als Hauptfettquelle und überholt dort deutlich den Verzehr von tierischen Fetten. Olivenöl ist ein Grundstein der Mittelmeerdiät und als wichtigster Fettlieferant versorgt er den Körper mit lebenswichtigen ungesättigten Fettsäuren.

Wer den intensiven Geschmack des Olivenöls nicht mag, kann alternativ auch heimisches Rapsöl verwenden.

Frisches Obst und Gemüse

Gemüse, Salat und Obst versorgen Sie mit vielen wichtigen Nährstoffen wie Vitaminen, Mineralstoffen und Antioxidantien. Tomaten beispielsweise sind voll von Antioxidantien, die den Körper vor freien Radikalen schützen. Am besten planen Sie zu jeder Mahlzeit eine Portion Gemüse oder Salat ein, dann ist die mediterrane Diät im Handumdrehen in den Alltag integriert.

Sie können bei Gemüse und Obst durchaus regionale Sorten verwenden wie Kohl, Wurzelgemüse, Kartoffeln oder Äpfel, Birnen und Beeren. Es muss nicht authentisches Mittelmeergemüse sein – wie Auberginen, die vielleicht schon lange Transportwege hinter sich haben und deren wertvolle Nährstoffe dabei auf der Strecke blieben.

Frischer Fisch und Meeresfrüchte

Sardinen, Sardellen, Lachs oder Dorade stehen in den südlichen Ländern regelmäßig auf dem Speiseplan, denn sie liefern hochwertiges Eiweiß, Vitamine und wichtige Omega-3-Fettsäuren. Idealerweise wird der Fisch gedünstet oder gebraten, und zwar ohne Panade, das spart Kalorien.

Nüsse und Samen

Haselnüsse, Mandeln oder Pistazien sind kleine Kraftpakete, die auf kleinstem Raum viele Nährstoffe und lebenswichtige Fettsäuren speichern. Sie sind der perfekte Snack, bereits eine Handvoll Nüsse am Tag ist ausreichend.

Kräuter

Würzen Sie mit frischen Kräutern wie Basilikum, Salbei, Petersilie oder Rosmarin, das gibt den Gerichten ein besonderes Aroma, spart Salz und sorgt für gesunde Vitalstoffe. Frischer Knoblauch oder Zwiebeln sind ebenfalls gesund, auch sie liefern wertvolle Vitamine und Mineralstoffe.

Hülsenfrüchte

Linsen, Kichererbsen und Bohnen sind ein Grundbestandteil der mediterranen Diät und versorgen Sie mit reichlich pflanzlichem Eiweiß und Ballaststoffen. Hülsenfrüchte lassen sich vielseitig verwenden, wie in der Suppe, im Salat oder im Pastagericht, und machen lange satt.

Vollkornprodukte

Brot, Nudeln und Getreide wie Hafer, Dinkel, Reis stehen ebenfalls auf Ihrem Speiseplan.

Nutzen Sie hierbei die jeweilige Vollkornvariante (z. B. Vollkornbrot, Fladenbrot auf Vollkornbasis, Sauerteigbrot) Diese lassen den Blutglukosespiegel langsamer ansteigen, machen länger satt und sorgen für eine zusätzliche Dosis gesunder Ballaststoffe

Fettarme Milchprodukte

Fettarme Milchprodukte wie Joghurt, Buttermilch, Frischkäse und Quark sind eine wichtige Calciumquelle. Das enthaltende Eiweiß ist wichtig für die Muskulatur. Nutzen Sie KEINE »LIGHT«-Variante, die Doppelrahmstufe muss es aber auch nicht sein.

Rotwein

Die gute Nachricht zum Schluss: Ein kleines Glas Rotwein ist täglich erlaubt. Das Geheimnis vom Rotwein? Antioxidantien!

Clever abnehmen mit der Mittelmeerdiät

Die Mittelmeerdiät ist weltweit als eine der gesündesten Ernährungsformen anerkannt. Strenggenommen handelt es sich bei der Mittelmeerdiät um eine ausgewogene Ernährungsumstellung und um keine Diät, da es keinen festen Ernährungsplan mit vorgeschriebener Kalorienzahl oder Fettreduktion gibt.

Eine Gewichtsabnahme erfolgt sehr langsam, aber dafür nachhaltig – ganz ohne Abnehmstress. Der Vorteil ist: Sie brauchen sich nicht an bestimmte Diätvorgaben zu halten. Langfristig ernähren Sie sich mit der Mittelmeerdiät gesünder und ausgewogener. Dadurch gibt es keinen ungesunden Jo-Jo-Effekt, bei dem Sie zunächst schnell abnehmen, um dann nach der Diät wieder in alte Ernährungsgewohnheiten zurückzufallen. Davon profitiert nicht nur Ihr Herz-Kreislaufsystem, sondern auch die Gelenke bleiben länger beweglich. Die ballaststoffreiche Ernährungsform begünstigt zudem die Verdauung, der Cholesterinspiegel sinkt und die Blutfette regulieren sich besser.

Frisch, regional, saisonal und abwechslungsreich soll die Mittelmeerdiät sein. Selbst zubereitete Mahlzeiten aus frischen Zutaten sind ein Grundpfeiler der Mittelmeerdiät: Füllen Sie Ihren Teller vor allem mit Salat, Gemüse und Fisch, aber mit wenig Fleisch, und achten Sie dabei auf eine fettarme Zubereitung. Auch wenn Olivenöl hochwertige Inhaltsstoffe liefert, kann es bei einem Verzehr von größeren Mengen zu einer Gewichtszunahme führen. Am besten die Menge an Olivenöl konsequent abmessen, denn ein Esslöffel Öl liefert rund 90 Kalorien.

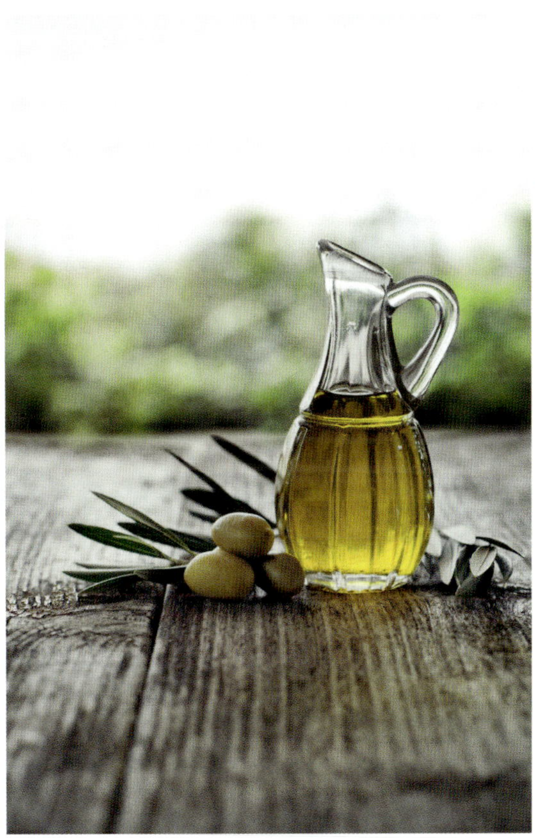

Ihr Tagesplan für die Mittelmeerdiät

Für eine mediterrane Ernährung werden drei Mahlzeiten pro Tag empfohlen. Wer Mahlzeiten weglässt, begünstigt Heißhungerattacken. Aber auch bei drei sättigenden Mahlzeiten pro Tag kann es natürlich vorkommen, dass der kleine Hunger zwischendurch zuschlägt. Dagegen hilft, sich zunächst an den drei Hauptmahlzeiten satt zu essen, indem Sie reichlich frischen Salat, Rohkost oder Gemüse dazu essen. Das füllt den Magen und die Ballaststoffe halten den Blutzucker- und Insulinspiegel niedrig. Manchmal reicht es auch einfach schon, ein großes Glas Wasser zu trinken.

Auch wenn es verlockend klingt, das typische Frühstück der Südländer – eine Tasse Kaffee mit Gebäck – sollten Sie nicht übernehmen. Die einfachen Kohlenhydrate aus Croissant oder Brioche sorgen für einen schnellen Anstieg des Blutzuckerspiegels, was wiederum Heißhungerattacken begünstigt.

Ein typischer Tagesplan für die mediterrane Ernährung kann beispielsweise so aussehen:

- **Frühstück**: fettarmer (Schafs-)Joghurt mit frischen Früchten und Nüssen; Vollkornbrot mit Geflügelaufschnitt und Gemüsesticks; dazu Kaffee, Tee oder Mineralwasser
- **Mittagessen**: grüner Salat mit Bohnen, Tomaten, Fetakäse und Olivenöl, dazu Vollkornbrot (nach Belieben mit Thunfisch ergänzt)
- **Abendessen**: gedünstetes Gemüse und Kartoffeln mit Fisch oder Meeresfrüchten/Vollkornreis mit gedünstetem Gemüse und Bohnen (für Vegetarier), dazu ein kleines Glas Wein

Wer die Mahlzeiten im Blick behält und zum Beispiel öfter zu einem mediterranen Salat greift, ernährt sich mit der Mittelmeerdiät recht gesund. Wenn Sie zusätzlich Sport und Bewegung in Ihren Alltag integrieren, können Sie auf gesunde Art und Weise Gewicht verlieren. Die Regelmäßigkeit ist hier entscheidend.

Nicht zuletzt nehmen sich die Südeuropäer auch reichlich Zeit für die Mahlzeiten und essen immer mit großem Genuss. Langsames Essen unterstützt Sie beim Abnehmen. Denn wer sich keine Zeit nimmt, verpasst oft das natürliche Sättigungsgefühl des Körpers und nimmt so unnötig viele Kalorien zu sich.

Die Mittelmeerdiät auf einen Blick

Vorteile der Mittelmeerdiät:

- abwechslungsreiche Kost
- kein strikter Plan
- gut geeignet als dauerhafte Ernährungsform
- für Liebhaber von Fisch und Olivenöl
- Umstellung auf ausgewogene Ernährung möglich
- ein kleines Glas Rotwein täglich ist erlaubt
- alltagstauglich
- für Liebhaber von Kohlenhydraten wie Nudeln und Reis
- keine Einschränkung von Lebensmitteln
- kein gefürchteter Jo-Jo-Effekt
- alle Makronährstoffe (Protein, Kohlenhydrate, Fett) erlaubt

Nachteile der Mittelmeerdiät:

- auf Kalorienzufuhr achten, sonst droht Gewichtszunahme (Kalorien müssen allerdings nicht gezählt werden)
- langsames Abnehmen
- Mahlzeiten regelmäßig frisch zubereiten
- keine festen Diätpläne

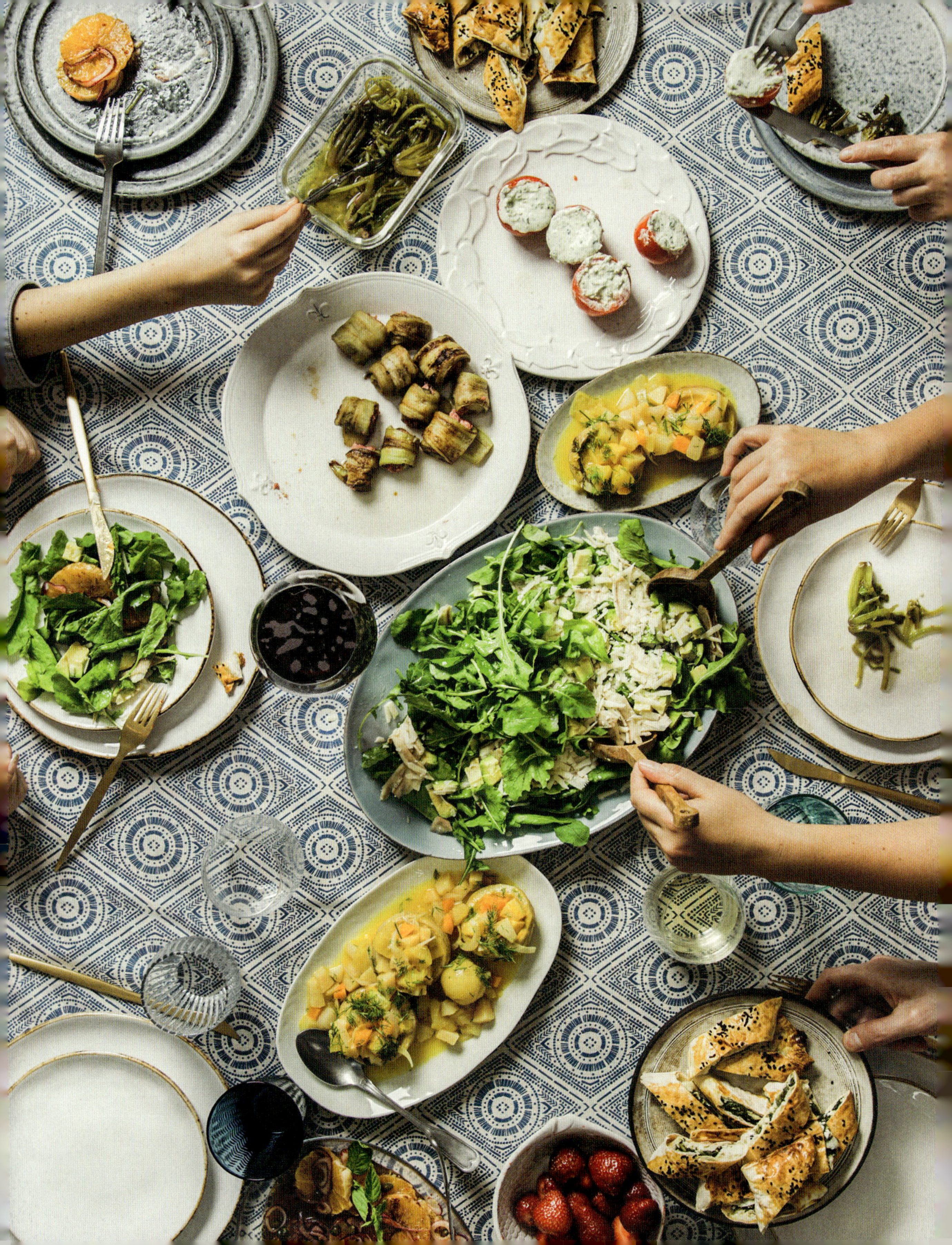

Wie geht es weiter?

Sie möchten sicherlich wissen, wie es weitergehen soll, wenn Sie Ihr Ernährungsziel erreicht haben. Im besten Fall haben Sie es geschafft, Ihre Diät so einzusetzen, dass Sie sich vorstellen können, einfach genauso weiter zu machen. Vielleicht ändern Sie noch mal Kleinigkeiten? Oder Sie machen einen Switch zu Ihrer zweitbesten Diät? Am Ende ist vielleicht alles sogar viel simpler, als Sie denken: Essen Sie SMART weiter.

Meine Top 10 für eine gesunde Ernährung

1. **Essen Sie drei Mahlzeiten täglich (außer beim Intervallfasten)! Halten Sie die Pausen zwischen den Mahlzeiten ein.**

Fettverbrennung funktioniert am besten, wenn Sie zwischen den Mahlzeiten Abstand halten. Sollte diese Strategie bei Ihnen zu einem knurrenden Magen führen, darf ich Ihnen versprechen, das geht vorbei. Der eigene Essrhythmus ist eine eingeübte Angewohnheit. Der Magen knurrt, weil der Stoffwechsel gelernt hat, dass zu bestimmten Zeiten Nahrung kommt. Darauf bereitet sich das Verdauungssystem vor. Das Beste aber ist: Man kann das relativ leicht »umprogrammieren«, sodass der Heißhunger verschwindet.

Gut für die Fettverbrennung sind vier bis fünf Stunden Pause zwischen den Mahlzeiten.

2. **Setzen Sie auf rohes und gekochtes Gemüse und nur anteilig auf Obst.**

Und genau diese Reihenfolge ist zu beachten, denn Obst ist gut, aber Gemüse ist noch viel besser. Auch und insbesondere wegen Fruktose. Die Fruktose im Obst ist, simpel gesagt, Zucker. Während Glukose insulinabhängig aus dem Blut in die Zellen gebracht wird, gelangt Fruktose nach der im Vergleich zur Glukose langsameren Resorption im Darm über den Blutweg in die Leber. Dort wird die Fruktose zu Fett umgebaut. Ein Großteil dieses Fettes gelangt zurück in den Blutkreislauf. Ein geringerer Anteil wird in der Leber gespeichert. Ein Übermaß an Fruktose führt so zu erhöhten Blutfettwerten und zu einer Leberverfettung. Es gibt einen direkten Zusammenhang zwischen Fruktosekonsum und Übergewicht sowie einer Erhöhung des Diabetesrisikos, Bluthochdruck und Fettstoffwechselstörungen.

Außerdem hemmt ein übermäßiger Fruktosekonsum das Sättigungsgefühl. »Pathologische Fruktosemengen« entstehen aber nicht durch gemäßigten Obstkonsum, sondern eher durch den Konsum von Lebensmitteln mit »getarnter« Fruktose (gesüßte Getränke, sogenannte Wellnessdrinks, Fertiggerichte …).

Also noch mal: Obst ist in Maßen gut, Gemüse ist besser!

3. **Nehmen Sie reichlich Ballaststoffe zu sich.**

Wenn Sie Getreide konsumieren, dann wählen Sie möglichst die Vollkornvariante sowie Hülsenfrüchte und – ja! – schon wieder Gemüse und Obst.

Täglich mindestens 30 Gramm Ballaststoffe sollten laut DGE auf dem Speiseplan stehen. Diese Menge kann über den Tag verteilt leicht erreicht werden.

Eine Umstellung auf eine ballaststoffreiche Ernährung sollte aber langsam gesteigert werden. Zu viel des Guten auf einmal sorgt für viel Gas und bläht den Darm auf. Die Folge: ein ordentliches Trompetenkonzert!

Beispiel für einen ballaststoffreichen Tag

1 Portion Früchtemüsli: circa 5 g

1 Apfel (125 g): circa 2,5 g
200 g Vollkornnudeln: circa 10 g
200 g Brokkoli: circa 8 g
2 Scheiben Vollkornbrot (à 50 g): circa 8 g
150 g Paprikaschote: circa 5 g
= 38,5 g Ballaststoffe/Tag

4. **Vergessen Sie nicht zu trinken! Täglich 1,5 Liter Flüssigkeit sind ideal.**

Die besten Durstlöscher bleiben Leitungswasser und Mineralwasser, ungesüßte Tees oder – dann aber streng limitiert – verdünnte Fruchtschorlen, da sie kalorienarm sind und mit keinem oder zumindest wenig Zucker auskommen. Limonaden, Colagetränke und Eistee sind tabu.

Aufgemerkt: Manchmal ist vermeintlicher Hunger einfach nur Durst und eine ausgewogene Ernährung mit ordentlichen Portionen Eiweiß bedürfen der »Wässerung«.

5. **Eiweiß ist ein Schlüssel zum Erfolg.**

Das bedeutet NICHT: Fleisch, Fleisch, Fleisch! Hochwertiges Eiweiß steckt auch in Hülsenfrüchten, Nüssen, Vollkorn- und Milchprodukten. Eiweiß im Rahmen Ihrer Diät verhindert Muskelabbau, Eiweiß im Alltag steht für gute und nachhaltige Sättigung.

Zur Erinnerung: So viel Eiweiß sollte es sein

1 Gramm Eiweiß pro Kilogramm Körpergewicht Ihres NORMALGEWICHTS. Ist Ihr Normalgewicht beispielsweise 80 Kilogramm, bedeutet das 80 Gramm Eiweiß je Tag.

(Dies ist eine vereinfachte Rechnung. Bei älteren Menschen, Sportlern, chronisch Erkrankten etc. kann der Bedarf variieren. Wenden Sie sich an Ihren Arzt oder einen Ernährungsexperten.)

Haben Sie vergessen, wie Sie Ihr Normalgewicht ermitteln? Schauen Sie sich nochmal den BMI-Rechner auf Seite 26 an.

Wie viel Eiweiß steckt drin?

Hier finden Sie eine Übersicht über verschiedene Lebensmittel und ihren Eiweißgehalt, geordnet nach Nahrungsgruppen:

Fleisch

Lebensmittel (je 100 g)	Eiweiß (Protein) (in g)
Geflügelwurst	16,2
Lachsschinken	18,3
Lammfilet	20,4
Rinderfilet	21,2
Schweinefilet	21,5
Hähnchenbrust	22,2
Rinderhackfleisch	22,5
Rindersteak	22,4
Kochschinken	22,5
Putenbrust	24,1

Fisch/Meeresfrüchte

Lebensmittel (je 100 g)	Eiweiß (Protein) (in g)
Kabeljau	17,7
Hering	18,2
Seelachs	18,3
Garnele	18,6
Makrele	18,7
Zander	19,2
Forelle	19,5
Lachs	19,9
Thunfisch, frisch	21,5
Thunfisch naturell, aus der Dose	24,0

Milchprodukte/Käse

Lebensmittel (je 100 g)	Eiweiß (Protein) (in g)
Joghurt (1,5 % Fett)	3,4
Milch (1,5 % Fett)	3,4
Buttermilch	3,5
Frischkäse, light (0,2 % Fett i. Tr.)	10,0
Mozzarella, light	12,3
Magerquark	13,5
körniger Frischkäse (Hüttenkäse)	13,6
Schafskäse, light (9 % Fett i. Tr.)	19,0
Harzer Käse	30,0

Nüsse/Samen

Lebensmittel (je 100 g)	Eiweiß (Protein) (in g)
Walnusskerne	14,4
Chiasamen	16,5
Cashewkerne	17,2
Sesamsamen	17,7
Mandeln	18,7
Sonnenblumenkerne	22,5
Kürbiskerne	24,4
Leinsamen	24,4
Erdnusskerne	25,3
Hanfsamen	30,0

Cerealien/Getreide

Lebensmittel (je 100 g)	Eiweiß (Protein) (in g)
Naturreis	7,8
Mais	8,8
Buchweizen	9,1
Hirse	9,8
Haferflocken	12,5
Vollkornpasta	13,1
Quinoa	13,8
Weizenkleie	14,0
Dinkelflocken	14,2
Amarant	14,6

Hülsenfrüchte/Bohnen

Lebensmittel (je 100 g)	Eiweiß (Protein) (in g)
Tofu	8,8
Edamame	12,1
Kichererbsen	19,0
weiße Bohnen	21,1
Belugalinsen	23,4
Kidneybohnen	24,2
Berglinsen	25,0
rote Linsen	27,0
Sojaflocken	41,0

6. **Verwenden Sie gesunde pflanzliche Öle.**

Olivenöl oder Rapsöl eignen sich gut zum Braten. Nicht alle Öle sind gleich hitzebeständig. Benutzen Sie zum Anbraten Öle mit hohem Rauchpunkt. Natives Olivenöl ist bis zu 180 °C hitzestabil und ist zum schonenden Braten geeignet. Rapsöl ist hitzebeständiger als die meisten anderen nativen Öle und ist daher zum starken Erhitzen gut geeignet.

Andere kaltgepresste Öle wie Leinöl, Walnussöl oder Weizenkeimöl sind ideal für Salate und kalte Speisen.

Auf die Zusammensetzung und das Mischungsverhältnis kommt es an. Und natürlich ist auch die Gesamtmenge der Fettzufuhr zu beachten Das Verhältnis Omega-3- zu Omega-6-Fettsäuren sollte ausgewogen sein, gesättigte Fettsäuren können in Maßen Teil der Ernährung bleiben.

Im Alltag überwiegen leider häufig die Omega-6-Fettsäuren und die gesättigten Fettsäuren. Zu empfehlen sind laut DGE ein Verhältnis Omega-6- zu Omega-3-Fettsäuren von 4:1. Die WHO empfiehlt ein Verhältnis von 2:1 bis 5:1, idealerweise 1:1. Am Ende des Tages muss das Verhältnis aber alltagstauglich sein und wie in allen Bereichen des Lebens gilt auch für die Fette: Die QUALITÄT ist entscheidend!

Kleiner Ratgeber zum Ölwechsel

Beim Fettanteil einzelner Nahrungsmittel, so auch bei Ölen, sollten Sie sich klarmachen, welchen Anteil gesättigter oder ungesättigter Fettsäuren sie enthalten.

Gesättigte Fettsäuren (z. B. in Fleisch und Käse, aber auch in Pflanzenfetten; sind bei Zimmertemperatur fest): Immer schon ein wenig in Verruf als Gefäßverkalker und Krankmacher (Erhöhung des Cholesterins), gibt es inzwischen gute Daten, die belegen, dass gesättigte Fette auch den Anteil des »guten« HDL-Cholesterins erhöhen können und damit das Herz schützen. Außerdem gibt es Hinweise auf eine antiallergische Wirkung.

Einfach ungesättigte Fettsäuren (z. B. in Nüssen und Avocados, aber auch in Olivenöl): Diese Fette sind gesundheitsfördernd, gut bekömmlich und entzündungshemmend.

Mehrfach ungesättigte Fettsäuren: Hier sind besonders die Omega-3-Fettsäuren (z. B. in Lachs, aber auch in Leinöl, Walnussöl, Weizenkeimöl) mit einer stark entzündungshemmenden, gefäßbeschützenden und auch gedächtnisleistungsfördernden Wirkung und die Omega-6-Fettsäuren (z. B. in Distelöl, Sonnenblumenöl) mit einer Unterstützung unter anderem bei der Wundheilung zu erwähnen.

Die Fettsäureverteilung bei kaltgepressten Ölen

Ölsorte	Gesättigte Fettsäuren (in %)	Einfach ungesättigte Fettsäuren (in %)	Mehrfach ungesättigte Fettsäuren (in %)	
			Omega-6	Omega-3
Rapsöl	6	65	20	9
Olivenöl	15	75	9	1
Sonnenblumenöl	10	25	65	–
Sojaöl	15	22	55	8
Erdnussöl	18	37	44	1
Mandelöl	9	65	26	0
Distelöl	10	14	75	1
Maiskeimöl	13	34	52	1
Walnussöl	8	22	60	10
Traubenkernöl	10	19	71	–
Weizenkeimöl	16	17	60	7
Kürbiskernöl	12	31	55	2
Leinöl	10	18	15	57
Hanföl	9	40	44	7

Die Rauchpunkte verschiedener Ölsorten

Öl/ Fett	Rauchpunkt in °C
Leinöl (kaltgepresst)	107
Olivenöl	130–175
Traubenöl (kaltgepresst)	130
Walnussöl (kaltgepresst)	160
Hanföl	165
Kokosöl	194
Rapsöl (raffiniert)	204
Palmkernöl	223

Quelle: DLR Rheinland-Pfalz

Im Idealfall nutzen Sie ein aus ökologischem Anbau stammendes kaltgepresstes Öl. Als kleine Hilfe auf dem Weg durch den Begriffsdschungel hier die wichtigsten Schlüsselwörter:

Kaltgepresstes Öl: Gewinnung des Öls ohne Zuhilfenahme von Wärme.

Natives Öl: kaltgepresst UND naturbelassen. Zu keinem Zeitpunkt der Herstellung werden die Rohstoffe wärmebehandelt.

Extra natives (oder extra vergine) Öl: höchste Qualitätsstufe innerhalb der EU.

Eigenschaften: geschmacksintensiv, Vitamine und ungesättigte Fettsäuren bleiben erhalten, zum Erhitzen nicht oder nur bedingt geeignet.

Raffiniertes Öl: Herstellung durch Warmpressung und Extraktion mit Lösungsmitteln, die im Verlauf der Produktion wieder entfernt (raffiniert) werden müssen.

Eigenschaften: geschmacksarm, Vitamine und ungesättigte Fettsäuren deutlich reduziert, gut erhitzbar.

High-Oleic-Öle aus speziellen Raps- und Sonnenblumenvarianten hergestellt.

Eigenschaften: sehr stark erhitzbar.

Rauchpunkt: Temperatur, bei der bei erhitztem Öl die Rauchentwicklung einsetzt. Hierbei können im Verlauf Schadstoffe entstehen.

Meine Top-5-Öle/Fette:

Leinöl
Hoher Anteil an Omega-3-Fettsäuren, kann Entzündungsreaktionen hemmen und hat einen positiven Einfluss auf Bluttfettwerte. Leinöl ist allerdings licht- und wärmesensibel, sollte daher im Kühlschrank in einer möglichst gut verschlossenen Flasche gelagert werden.

Rapsöl
Hervorragender Allrounder in der kaltgepressten oder raffinierten Variante. Letztere hat einen hohen Rauchpunkt, kann daher gut erhitzt werden. Vitamin-E-Quelle.

Olivenöl
Nicht wegzudenken aus der mediterranen Küche. In verschiedenen Güte- (und Preis-)klassen erhältlich. Insbesondere in der extranativen Variante mit hohem Rauchpunkt und damit hitzegeeignet.

Weizenkeimöl
Wie auch das Leinöl nicht zum Erhitzen geeignet. Dafür mit hohem Vitamin-E-Anteil. Positiver Einfluss auf die Blutfette. Gehört in den Kühlschrank!

Kokosöl
Vom Superfood-Image zurück auf den Teppich. Kokosöl (in der Bio-Variante!) ist reich an gesättigten Fettsäuren, die in Maßen konsumiert einen positiven Einfluss auf Stoffwechsel und Herz-Kreislaufsystem haben. Kokosöl ist hoch erhitzbar.

7. Streichen Sie den Zucker von Ihrem Ernährungsplan!

Wie man es auch dreht und wendet: Zu viel Zucker schafft Probleme. Treten Sie auf die Zuckerbremse. Das gilt auch für Zucker, der sich mit schicken, vermeintlich gesünderen Worthülsen tarnt wie Agavendicksaft, Ahornsirup, Kokosblütenzucker, Reissirup oder Vollrohrzucker. Am Ende bleibt es doch alles Zucker.

Hier verbirgt sich überall Zucker

Zucker steckt übrigens auch hinter folgenden Namen: Glukose, Fruktose, Laktose, Dextrose, Saccharose, Maltose, Isomaltose, Glukosesirup, Fruktosesirup, Maltosesirup, Maltodextrin, Dextrin, Weizendextrin und so weiter – die Liste scheint schier endlos.

8. Verzichten Sie auf einen »Cheat Day«.

Einmal in der Woche die Ernährungs-Sau rauslassen? Keine gute Idee, Sie halten sich schließlich an Ihren SMART-Plan und setzen sich nicht so dermaßen unter Druck, dass Sie zum Ausgleich »einen raushauen« müssen.

Denken Sie immer dran: Extreme Maßnahmen führen zu nichts und am Ende gewinnt Ihr egoistisches Gehirn!

9. Wissen ist Macht – informieren Sie sich!

Wenn Sie überblicken, was Sie da so auf dem Teller haben, macht das eine Steuerung leichter. Bei Fertigprodukten wird das definitiv schwieriger.

Im Restaurant sollte es eigentlich selbstverständlich sein, die Küche bitten zu können, das bestellte Gericht zu »modifizieren«.

Zum Beispiel: »Bitte 300 Gramm knackiges Gemüse und von den Nudeln bitte etwas weniger.« Oder Sie bestellen eine halbe Portion und einen gemischten Salat dazu.

Dazu eine Phrase: Qualität vor Quantität!

10. Bitten Sie um Hilfe!

Sie machen Ihrem Empfinden nach alles richtig und trotzdem stellt sich kein Erfolg ein? Fragen Sie den Profi! Das ist zunächst Ihr Hausarzt, im Verlauf dann vielleicht ein Ernährungsberater oder Ernährungsmediziner.

Mein letzter Tipp: Bleiben Sie locker!

Setzen Sie sich (und andere) beim Thema Essen nicht zu sehr unter Druck. Sportlich betrachtet ist eine Ernährungsumstellung ein langer Waldspaziergang, kein Kurzstreckensprint.

10 Regeln für ein bewegungsreiches Leben

Gesunde Ernährung hat eine kleine Schwester. In der Tat spielt eine ausgewogene Ernährung bei der Gewichtsreduktion die übergeordnete Rolle. Dennoch: Wenn Sie eine nachhaltige Gewichtsreduktion anstreben und das erstrebte Gewicht dann auch halten wollen, dürfen Sie die kleine Schwester nicht vernachlässigen. Sie ahnen schon, wie sie heißt:

Bewegung!

Im besten Falle artet die Bewegung sogar in Sport aus. Ideal ist hierbei eine Kombination aus Ausdauersport und Krafttraining. Ausdauertraining ist DER sportliche Fettverbrenner. Und Muskelaufbau durch Krafttraining erhöht den Grundumsatz und damit die Kalorienzahl, die Ihr Körper schon in Ruhe verbraucht.

Erstellen Sie sich auch für Ihr Bewegungsprogramm wieder ein SMARTes Ziel (siehe Seite 41).

Mein SMARTes Bewegungsziel:

____

____

____

____

Wie schon im Ernährungsteil gilt auch hier: Seien Sie realistisch, nachhaltig, achtsam und vor allem gnädig zu sich selbst.

Erwarten Sie nicht zu viel vom Sport. Übrigens hilft es, Bewegung in den Alltag einzubinden. Es muss nicht immer gleich das Zweijahresabo im Fitnessstudio sein. Bauen Sie Bewegung in Ihren Alltag ein. Jeder einzelne Schritt ist gut. Geht nicht, gibt's nicht!

Orientieren Sie sich an den 10 Regeln der Deutschen Gesellschaft für Sportmedizin zum Sporttreiben:

1. **Machen Sie vor dem Sport eine Gesundheitsprüfung.**

Gibt es Risikofaktoren? Rauchen Sie, leiden Sie unter Bewegungsmangel, haben Sie Bluthochdruck oder erhöhte Blutfette?

Wenn ja: Erst zum Arzt, dann zum Sport!

2. **Beginnen Sie den Sport mit Augenmaß.**

Für den Trainingsbeginn bedeutet das: Fangen Sie langsam an (sowohl bezüglich Intensität als auch bezüglich Dauer).

Suchen Sie Verbündete (Familie, Verein, Lauftreff).

Sorgen Sie für Kontinuität: Drei- bis viermal in der Woche für 20 bis 40 Minuten sind ideal.

3. **Legen Sie eine Sportpause bei Erkältung und Krankheit an.**

Bei »Husten, Schnupfen, Heiserkeit« oder sonstigen akuten Erkrankungen heißt es: Machen Sie eine Sportpause. Haben Sie sich auskuriert, können Sie anschließend langsam (!) wieder angefangen.

4. **Vermeiden Sie Überbelastung beim Sport.**

Sie fühlen nach dem Sport eine angenehme Erschöpfung? Dann haben Sie alles richtig gemacht! Wichtig: Laufen Sie ohne (starkes) Schnaufen! Sport soll Spaß machen, Bootcamps machen andere!

5. **Achten Sie auf eine ausreichende Erholung nach der Belastung.**

Erholen (regenerieren) Sie sich nach Ihrer Sporteinheit ausreichend.
Achtung: »Belohnen« Sie sich NICHT mit zu reichhaltigem Essen, zuckerhaltigen Getränken oder Alkohol.

6. **Lassen Sie eventuelle Verletzungen ausheilen.**

Verletzungen brauchen Zeit zum Ausheilen. Schmerzen sind Warnzeichen des Körpers.

7. **Passen Sie den Sport an Klima und Umgebung an.**

Das bedeutet konkret: Passen Sie sowohl Ihre Kleidung als auch den Trainingsumfang an Kälte, Hitze und Luftbelastung an.

8. **Achten Sie auf die richtige Ernährung und Flüssigkeitszufuhr.**

Gleichen Sie nach dem Sport den Flüssigkeitsverlust durch mineralhaltiges Wasser annähernd aus. (Trinken Sie KEINEN Alkohol, KEINE Säfte, KEINE zuckerhaltigen Getränke!)

9. **Passen Sie den Sport an Ihr Alter und eventuelle Medikamenteneinnahmen an.**

Sport ist auch im Alter sinnvoll und notwendig. Falls Sie Medikamente einnehmen, achten Sie darauf, dass die Einnahme nicht unter dem Sport leidet. Das heißt: Der Einnahmezeitpunkt und die Dosis müssen mit dem Übungs- und Trainingsprogramm abgestimmt sein.

10. **Denken Sie daran: Auch die »Seele« treibt Sport.**

Sport soll Spaß machen und abwechslungsreich sein.

Das geht auch im Alltag: Nehmen Sie die Treppen statt dem Aufzug, gehen Sie zu Fuß zum Briefkasten, fahren Sie mit dem Fahrrad zur Arbeit (falls der Weg zu weit ist, fahren Sie nur eine Teilstrecke), parken Sie etwas entfernt zum

Arbeitsplatz, steigen Sie eine Haltestelle früher aus, telefonieren Sie stehend oder gehend. Hier gibt es unendlich viele Möglichkeiten. Seien Sie kreativ!

Übrigens: Schnelles Gehen (Walking) ist Sport! Eine Runde um den Block geht immer!

Der Kalorienverbrauch beim Sport in Zahlen

Die folgende Tabelle zeigt, wie lange Sie die jeweilige Sportart ausüben müssten, um die Kalorien der entsprechenden Lebensmittel zu verbrauchen. Sie sehen: Je gesünder Sie sich ernähren, desto kürzer dürfen Ihre Sporteinheiten sein.

	kcal	Walking	Radfahren	Joggen	Aerobic
1 Tafel Schokolade	530	83 Min.	76 Min.	57 Min.	55 Min.
1 Tüte Chips (175 g)	972	151 Min.	139 Min.	104 Min.	100 Min.
1 Tiefkühlpizza	680	106 Min.	97 Min.	73 Min.	70 Min.
1 El Butter (20 g)	148	23 Min.	21 Min.	16 Min.	15 Min.
1 Croissant	265	41 Min.	38 Min.	28 Min.	27 Min.
Salatteller mit Olivenöl-Dressing	120	19 Min.	17 Min.	13 Min.	12 Min.
1 Hähnchenbrust (150 g)	160	25 Min.	23 Min.	17 Min.	17 Min.
1 Apfel	80	12 Min.	11 Min.	9 Min.	8 Min.
1 Glas Bier (0,4 l)	156	24 Min.	22 Min.	17 Min.	16 Min.
1 Glas Rotwein (0,2 l)	134	21 Min	19 Min	16 Min	14 Min

	kcal	Treppensteigen	Spazierengehen	Yoga
1 Tafel Schokolade	530	56 Min.	147 Min.	162 Min.
1 Tüte Chips (175 g)	972	102 Min.	269 Min.	298 Min.
1 Tiefkühlpizza	680	72 Min.	188 Min.	208 Min.
1 EL Butter (20 g)	148	16 Min.	41 Min.	45 Min.
1 Croissant	265	28 Min.	73 Min.	81 Min.
Salatteller mit Olivenöl Olivenöl-Dressing	120	13 Min.	33 Min.	37 Min.
1 Hähnchenbrust (150 g)	160	17 Min.	44 Min.	49 Min.
1 Apfel	80	8 Min.	22 Min.	24 Min.
1 Glas Bier (0,4 l)	156	16 Min.	43 Min.	48 Min.
1 Glas Rotwein (0,2 l)	134	14 Min.	37 Min.	41 Min.

Altirischer Segenswunsch

Ich wünsche dir die Fröhlichkeit eines Vogels im Ebereschenbaum am Morgen, die Lebensfreude eines Fohlens auf der Koppel am Mittag, die Gelassenheit eines Schafes auf der Weide am Abend.

Und ich wünsche Ihnen viel Erfolg bei der Verwirklichung Ihrer Ziele!

Urs Schaden

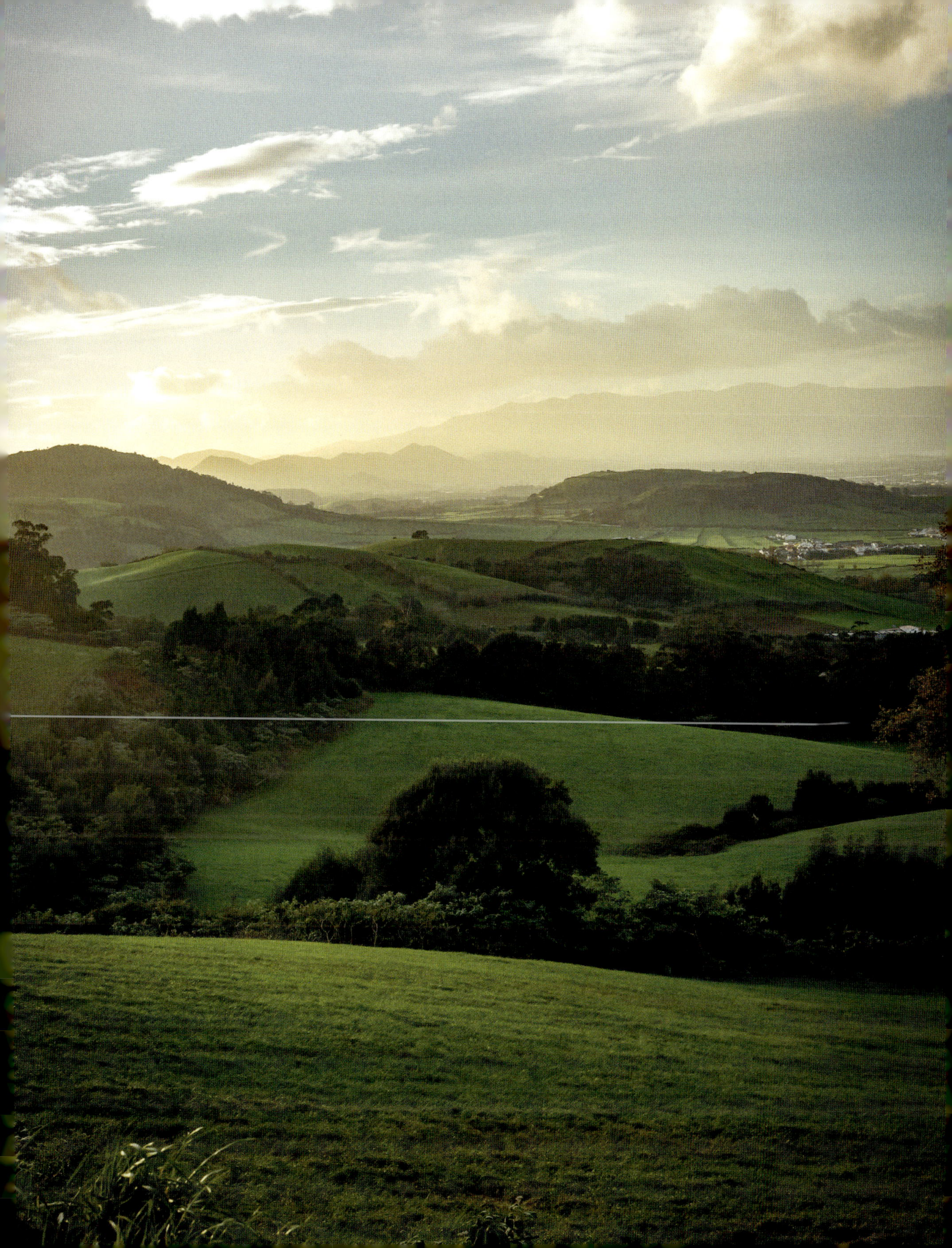

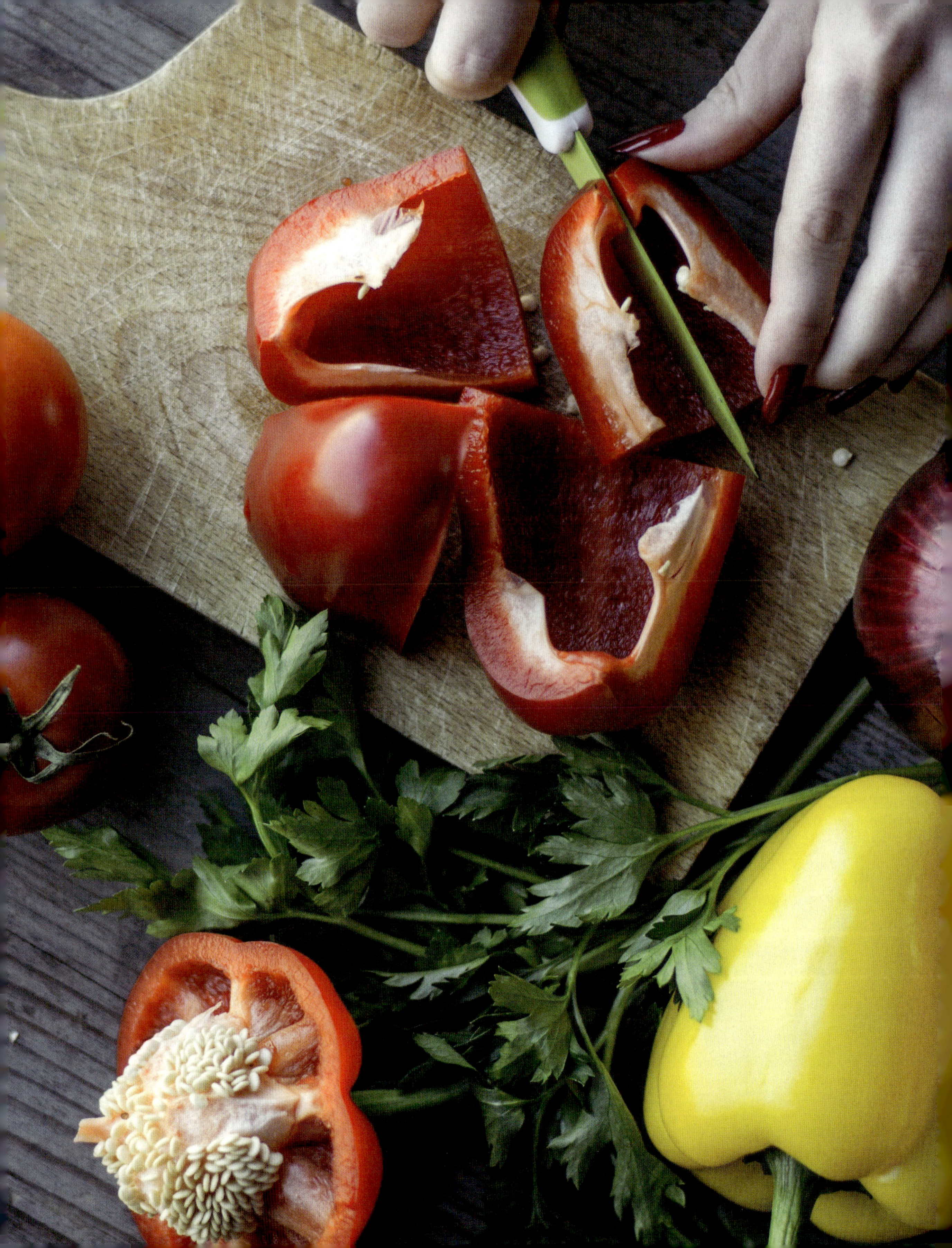

Rezepte

Wenn Sie herausgefunden haben, welches die richtige Diät für Sie ist, können Sie mit den hier zusammengestellten Rezepten gleich loslegen. Bei jedem Rezept finden Sie ausführliche Nährwertangaben pro Portion. Kcal steht hierbei für Kilokalorien, KH für Kohlenhydrate, EW für Eiweiß und F für Fett. Die Makronährstoffe sind jeweils in Gramm angegeben.

Rezepte für die Energiedichte-Diät

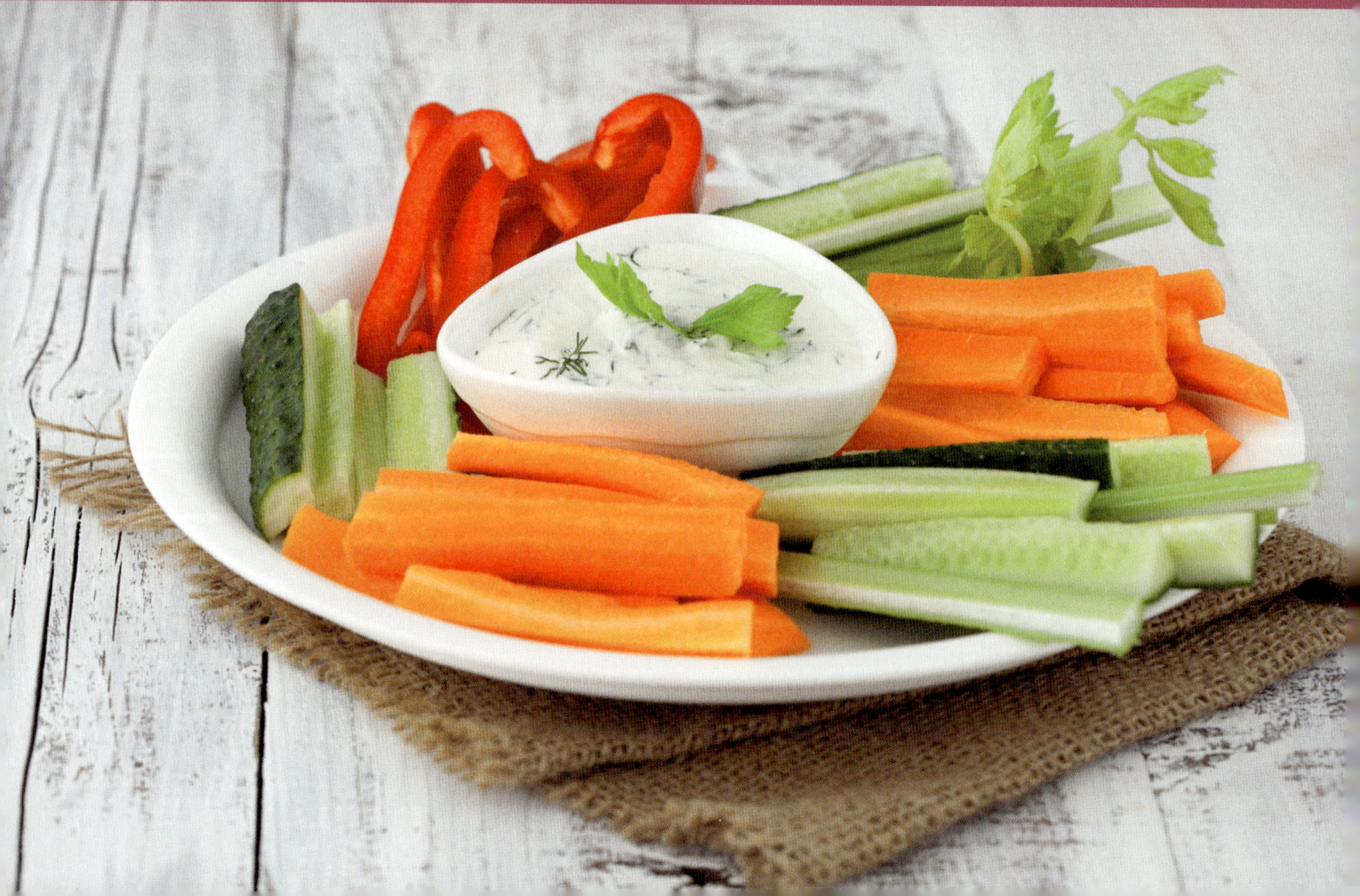

Wochenplan Energiedichte

	Frühstück	Mittagessen	Abendessen
Montag	Beeren-Flocken-Müsli (S. 110)	Falafel mit Kräuter-Dip (S. 142)	Asia-Pfanne mit Rindfleisch und Brokkoli (S. 122)
Dienstag	Chiapudding mit Mango und Blaubeeren (S. 114)	Geschichteter Salat mit Hühnchen und Tahin-Dressing (S. 148)	Indisches Linsen-Möhren-Dal (S. 126)
Mittwoch	Vollkornbrot mit Putenbrust (S. 112)	Brokkolicremesuppe (S. 140)	Gefüllte Süßkartoffeln mit Grünkohl und Feta (S. 128)
Donnerstag	Bircher Müsli (S. 118)	Garnelen-Mango-Salat (S. 136)	Kartoffel-Bohnen-Eintopf (S. 134)
Freitag	Erdbeerkefir mit Weizenkleie (S. 120)	Tabouleh (S. 130)	Gegrillter Lachs mit Reis und Avocado-Mango-Salsa (S. 144)
Samstag	Hirsecreme mit Birne und Blaubeeren (S. 108)	Grüne Gemüsepfanne mit Eiern (S. 132)	Heringssalat mit Rote Bete (S. 146)
Sonntag	Rührei mit Pfifferlingen (S. 116)	Gebratener Kabeljau mit Paprikagemüse (S. 138)	Kürbis-Ingwer-Suppe (S. 124)

Hirsecreme mit Birne und Blaubeeren

FÜR 2 PORTIONEN
75 g Hirse
250 g Naturjoghurt (1,5 % Fett)
Salz
1 Birne
100 g Blaubeeren

1. Die Hirse in einem Sieb unter fließend heißem Wasser waschen und abtropfen lassen. Mit 150 ml Wasser und etwas Salz in einen Topf geben und aufkochen. Bei kleiner Hitze 7–10 Minuten köcheln lassen, dabei gelegentlich umrühren. Vom Herd nehmen und 5 Minuten ausquellen lassen.
2. Die Birne und die Blaubeeren waschen. Die Birne vierteln, vom Kerngehäuse befreien und klein würfeln.
3. Den Hirsebrei mit dem Naturjoghurt vermischen und auf zwei Schalen aufteilen. Mit Birnenwürfeln und Blaubeeren belegen und servieren.

LOW CARB: Die Menge anpassen und 30 g Hirse mit 60 ml Wasser aufkochen; zusätzlich mit 2 EL Haselnusskernen servieren.

MITTELMEERDIÄT: Statt Blaubeeren frische Feigen verwenden.

INTERVALLFASTEN: Passt auch gut als sättigendes Abendessen.

Nährwertangaben pro Portion	kcal	KH	EW	F
Energiedichte	282,0	51,1	9,7	3,5
Low Carb	269,7	36,4	8,9	9,0
Mittelmeerdiät	214,9	37,8	7,6	3,1
Intervallfasten	282,0	51,1	9,7	3,5

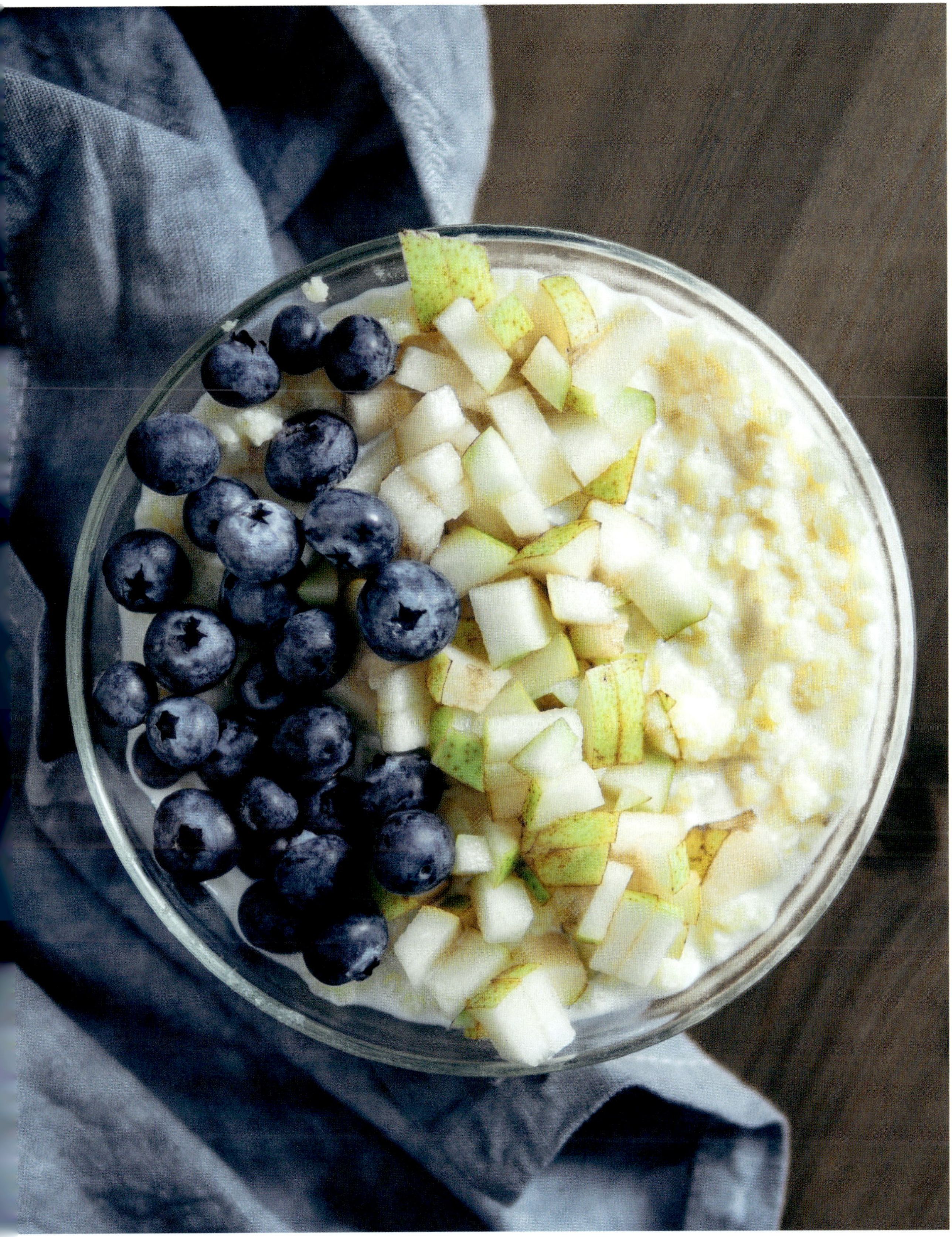

Beeren-Flocken-Müsli

FÜR 2 PORTIONEN

400 g gemischte Beeren (z. B. Erdbeeren, Himbeeren, Brombeeren, Blaubeeren; frisch oder tiefgekühlt)
400 g Naturjoghurt (1,5 % Fett)
100 g kernige Haferflocken
1 EL Mandeln
1 EL Kürbiskerne

1. Die Beeren waschen und trocken tupfen. Die Erdbeeren vom Stielansatz befreien und vierteln.
2. Den Joghurt auf zwei Schalen verteilen und mit den Beeren belegen. Die Haferflocken, Mandeln und Kürbiskerne darüberstreuen und servieren.

LOW CARB: Die Mengen entsprechend anpassen und 30 g Haferflocken, 5 EL Mandeln, 2 EL Kürbiskerne verwenden.

MITTELMEERDIÄT: Nach Belieben statt Beeren Weintrauben verwenden.

INTERVALLFASTEN: Wenn das Frühstück ausfällt, als süßes Mittagessen to go mit ins Büro nehmen.

Nährwertangaben pro Portion	kcal	KH	EW	F
Energiedichte	437,4	57,6	19,6	13,0
Low Carb	459,1	38,1	21,8	23,0
Mittelmeerdiät	495,6	73,0	19,2	12,7
Intervallfasten	437,4	57,6	19,6	13,0

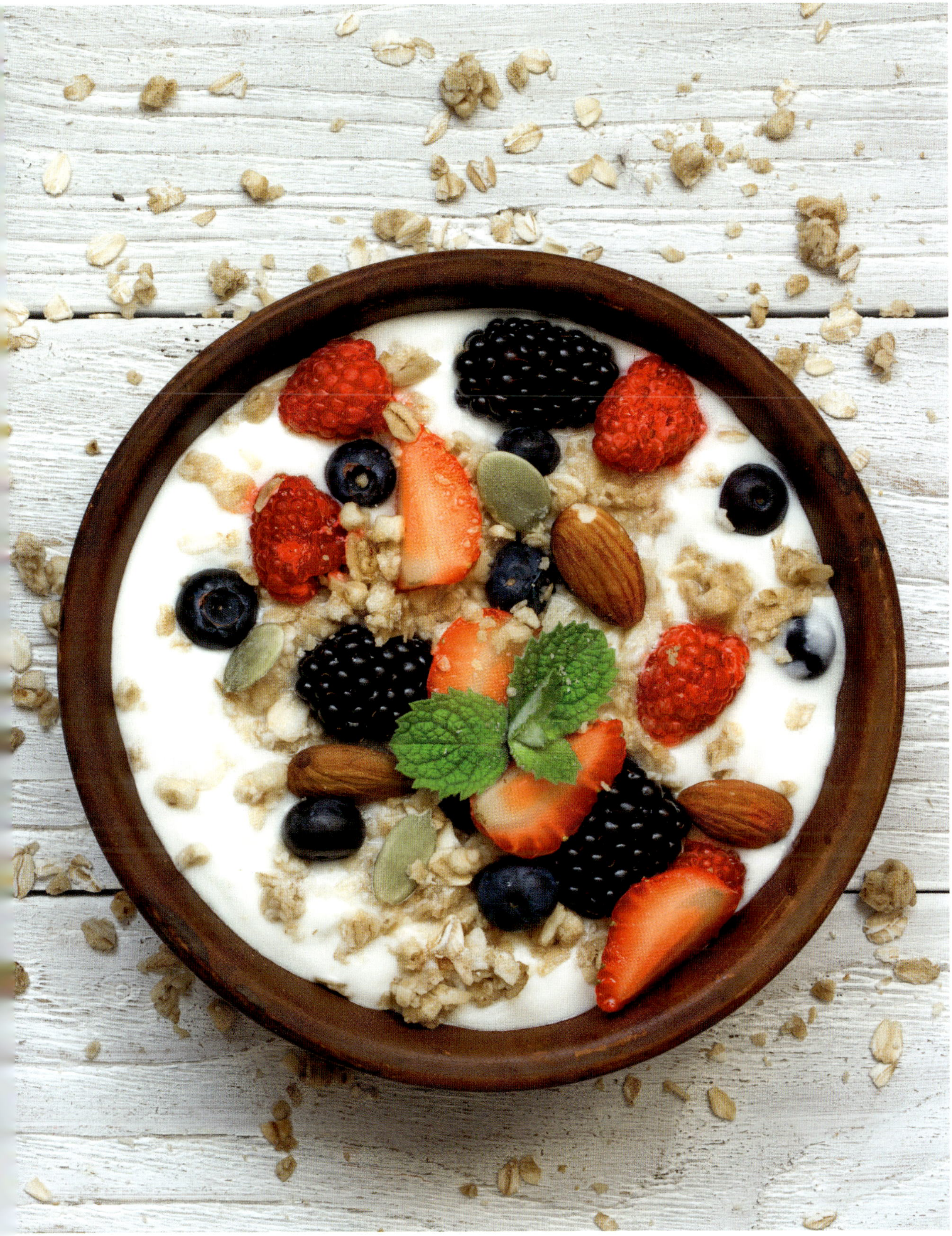

Vollkornbrot mit Putenbrust

FÜR 2 PORTIONEN
1 Tomate
½ rote Zwiebel
4 Salatblätter
4 Scheiben Vollkornbrot
100 g Putenbrustaufschnitt

1. Die Tomate waschen und in dünne Scheiben schneiden. Die Zwiebel schälen und in Ringe schneiden. Die Salatblätter waschen und trocken schütteln.
2. Für ein Sandwich eine Brotscheibe mit einem Salatblatt, der Hälfte der Putenbrust, Tomaten und Zwiebel belegen. Mit einem Salatblatt und der zweiten Brotscheibe bedecken und servieren.

LOW CARB: Vollkornbrot durch Low-Carb-Brot ersetzen.

MITTELMEERDIÄT: Putenbrustaufschnitt durch 100 g Mozzarella (20 % Fett i. Tr.) ersetzen.

INTERVALLFASTEN: 1 Möhre in Stifte schneiden und dazu servieren.

Nährwertangaben pro Portion	kcal	KH	EW	F
Energiedichte	269,1	41,2	17,1	3,2
Low Carb	254,5	8,0	25,3	13,1
Mittelmeerdiät	261,4	42,4	13,8	3,4
Intervallfasten	274,8	42,4	17,4	3,2

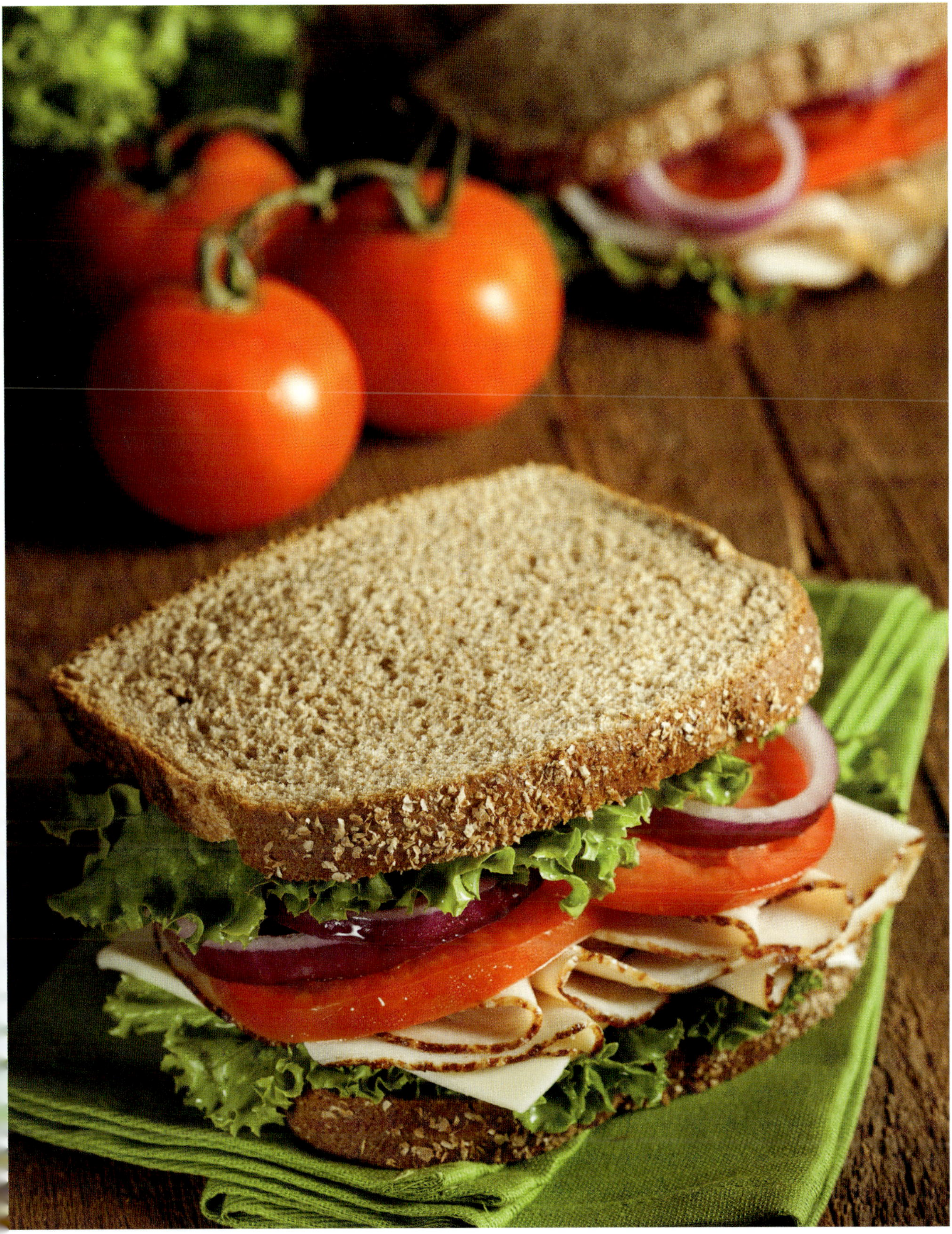

Chiapudding mit Mango und Blaubeeren

FÜR 2 PORTIONEN
4 gehäufte EL Chiasamen
½ Mango
100 g Blaubeeren
300 ml Kokosdrink (zuckerfrei)
2 EL Kokosraspel

1. In zwei hohen Gläsern jeweils 2 gehäufte EL Chiasamen mit je 150 ml Kokosdrink verrühren. Chiapudding im Kühlschrank 30 Minuten quellen lassen. Nach 15 Minuten gut durchrühren, damit sich keine Klümpchen bilden.
2. Währenddessen die Mango schälen, Fruchtfleisch vom Kern schneiden und klein würfeln. Die Blaubeeren waschen und trocken tupfen.
3. Die Mango und die Blaubeeren auf dem Chiapudding verteilen, mit Kokosraspeln bestreuen und servieren.

LOW CARB: Mango durch kohlenhydratarme Papaya ersetzen.

MITTELMEERDIÄT: Nach Belieben Kokosdrink durch Buttermilch ersetzen.

INTERVALLFASTEN: 1 Orange in Filets schneiden und dazu servieren.

Nährwertangaben pro Portion	kcal	KH	EW	F
Energiedichte	231,5	18,7	5,4	14,3
Low Carb	214,3	15,1	5,4	14,0
Mittelmeerdiät	254,2	20,6	10,4	13,7
Intervallfasten	262,4	25,1	6,2	14,4

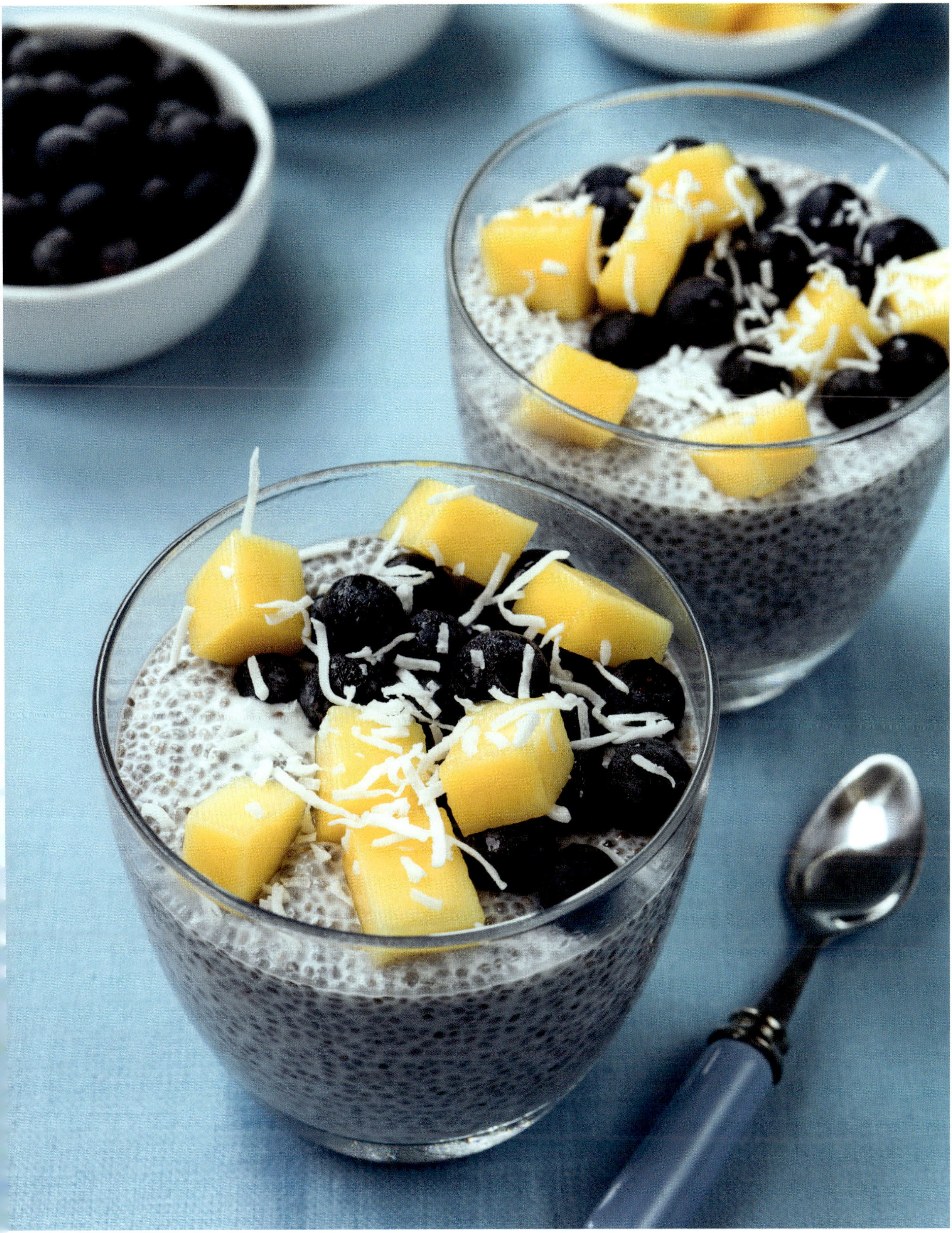

Rührei mit Pfifferlingen

FÜR 2 PORTIONEN
100 g Pfifferlinge (alternativ Champignons)
½ Zwiebel
3 Eier
2 EL Mineralwasser mit Kohlensäure
Salz
Pfeffer
1 EL Olivenöl
1 EL Schnittlauchröllchen
2 Scheiben Vollkornbrot

1. Die Pilze putzen und in Scheiben schneiden. Die Zwiebel schälen und fein hacken.
2. Die Eier mit Mineralwasser, Salz und Pfeffer in einer Schüssel verquirlen.
3. In einer beschichteten Pfanne das Olivenöl erhitzen. Die Zwiebel und die Pilze zugeben und 2–3 Minuten anbraten. Die Eimasse zugeben und bei kleiner Hitze unter Rühren stocken lassen.
4. Das Rührei mit den Schnittlauchröllchen bestreuen und mit dem Vollkornbrot servieren.

LOW CARB: Vollkornbrot weglassen; für das Rührei 4 Eier verwenden.

MITTELMEERDIÄT: 2 TL Kapern klein hacken und zugeben.

INTERVALLFASTEN: 2 Tomaten vierteln und dazu servieren.

Nährwertangaben pro Portion	kcal	KH	EW	F
Energiedichte	236,4	20,8	12,9	10,6
Low Carb	184,5	2,4	12,5	13,3
Mittelmeerdiät	237,4	20,9	12,9	10,6
Intervallfasten	257,4	24,4	14,0	10,8

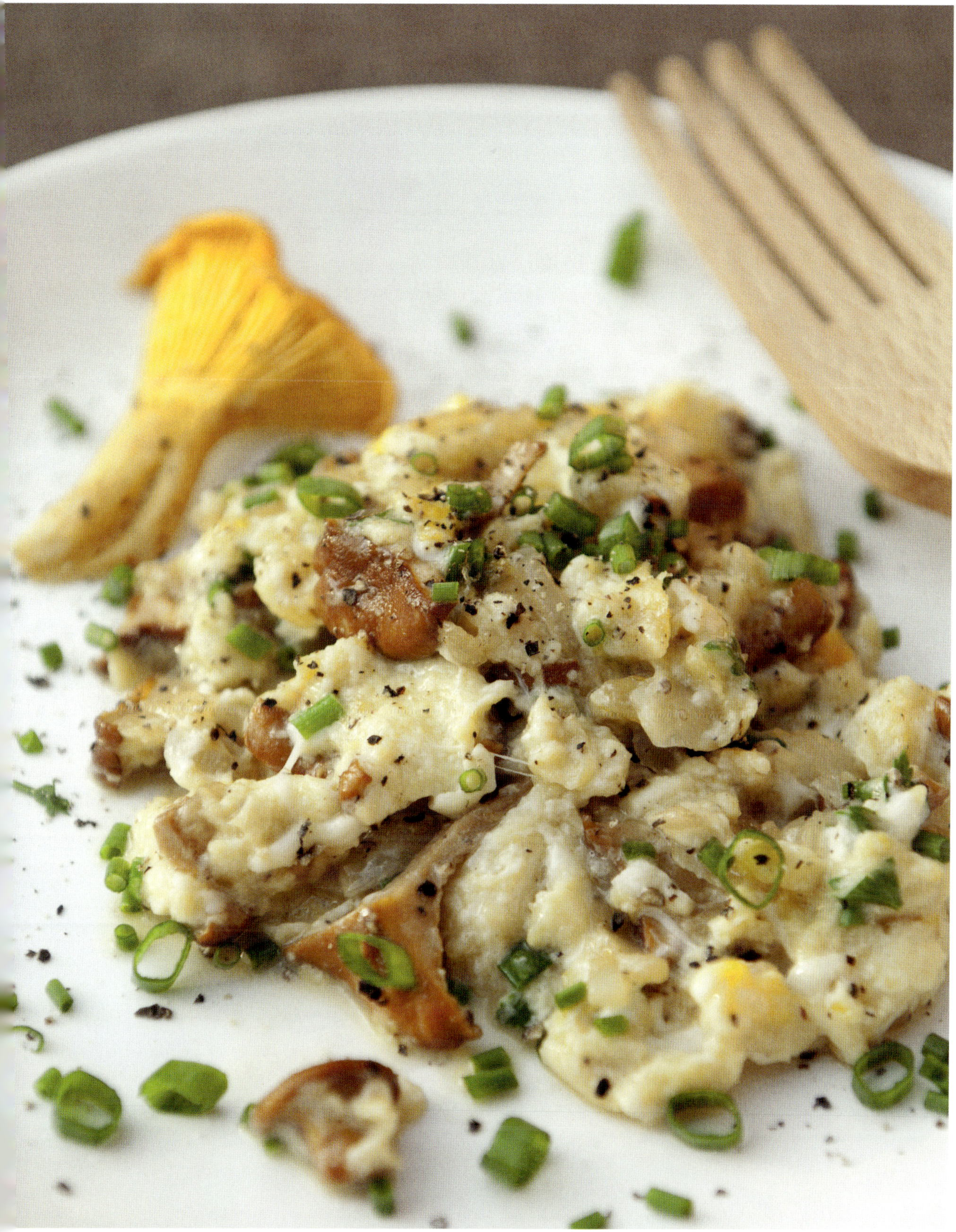

Bircher Müsli

FÜR 2 PORTIONEN
6 EL Haferflocken
2 TL geschrotete Leinsamen
½ TL Zimt
250 g Naturjoghurt (1,5 % Fett)
1 Apfel
Honig zum Süßen (optional)

1. Haferflocken, Leinsamen und Zimt mit dem Joghurt verrühren.
2. Den Apfel waschen, vierteln und das Kerngehäuse entfernen. Die Hälfte raspeln und unter das Müsli mischen. Den restlichen Apfel klein würfeln.
3. Das Bircher Müsli in zwei Schalen oder Gläser verteilen und mit den Apfelwürfeln bestreuen. Nach Belieben mit Honig süßen.

LOW CARB: Zum Süßen Kokosblütenzucker (optional) verwenden.

MITTELMEERDIÄT: Nach Belieben Schafsjoghurt verwenden.

INTERVALLFASTEN: Das Bircher Müsli lässt sich gut am Vorabend vorbereiten, über Nacht kühl stellen und als Mittagessen to go mit ins Büro nehmen.

Nährwertangaben pro Portion	kcal	KH	EW	F
Energiedichte	225,0	33,7	9,2	5,3
Low Carb	225,0	33,7	9,2	5,3
Mittelmeerdiät	318,7	31,9	10,5	15,6
Intervallfasten	225,0	33,7	9,2	5,3

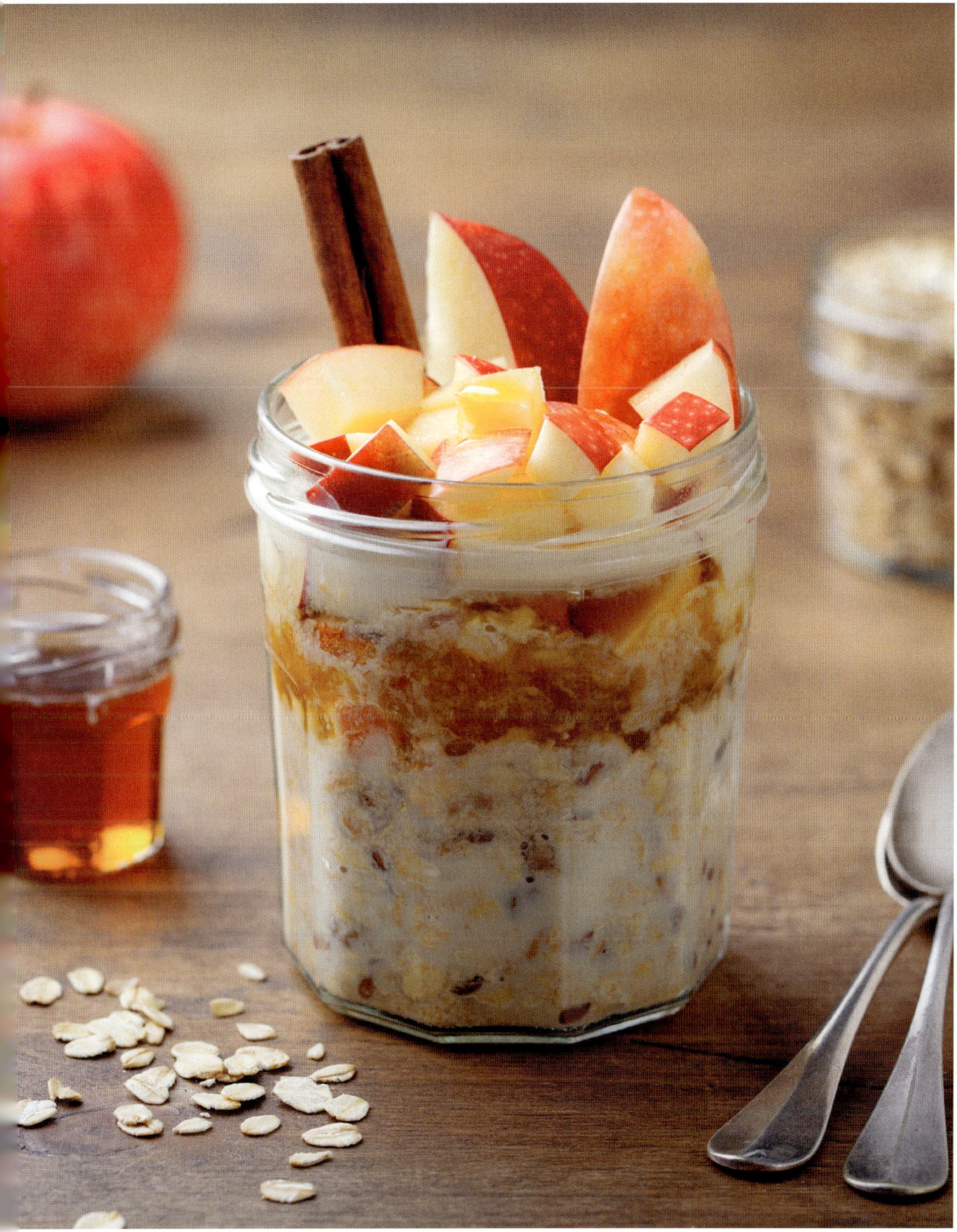

Erdbeerkefir mit Weizenkleie

FÜR 2 PORTIONEN
200 g Erdbeeren
400 ml Kefir
1 EL Weizenkleie
Minzeblätter zum Servieren

1. Die Erdbeeren waschen, putzen und klein schneiden. Nach Belieben je eine schöne Erdbeere für die Dekoration beiseite legen.
2. Alle Zutaten in einen Mixer geben und pürieren. In Gläser füllen und nach Belieben mit frischen Erdbeeren und Minze servieren.

LOW CARB: Statt Weizenkleie Chiasamen verwenden.

MITTELMEERDIÄT: Statt Erdbeeren passen auch Pfirsiche oder Aprikosen.

INTERVALLFASTEN: Nach Belieben den Kefir durch Naturjoghurt (1,5 % Fett) ersetzen.

Nährwertangaben pro Portion	kcal	KH	EW	F
Energiedichte	151,9	20,0	8,9	3,6
Low Carb	158,4	18,1	9,4	4,9
Mittelmeerdiät	162,0	23,0	8,6	3,5
Intervallfasten	163,2	21,0	9,3	4,2

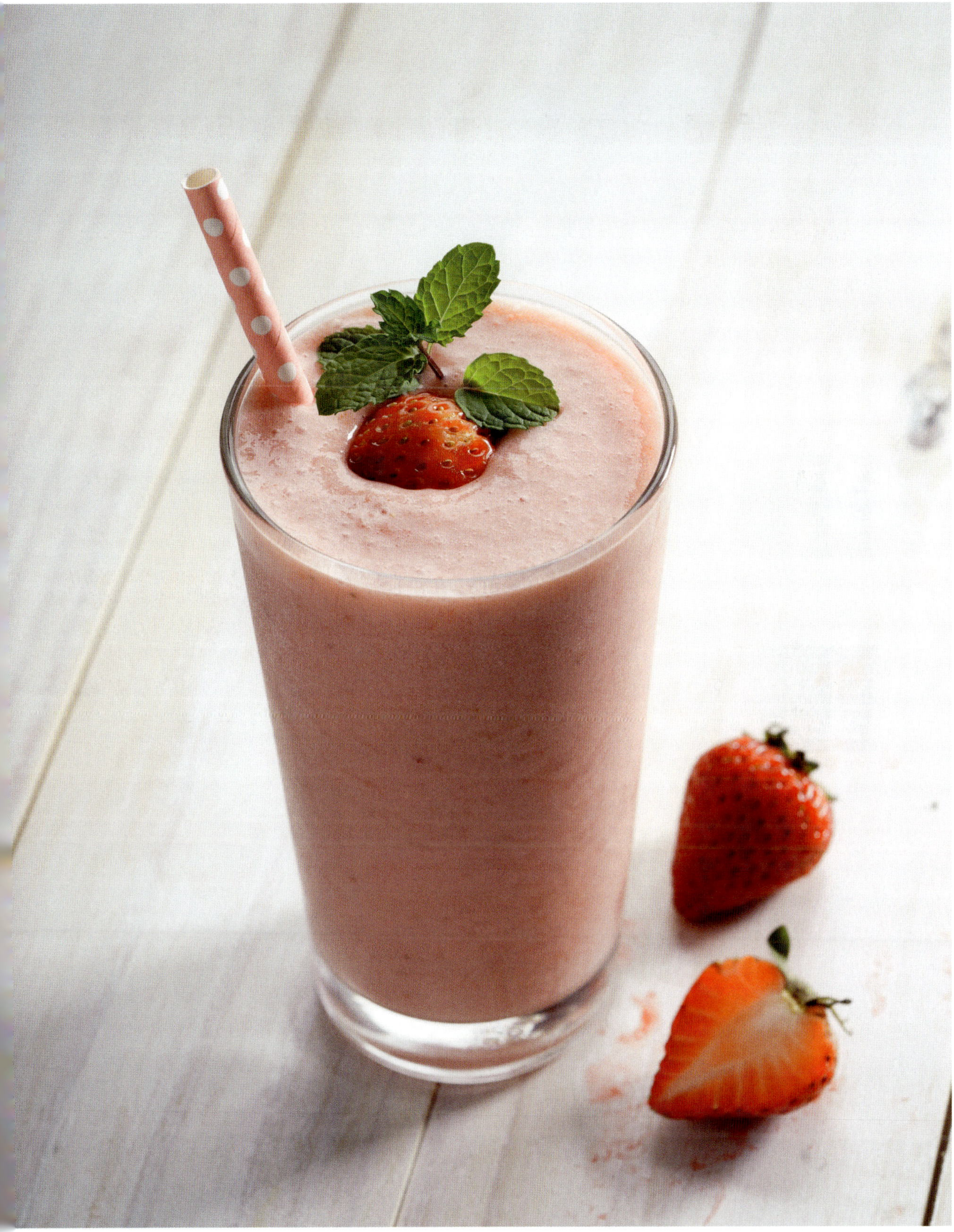

Asia-Pfanne mit Rindfleisch und Brokkoli

FÜR 2 PORTIONEN
125 g Naturreis
1 Stück Ingwer (ca. 2 cm)
200 g Rindfleisch (zum Beispiel Lende zum Kurzbraten)
3 EL Sojasauce
1 EL Sesamöl
400 g Brokkoli
1 Zwiebel
½ rote Chilischote
1 EL Rapsöl
1 EL gehackter Koriander
Salz

1. In einem Topf den Naturreis mit 250 ml Salzwasser mit zum Kochen bringen und bei schwacher Hitze 40–45 Minuten garen.
2. Den Ingwer schälen und fein reiben. Das Rindfleisch trocken tupfen und in dünne Streifen schneiden. Die Sojasauce mit dem Sesamöl und dem Ingwer in einer großen Schale verquirlen. Das Fleisch dazugeben, gut vermischen und abgedeckt marinieren lassen.
3. Den Brokkoli putzen, waschen und in Röschen teilen. Reichlich Salzwasser zum Kochen bringen und die Röschen 3–4 Minuten bissfest kochen. Abschrecken und abtropfen lassen.
4. Die Zwiebel schälen und fein hacken. Die Chilischote putzen, waschen und in Ringe schneiden.
5. Das marinierte Fleisch abseihen, die Marinade dabei auffangen. Das Rapsöl in einer großen Pfanne erhitzen und das Fleisch darin kurz anbraten. Dann die Zwiebeln und den Brokkoli dazugeben und 3–4 Minuten braten.
6. Die Marinade aufgießen, kurz aufkochen und vorsichtig mit Salz abschmecken. Auf Teller verteilen und mit dem Naturreis servieren, mit dem Koriander bestreuen.

LOW CARB: Den Reis durch Blumenkohlreis (pro Person 200 g) ersetzen (Zubereitung siehe Seite 180).

MITTELMEERDIÄT: Statt Brokkoli passen auch Zucchini oder Paprikaschote.

INTERVALLFASTEN: Passt auch gut als sättigendes Abendessen, wenn das Frühstück ausfällt.

Nährwertangaben pro Portion	kcal	KH	EW	F
Energiedichte	545,9	55,8	39,6	16,7
Low Carb	354,6	13,7	35,2	16,6
Mittelmeerdiät	534,0	55,0	36,6	17,1
Intervallfasten	545,9	55,8	39,6	16,7

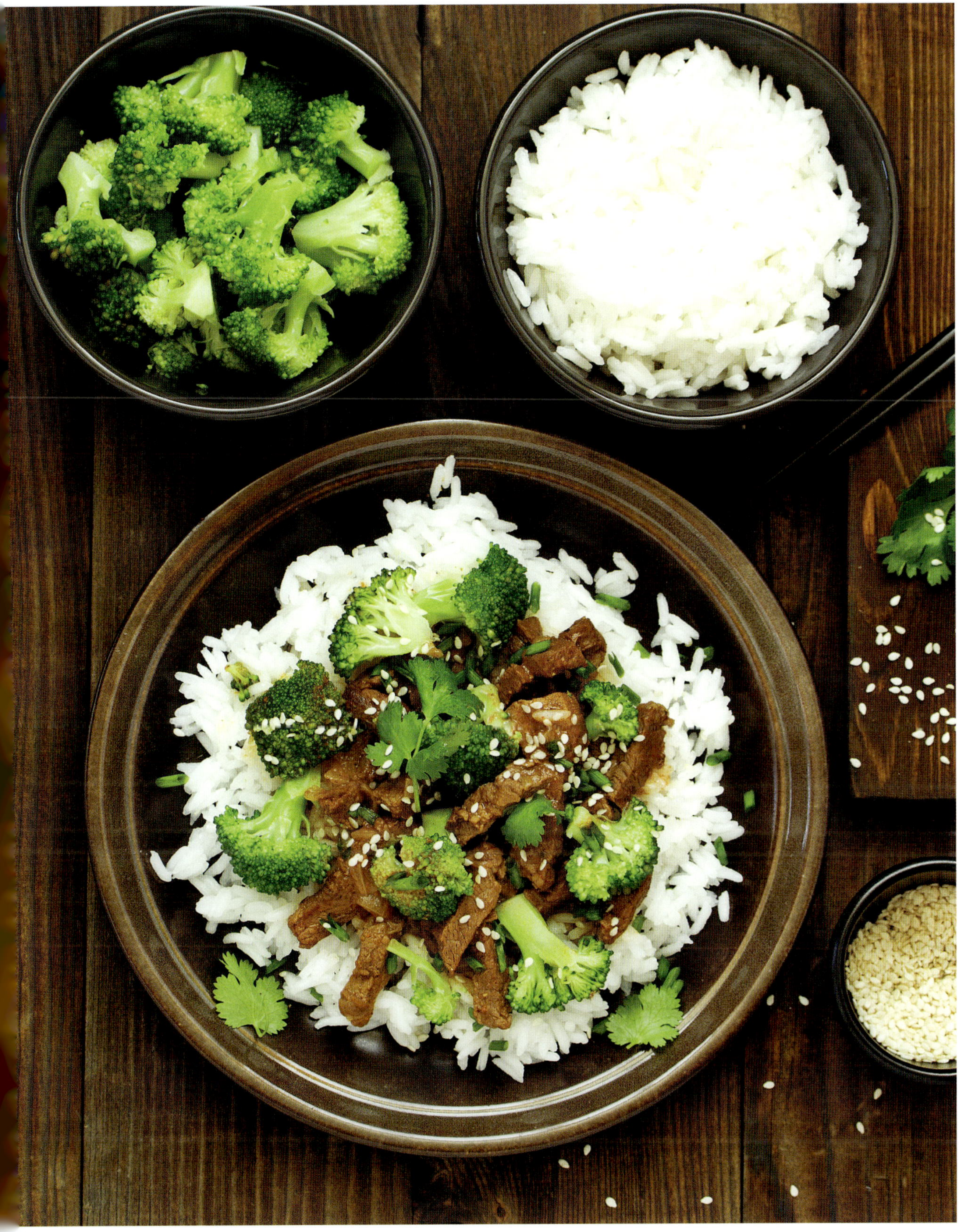

Kürbis-Ingwer-Suppe

FÜR 2 PORTIONEN
1 kleine Zwiebel
1 Stück Ingwer (ca. 2 cm)
400 g Hokkaido-Kürbis
1 EL Olivenöl
500 ml Gemüsebrühe
2 EL Kürbiskerne
1 Bio-Zitrone, davon die Schale
Salz
Pfeffer

1. Die Zwiebel und den Ingwer schälen und fein hacken. Den Kürbis waschen, entkernen und grob würfeln.
2. In einem großen Topf das Olivenöl erhitzen und die Zwiebeln glasig andünsten. Den Ingwer zugeben. Den Kürbis zufügen und kurz anbraten. Mit der Gemüsebrühe aufgießen und die Suppe aufkochen. Bei mittlerer Hitze 12–14 Minuten köcheln lassen.
3. Inzwischen die Kürbiskerne in einer Pfanne ohne Fett rösten.
4. Die Suppe mit dem Pürierstab fein pürieren, gegebenenfalls noch etwas Brühe zugießen. Mit Zitronenschale, Salz und Pfeffer abschmecken.
5. Die Suppe auf Teller verteilen und mit den Kürbiskernen bestreut servieren.

LOW CARB: Hokkaido-Kürbis durch kohlenhydratärmeren Butternusskürbis ersetzen.

MITTELMEERDIÄT: Mit einem Vollkornbaguette servieren (pro Person 50 g).

INTERVALLFASTEN: Die Suppe eignet sich gut zum Mitnehmen als Mittagessen im Büro. Restlichen Ingwer in Scheiben ins Trinkwasser geben, um Hungergefühle zu mildern.

Nährwertangaben pro Portion	kcal	KH	EW	F
Energiedichte	344,8	36,7	11,5	15,9
Low Carb	289,0	26,1	10,3	15,1
Mittelmeerdiät	492,0	63,7	17,0	17,4
Intervallfasten	344,8	36,7	11,5	15,9

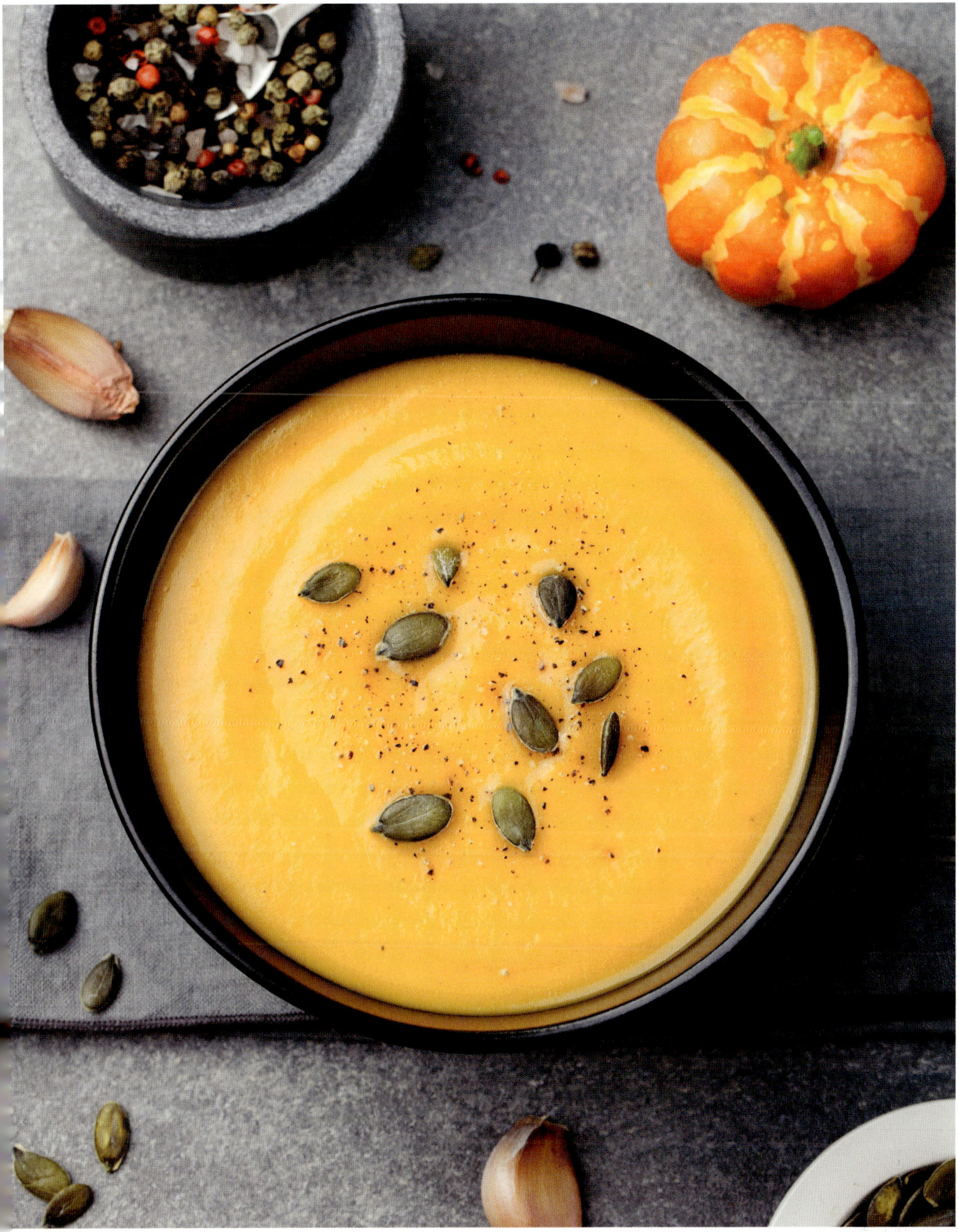

Indisches Linsen-Möhren-Dal

FÜR 2 PORTIONEN
½ TL Koriandersamen
½ TL Kreuzkümmelsamen
1 kleine Zwiebel
1 Knoblauchzehe
1 Stück Ingwer (ca. 2 cm)
300 g Möhren
1 EL Rapsöl
1 TL gem. Kurkuma
150 g braune Linsen
500 ml Gemüsebrühe
1 Dose leichte Kokosmilch (400 ml)
½ Bund Koriandergrün
Salz
Pfeffer

1. Die Koriander- und Kreuzkümmelsamen in einer Pfanne ohne Fett rösten, bis sie duften. Aus der Pfanne nehmen, etwas abkühlen lassen und fein mörsern.
2. Zwiebel, Knoblauch und Ingwer schälen und fein hacken. Die Möhren schälen und klein würfeln.
3. Das Rapsöl in einem Topf erhitzen. Gemörserte Gewürze, gemahlene Kurkuma, Zwiebel, Knoblauch und Ingwer zugeben und anbraten. Linsen und Möhren zufügen und mit Gemüsebrühe und Kokosmilch aufgießen. Alles aufkochen und zugedeckt bei kleiner Hitze 20 Minuten köcheln lassen. Dabei gelegentlich umrühren.
4. Den Koriander waschen, trocken schütteln und Blätter abzupfen. Das Dal mit Salz und Pfeffer abschmecken. Mit Korianderblättern servieren.

LOW CARB: Linsen enthalten wie alle Hülsenfrüchte Kohlenhydrate, aber in Kombination mit reichlich Ballaststoffen lassen sie den Blutzuckerspiegel sinken und machen mit ihrem hohen Gehalt an Eiweiß lange satt.

MITTELMEERDIÄT: Dazu passt ein Vollkornfladenbrot (pro Person 50 g).

INTERVALLFASTEN: Perfekt für ein sättigendes Mittagessen, wenn das Abendessen ausfällt.

Nährwertangaben pro Portion	kcal	KH	EW	F
Energiedichte	495,6	54,8	23,5	18,8
Low Carb	495,6	54,8	23,5	18,8
Mittelmeerdiät	642,8	81,8	29,0	20,3
Intervallfasten	495,6	54,8	23,5	18,8

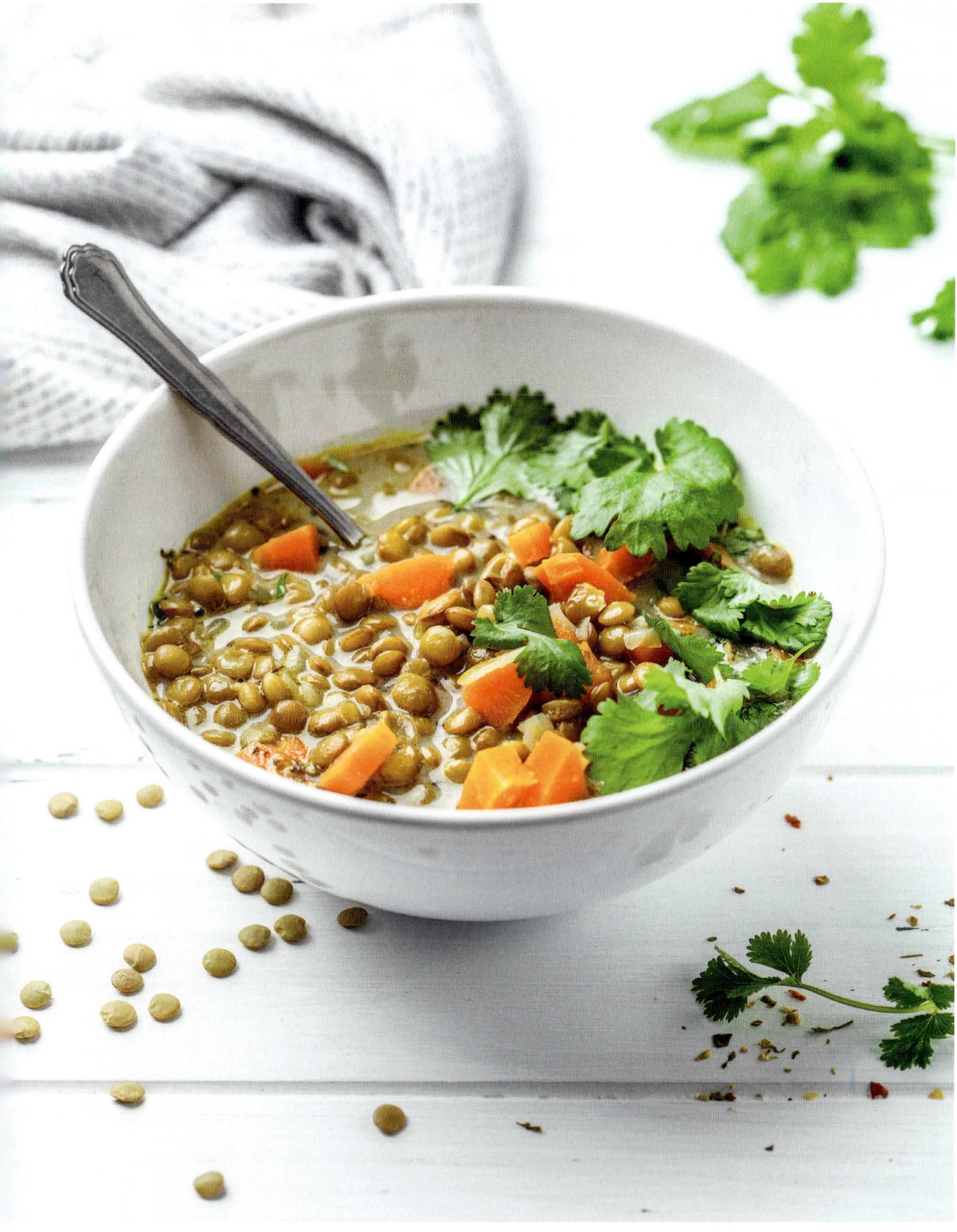

Gefüllte Süßkartoffeln mit Grünkohl und Feta

FÜR 2 PORTIONEN
2 große Süßkartoffeln (à 400 g)
300 g Grünkohl
1 Knoblauchzehe
1 EL Olivenöl
Salz
Pfeffer
200 g Feta
außerdem: Alufolie

1. Den Backofen auf 200 °C (Umluft) vorheizen. Die Süßkartoffel gründlich waschen, in Alufolie wickeln und auf der mittleren Schiene im Backofen etwa 50 Minuten backen.
2. Inzwischen den Grünkohl putzen und waschen. Die Stiele am Blattansatz abschneiden und klein würfeln. Die Blätter halbieren und in feine Streifen schneiden. Den Knoblauch schälen und fein hacken.
3. In einem Topf das Olivenöl erhitzen und den Knoblauch anschwitzen. Die Grünkohlstiele zugeben und 5 Minuten anbraten. Die Blätter zufügen und weitere 5 Minuten braten. Mit Salz und Pfeffer würzen.
4. Die Süßkartoffeln auf dem Backofen nehmen und aus der Alufolie lösen. Auf Teller anrichten, längs bis zur Hälfte einschneiden und etwas auseinander drücken. Mit Salz und Pfeffer würzen. Den Feta darüberbröseln und mit dem Grünkohl füllen.

LOW CARB: Wer auf die kohlenhydratreicheren Süßkartoffeln verzichten möchte, kann auch Auberginen füllen (siehe auch Rezept »Gefüllte Auberginen«, Seite 204).

MITTELMEERDIÄT: Typisch italienischen Schwarzkohl verwenden oder die Hälfte des Grünkohls durch Radicchio ersetzen.

INTERVALLFASTEN: Nach Belieben mit 1 EL gerösteten Sonnenblumenkernen bestreuen.

Nährwertangaben pro Portion	kcal	KH	EW	F
Energiedichte	595,7	54,7	26,6	28,2
Low Carb	406,8	11,5	26,0	27,2
Mittelmeerdiät	621,0	57,1	29,0	28,8
Intervallfasten	643.3	55,6	28,3	32,2

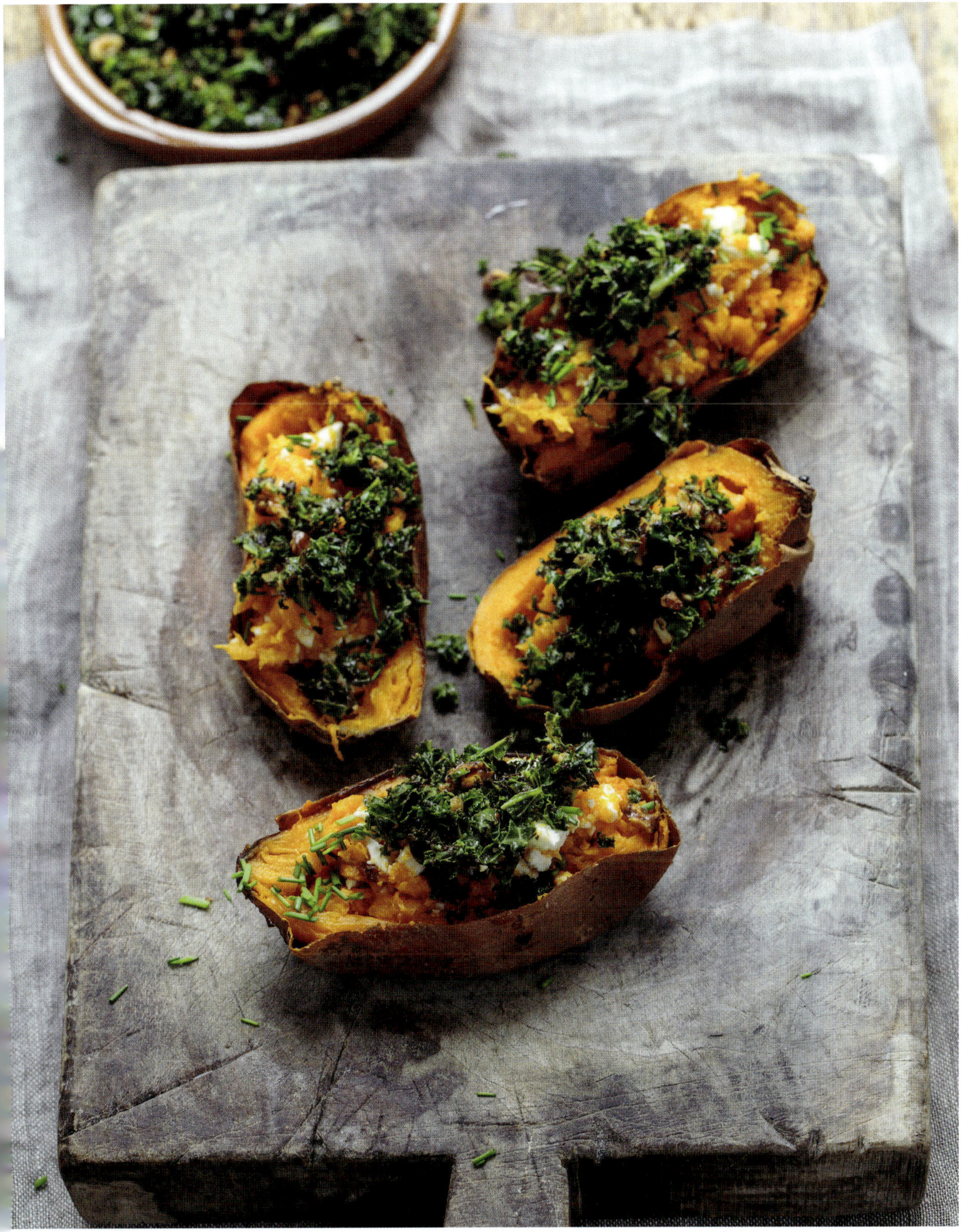

Tabouleh

FÜR 2 PORTIONEN
200 g Couscous
1 Bund Petersilie
1 Zweig Minze
1 Salatgurke
2 Strauchtomaten
½ Granatapfel
1 Zitrone
4 EL Olivenöl
Salz
Pfeffer

1. Den Couscous in eine Schüssel geben und mit 300 ml kochendem Wasser übergießen. Zugedeckt 10 Minuten quellen lassen.
2. Die Petersilie und die Minze waschen, trocken schütteln und fein hacken. Die Gurke schälen und längs halbieren. Die Kerne mithilfe eines Löffels herauskratzen und die Gurke klein würfeln. Die Tomaten waschen und klein würfeln. Die Granatapfelkerne herauslösen. Die Zitrone halbieren und auspressen.
3. Alles mit dem Couscous mischen und mit Olivenöl, Zitronensaft, Salz und Pfeffer würzen.

LOW CARB: Couscous durch Quinoa ersetzen. Das Pseudogetreide liefert gut verwertbare Kohlenhydrate und enthält besonders wertvolles Eiweiß.

MITTELMEERDIÄT: Nach Belieben ½ Knolle Fenchel in dünne Scheiben hobeln und zufügen.

INTERVALLFASTEN: Eignet sich perfekt zum Mitnehmen als Mittagessen, wenn das Frühstück ausfällt. Nach Belieben mit Vollkornfladenbrot (pro Person 50 g) servieren.

Nährwertangaben pro Portion	kcal	KH	EW	F
Energiedichte	661,0	81,5	13,3	29,3
Low Carb	702,3	76,8	16,5	34,4
Mittelmeerdiät	676,6	83,4	14,8	29,5
Intervallfasten	808,2	108,5	18,8	30,8

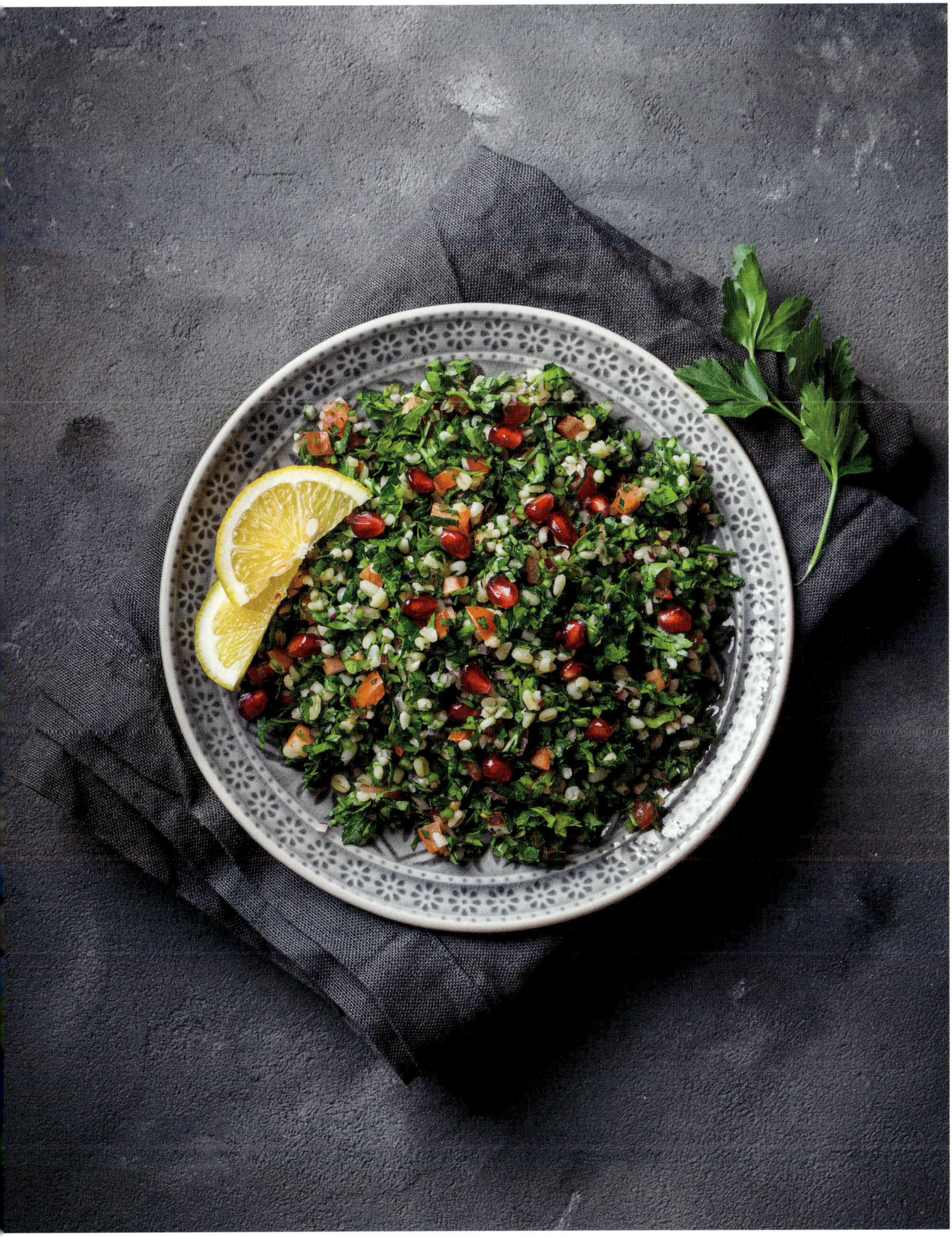

Grüne Gemüsepfanne mit Eiern

FÜR 2 PORTIONEN
800 g Blattspinat
1 Zwiebel
1 Knoblauchzehe
1 Chilischote
2 EL Olivenöl
Salz
Pfeffer
2 Eier
2 Frühlingszwiebeln
1 Vollkornbaguette, zum Servieren (pro Person 50 g)

1. Den Blattspinat putzen, gründlich waschen und trocken schleudern. Die Zwiebel und die Knoblauchzehe schälen und fein hacken. Die Chilischote waschen und halbieren. Die weißen Trennwände und Samen entfernen und die Schote klein hacken. Den Backofen auf 170 °C (Ober-/Unterhitze) vorheizen.
2. Das Öl in einer großen Pfanne erhitzen und Zwiebel, Knoblauch und Chili anschwitzen. Den Blattspinat zugeben und zusammenfallen lassen. Mit Salz und Pfeffer würzen.
3. Mit einem Kochlöffel zwei Mulden in das Gemüse drücken und die aufgeschlagenen Eier vorsichtig hineingeben. Im Backofen auf der mittleren Schiene 10–15 Minuten backen, bis das Eiweiß gestockt ist.
4. Die Frühlingszwiebeln waschen, putzen und in Ringe schneiden. Über die Eier streuen und in der Pfanne servieren. Das Baguette dazu reichen.

LOW CARB: Mit Low-Carb-Brot servieren.

MITTELMEERDIÄT: Oliven und/oder Kapern (je 50 g) klein schneiden und dazugeben.

INTERVALLFASTEN: Ergibt ein sättigendes Abendessen mit hochwertigem Eiweiß, wenn das Frühstück ausfällt.

Nährwertangaben pro Portion	kcal	KH	EW	F
Energiedichte	303,5	28,1	11,3	15,3
Low Carb	296,2	11,0	15,4	20,2
Mittelmeerdiät	343,8	29,0	12,0	18,9
Intervallfasten	303,5	28,1	11,3	15,3

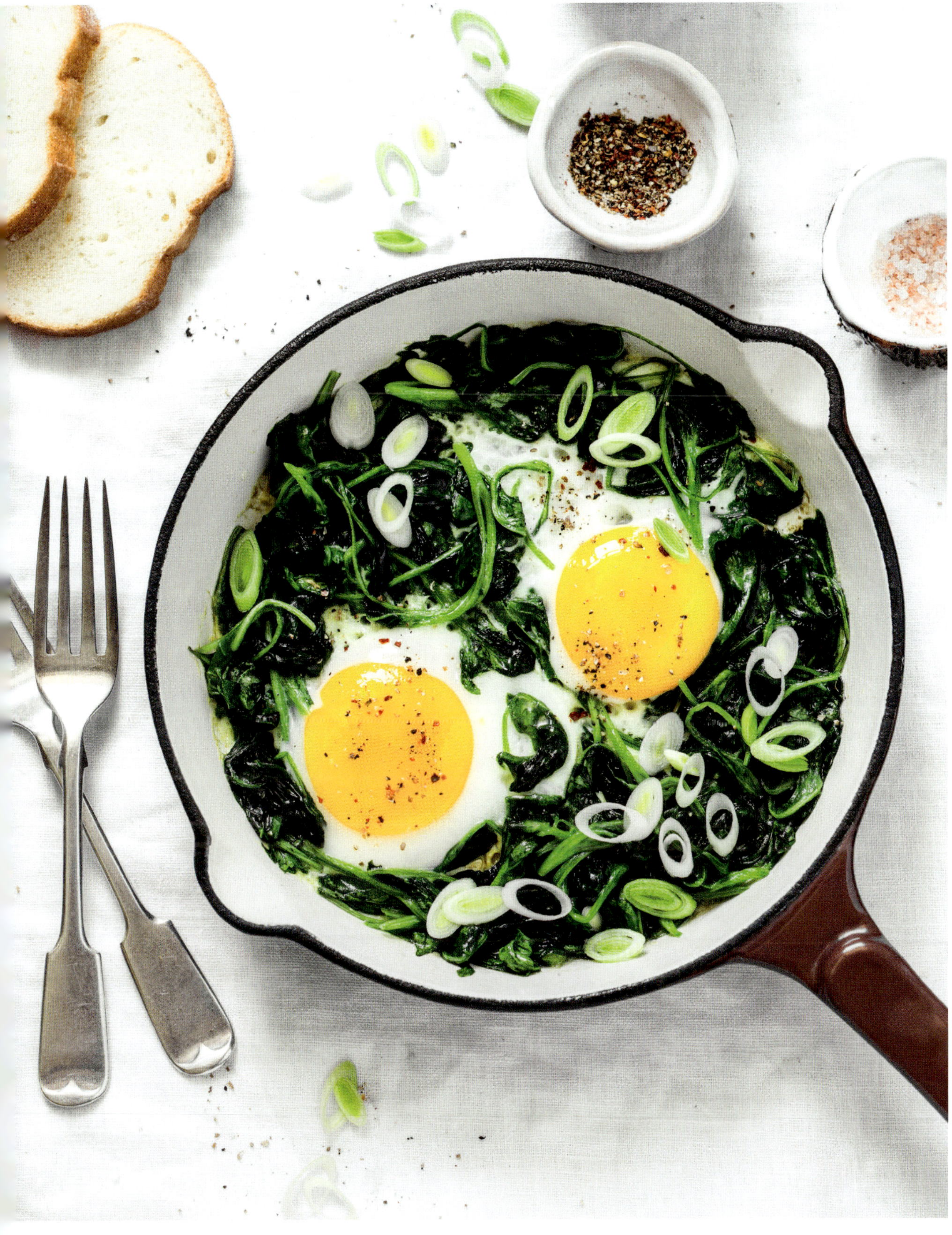

Kartoffel-Bohnen-Eintopf

FÜR 2 PORTIONEN
1 Zwiebel
200 g Kartoffeln
1 rote Paprikaschote
50 g grüne Bohnen
1 kleine rote Chilischote
1 Dose Kidneybohnen (Abtropfgewicht 240 g)
1 kleine Dose Mais (Abtropfgewicht 140 g)
2 EL Rapsöl
1 EL Tomatenmark
1 Lorbeerblatt
Salz
Pfeffer

1. Die Zwiebel schälen und fein würfeln. Die Kartoffeln schälen und würfeln. Die Paprikaschote waschen, putzen und klein schneiden. Die grünen Bohnen waschen, putzen, ggf. entfädeln und halbieren. Die Chilischote halbieren, weiße Trennwände und Kerne entfernen und die Schote in dünne Streifen schneiden. Die Kidneybohnen und den Mais abspülen und abtropfen lassen.
2. Das Öl in einem großen Topf erhitzen und Zwiebeln darin glasig dünsten. Kartoffeln zugeben und 3–4 Minuten anbraten. Paprikaschote, grüne Bohnen, Chili, Tomatenmark und Lorbeerblatt zufügen und 5–6 Minuten braten.
3. 150 ml Wasser dazugeben und weitere 15–20 Minuten garen. Kurz vor Ende der Garzeit die Bohnen und den Mais zugeben. Mit Salz und Pfeffer abschmecken.

LOW CARB: Kartoffeln durch Möhren ersetzen und Zuckermais durch Kichererbsen. Diese liefern zu den gut verwertbaren Kohlenhydraten reichlich Ballaststoffe und hochwertiges Eiweiß.

MITTELMEERDIÄT: Kidneybohnen durch weiße Cannellini-Bohnen (aus der Dose) ersetzen und kräftig mit frischem Thymian und Oregano würzen.

INTERVALLFASTEN: Der Eintopf lässt sich gut vorbereiten und auch portionsweise einfrieren. Nach Belieben mit einem Vollkornbrot (optional) servieren.

Nährwertangaben pro Portion	kcal	KH	EW	F
Energiedichte	387,9	52,6	13,2	12,7
Low Carb	344,2	42,0	13,6	12,5
Mittelmeerdiät	336,8	42,0	12,2	12,3
Intervallfasten	387,9	52,6	13,2	12,7

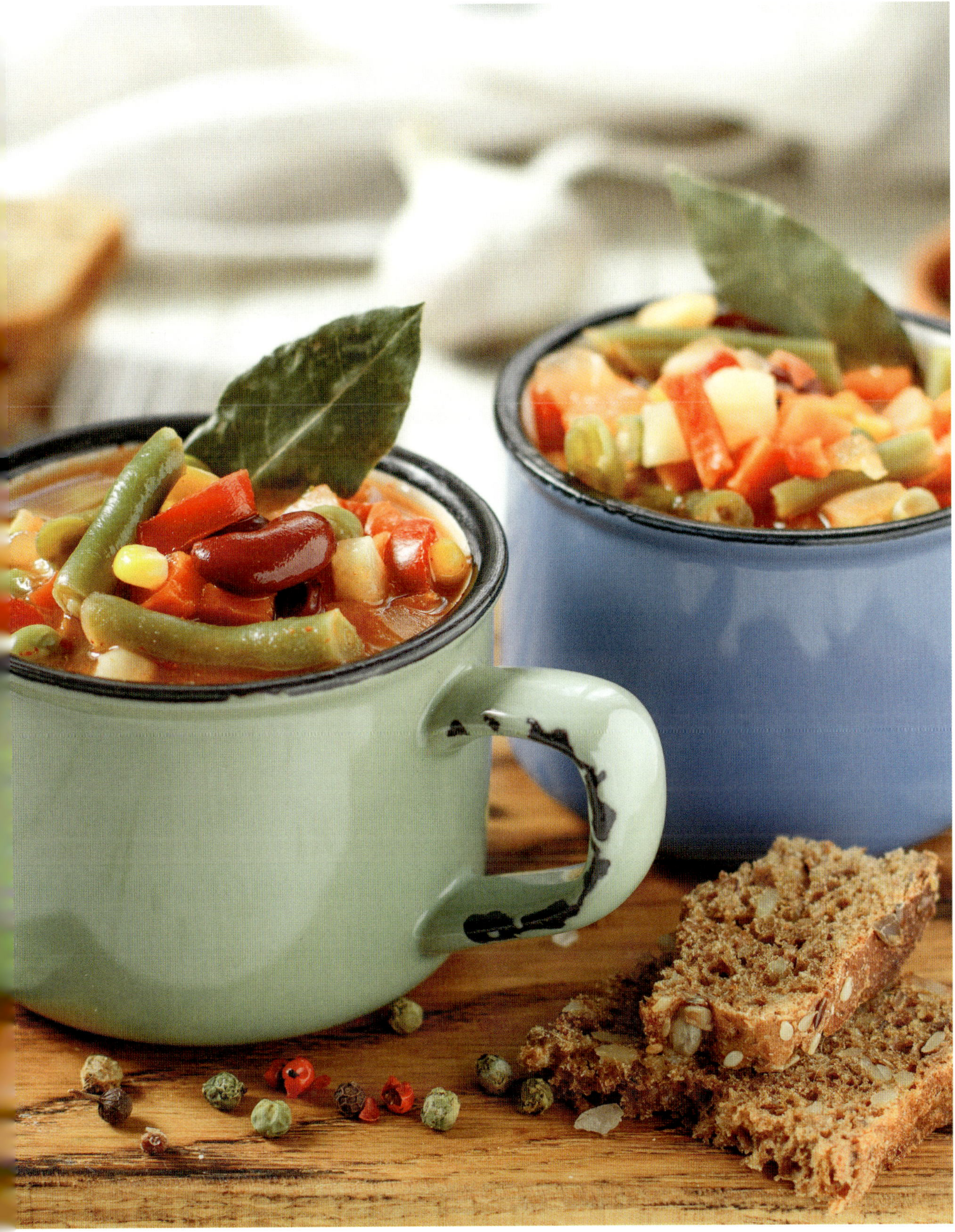

Garnelen-Mango-Salat

FÜR 2 PORTIONEN

FÜR DEN SALAT:
150 g bunter Pflücksalat
100 g Tomaten
1 Mango
½ Avocado
1 EL Zitronensaft
200 g Garnelen
1 EL Olivenöl
Salz
Pfeffer

FÜR DIE ZITRONEN-VINAIGRETTE:
3 EL Olivenöl
2 EL Zitrone
1 EL Honig
Salz
Pfeffer

1. Den Salat waschen und trocken schütteln. Die Tomaten waschen und vierteln. Die Mango schälen, das Fruchtfleisch vom Kern schneiden und in Spalten schneiden. Das Fruchtfleisch der Avocado mithilfe eines Löffels herauslösen, ebenfalls in Spalten schneiden und mit Zitronensaft beträufeln.
2. Die Garnelen trocken tupfen. Das Olivenöl in einer beschichteten Pfanne erhitzen und die Garnelen rundherum 3–4 Minuten anbraten. Mit Salz und Pfeffer würzen.
3. Für das Dressing alle Zutaten miteinander verquirlen.
4. Alle Zutaten für den Salat vorsichtig miteinander vermischen und mit dem Dressing beträufeln. Sofort servieren.

LOW CARB: Mango durch kohlenhydratärmere Papaya ersetzen.

MITTELMEERDIÄT: 2 Stangen Staudensellerie klein schneiden und zufügen und Mango durch Pfirsiche oder Nektarinen ersetzen.

INTERVALLFASTEN: Mit 2 EL gerösteten Kernen (z. B. Sesam, Sonnenblumenkerne, Kürbiskerne) servieren.

Nährwertangaben pro Portion	kcal	KH	EW	F
Energiedichte	599,3	27,8	23,7	41,7
Low Carb	564,9	20,6	23,6	41,2
Mittelmeerdiät	593,1	25,8	24,5	41,6
Intervallfasten	691,9	29,2	28,8	49,3

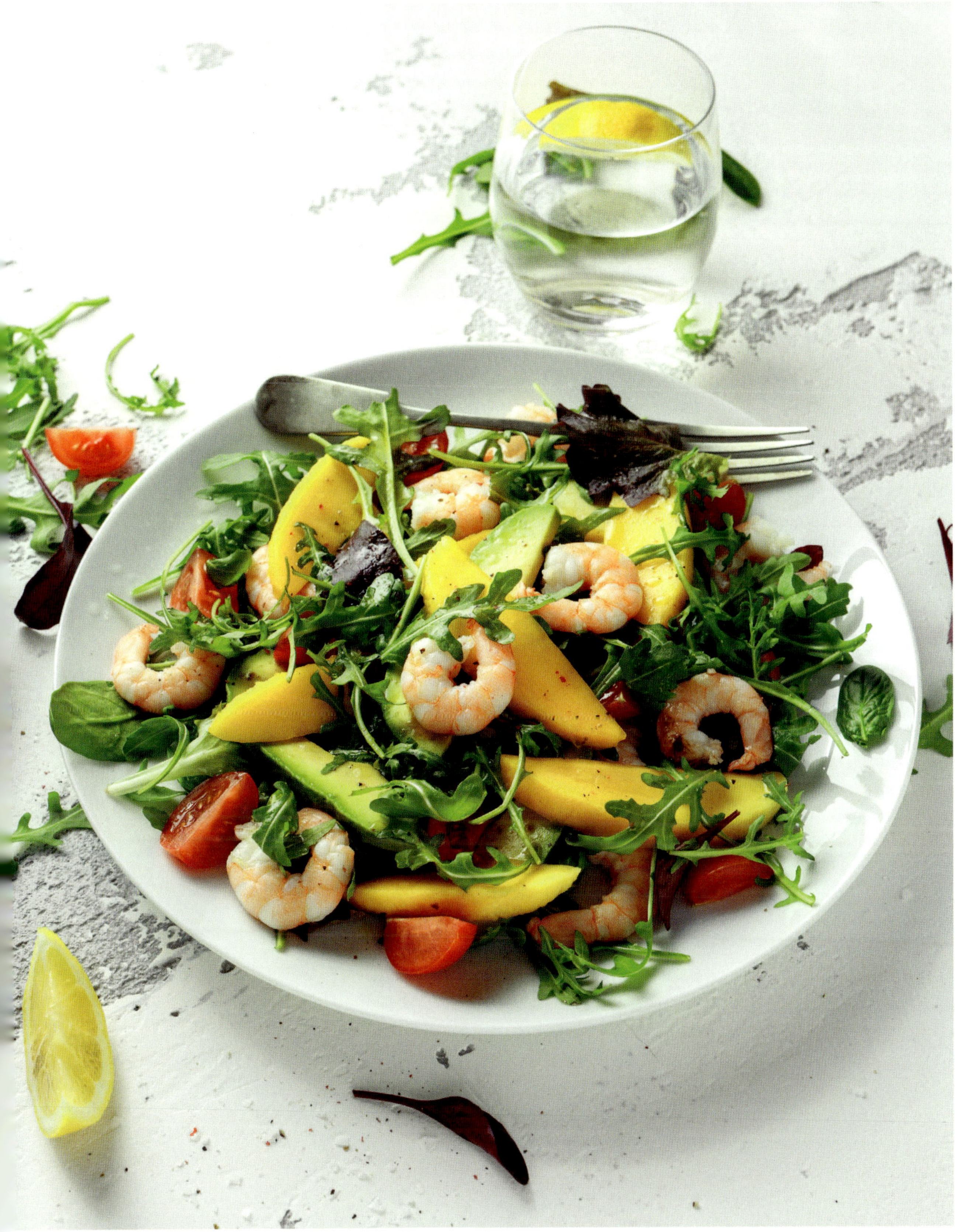

Gebratener Kabeljau mit Paprikagemüse

FÜR 2 PORTIONEN

FÜR DAS GEMÜSE:
4 Paprikaschoten (gelb, orange, rot und grün)
1 Zwiebel
1 Knoblauchzehe
2 EL Olivenöl
2 EL Weißweinessig
1 Prise Cayennepfeffer
Salz
Pfeffer

FÜR DEN KABELJAU:
2 Kabeljaufilets (à ca. 150 g, ohne Haut und Gräten)
Salz
Pfeffer
2 EL Olivenöl

1. Die Paprikaschoten putzen, waschen und klein würfeln. Die Zwiebel und die Knoblauchzehe schälen und fein hacken.
2. In einer beschichteten Pfanne das Olivenöl erhitzen und Zwiebel und Knoblauch anbraten. Die Paprikaschoten zufügen und anbraten. Den Weißweinessig dazugeben, mit Cayennepfeffer, Salz und Pfeffer würzen. Bei mittlerer Hitze 8–10 Minuten anbraten, dabei gelegentlich umrühren. Das Paprikagemüse soll noch Biss haben.
3. Für den Kabeljau die Filets waschen, trocken tupfen und mit Salz und Pfeffer würzen. In einer beschichteten Pfanne das Olivenöl erhitzen und die Filets beidseitig 8–10 Minuten anbraten.

LOW CARB: Wer keinen Fisch mag, kann auch Hähnchenbrustfilet verwenden.

MITTELMEERDIÄT: Das Gemüse mit mediterranen Kräutern wie Rosmarin, Thymian und Oregano verfeinern.

INTERVALLFASTEN: Mit Vollkornreis (insgesamt 125 g Rohgewicht) servieren.

Nährwertangaben pro Portion	kcal	KH	EW	F
Energiedichte	496,9	18,6	34,5	30,0
Low Carb	519,4	19,2	36,0	31,5
Mittelmeerdiät	496,9	18,6	34,5	30,0
Intervallfasten	733,9	65,5	43,9	30,7

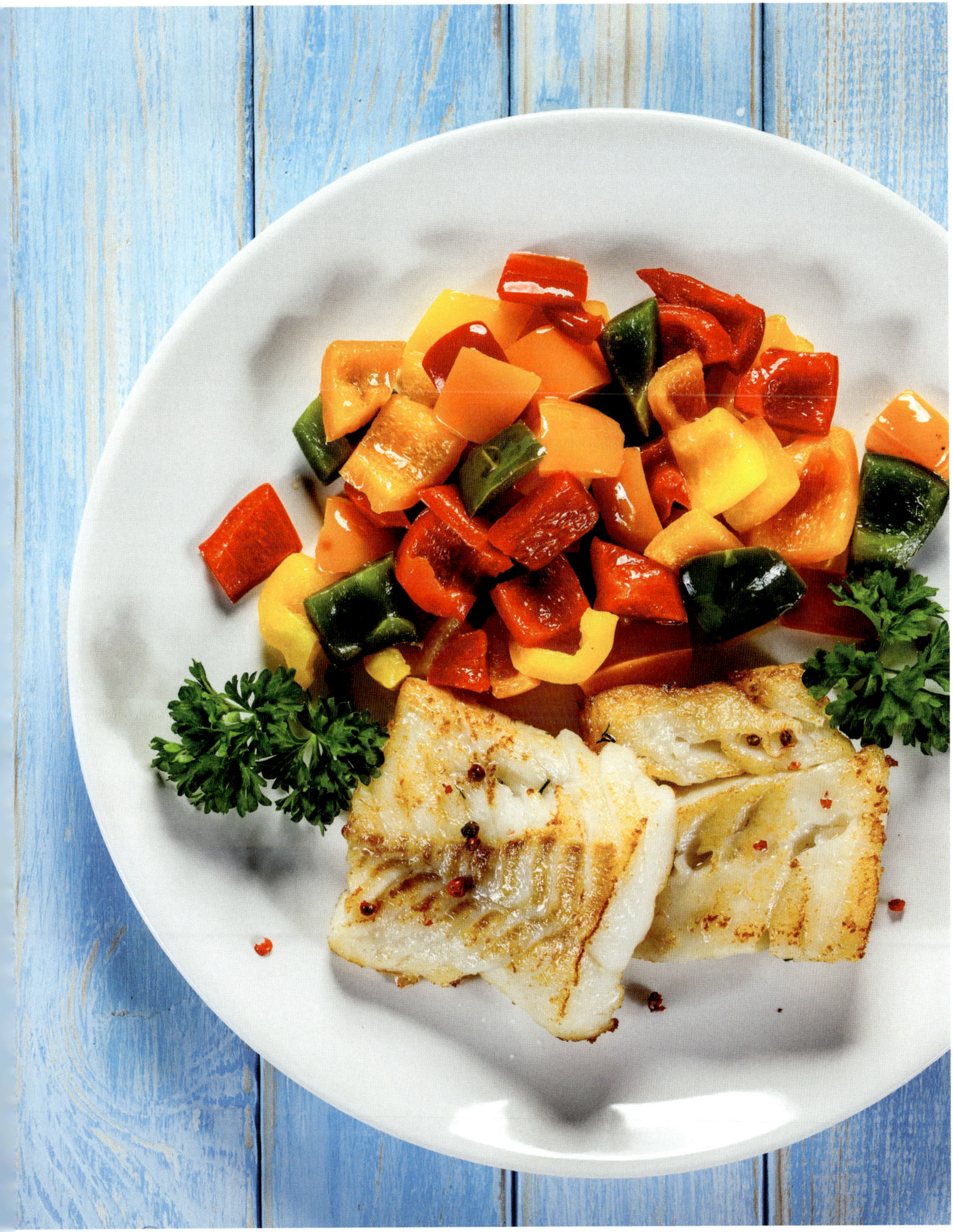

Brokkolicremesuppe

FÜR 2 PORTIONEN
200 g Brokkoli
300 ml Gemüsebrühe
2 EL Sahne
Salz
Pfeffer
frisch geriebene Muskatnuss
1 EL Sesam
100 g Vollkornbaguette

1. Den Brokkoli waschen, putzen und die Röschen abschneiden. Den Stiel schälen und in Stücke schneiden.
2. Die Gemüsebrühe zum Kochen bringen und die Brokkoliröschen darin ca. 5 Minuten bissfest garen. Herausnehmen, die Stiele in die Brühe geben und zugedeckt 10 Minuten köcheln lassen.
3. Zwei Drittel der Brokkoliröschen wieder zur Suppe geben und mit dem Stabmixer pürieren. Die Sahne untermischen und die Suppe mit Salz, Pfeffer und Muskatnuss abschmecken.
4. Restliche Brokkoliröschen in den Topf geben und kurz erhitzen.
5. Die Suppe mit Sesam bestreut servieren. Dazu passt ein Vollkornbaguette.

LOW CARB: Statt mit Baguette mit 80 g geräuchertem Forellenfilet servieren.

MITTELMEERDIÄT: Statt mit Baguette mit 80 g Räucherlachs servieren.

INTERVALLFASTEN: Das Baguette weglassen. Stattdessen 50 g Pumpernickel zerbröseln, in einer Pfanne ohne Fett rösten und die Suppe damit bestreuen.

Nährwertangaben pro Portion	kcal	KH	EW	F
Energiedichte	279,3	34,3	11,8	9,7
Low Carb	180,2	7,3	14,0	10,0
Mittelmeerdiät	198,4	7,3	14,3	11,8
Intervallfasten	227,2	26,1	9,6	8,7

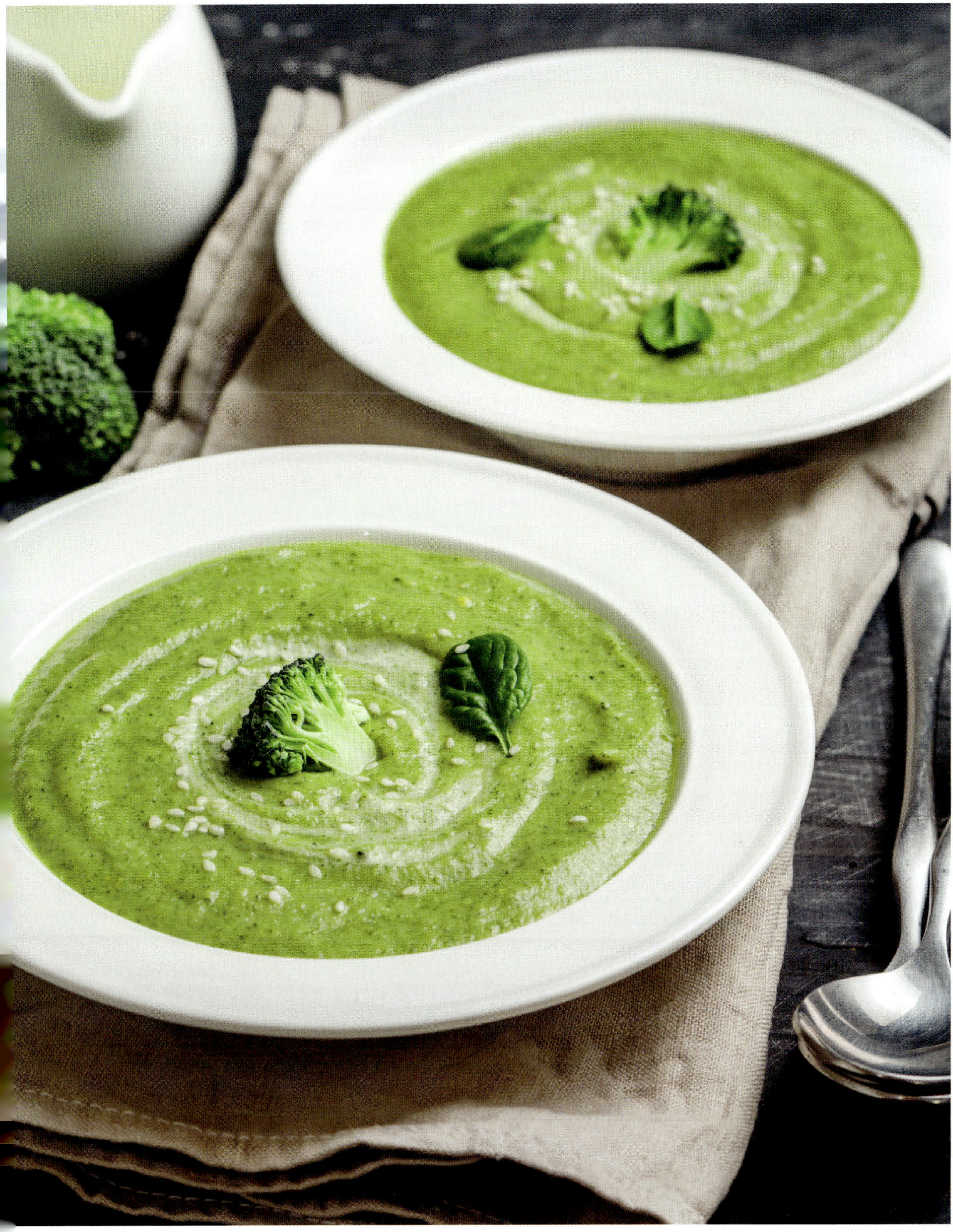

Falafel mit Kräuter-Dip

FÜR 2 PORTIONEN

FÜR DIE FALAFEL:
120 g getrocknete Kichererbsen
1 kleine Zwiebel
1 Knoblauchzehe
½ Bund Petersilie
1 Bio-Zitrone
1 TL gem. Kreuzkümmel
1 TL Salz

FÜR DEN DIP:
½ Bund Petersilie
250 g Naturjoghurt (3,5 % Fett)
½ TL gem. Kreuzkümmel
1 TL Sesam
Salz
Pfeffer
Olivenöl zum Bestreichen

1. Kichererbsen in reichlich kaltem Wasser 12 Stunden einweichen. Abgießen und abtropfen lassen.
2. Zwiebel und Knoblauchzehe schälen und grob zerkleinern. Petersilie waschen, trocken schütteln und grob zerkleinern. Kichererbsen (ohne Kochen) in einen Standmixer geben. Zwiebel, Knoblauch und Petersilie dazugeben und alles so fein wie möglich zerkleinern.
3. Die Zitrone heiß abspülen und Schale abreiben, die Hälfte zur Falafelmasse geben. Den Rest für den Dip beiseite stellen. Kreuzkümmel und Salz zur Falafelmasse geben und alles gut mischen. In eine Schüssel füllen und abgedeckt kühl stellen.
4. Für den Dip Petersilie waschen, trocken schütteln und fein hacken. Mit den restlichen Zutaten und der restlichen Zitronenschale vermischen, ebenfalls kühl stellen.
5. Den Backofen auf 190 °C vorheizen. Zwei Backbleche mit Backpapier auslegen. Für die Taler je einen gehäuften Esslöffel Masse auf das Backpapier geben und glatt streichen. Die Taler mit Olivenöl bestreichen und im Backofen 20–25 Minuten backen. Nach der Hälfte der Zeit wenden, wieder mit Olivenöl bestreichen und fertig backen. Falafel-Taler mit Kräuter-Dip servieren.

LOW CARB: Kichererbsen liefern gut verwertbare Kohlenhydrate und wertvolles Eiweiß, perfekt für Vegetarier.

MITTELMEERDIÄT: Für den Dip Schafsjoghurt verwenden.

INTERVALLFASTEN: Stilecht in einem Fladen (pro Person 50 g) mit Zwiebelringen und Salat servieren.

Nährwertangaben pro Portion	kcal	KH	EW	F
Energiedichte	403,2	46,7	20,5	13,7
Low Carb	403,2	46,7	20,5	13,7
Mittelmeerdiät	464,1	45,1	20,2	21,1
Intervallfasten	539,0	73,1	25,4	14,5

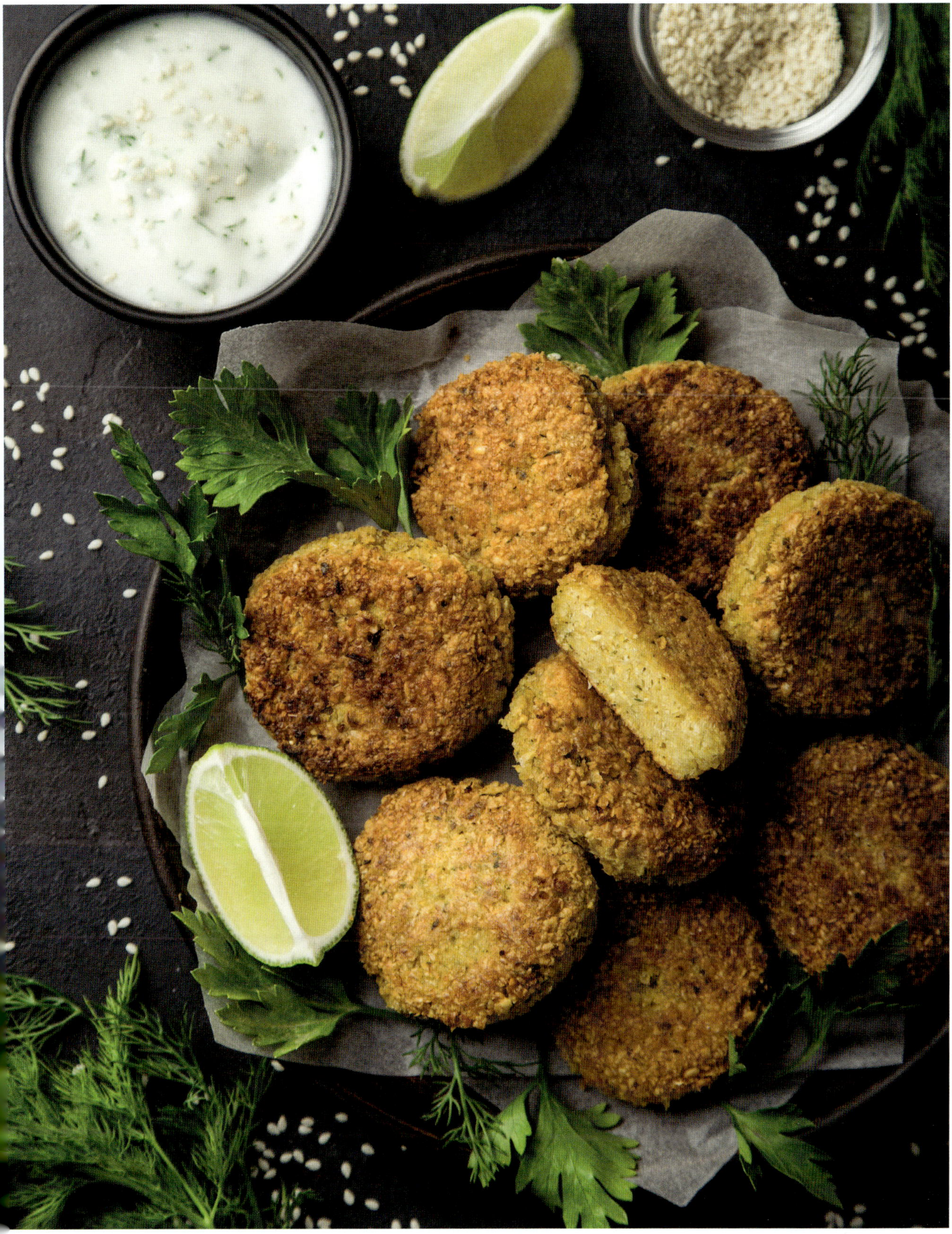

Gegrillter Lachs mit Reis und Avocado-Mango-Salsa

FÜR 2 PORTIONEN
100 g Basmatireis
2 Lachsfilets (à etwa 120 g)
Salz
Pfeffer
2 EL Olivenöl

FÜR DIE SALSA:
½ Mango
½ Avocado
1 rote Paprikaschote
½ rote Zwiebel
1 Handvoll Basilikumblätter
1 EL Olivenöl
Saft von 1 Limette
Salz
Pfeffer

1. Den Reis nach Packungsanleitung gar kochen.
2. Für die Salsa die Mango und Avocado schälen, vom Kern befreien und in Würfel schneiden. Die Paprikaschote putzen, waschen und klein würfeln. Die Zwiebel schälen und fein würfeln. Das Basilikum waschen, trocken schütteln und in Streifen schneiden. Alle Zutaten mit Olivenöl und Limettensaft vorsichtig vermischen. Mit Salz und Pfeffer abschmecken.
3. Das Lachsfilet waschen und trocken tupfen. Mit Salz und Pfeffer würzen. In einer Grillpfanne das Olivenöl erhitzen und das Lachsfilet von jeder Seite 2–3 Minuten braten.
4. Die gegrillten Lachsfilets mit Basmatireis und Avocado-Mango-Salsa servieren.

LOW CARB: Pro Portion 150 g Lachsfilet verwenden und den Reis weglassen.

MITTELMEERDIÄT: 2 Stangen Staudensellerie klein würfeln und die Salsa damit verfeinern.

INTERVALLFASTEN: ½ rote Chilischote entkernen und hacken und die Salsa damit verfeinern.

Nährwertangaben pro Portion	kcal	KH	EW	F
Energiedichte	820,9	54,3	33,9	49,4
Low Carb	706,3	15,5	37,1	52,7
Mittelmeerdiät	832,0	55,8	34,8	49,5
Intervallfasten	821,3	54,3	34,0	49,4

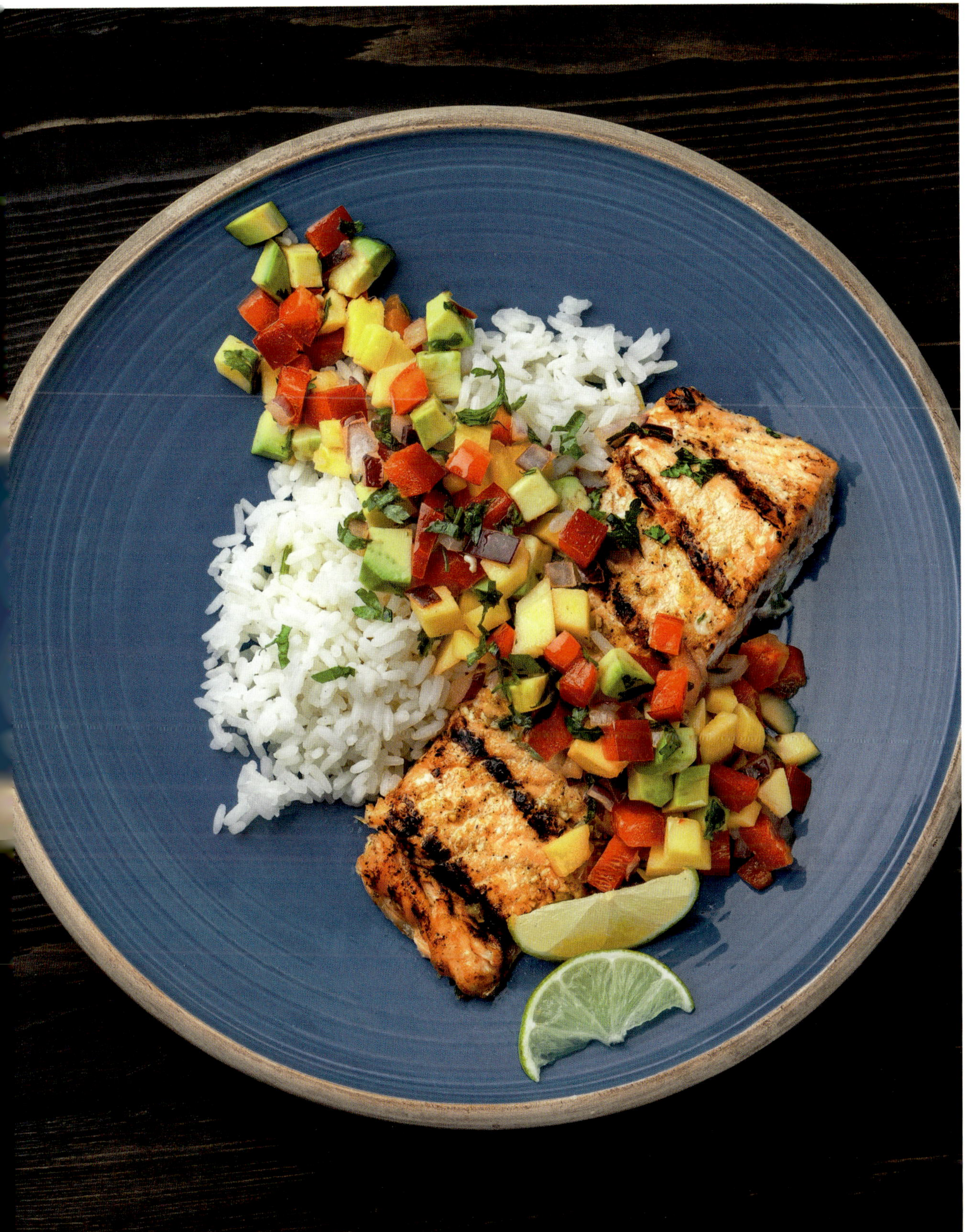

Heringssalat mit Rote Bete

FÜR 2 PORTIONEN
1 säuerlicher Apfel
(z. B. Granny Smith, Boskop)
1 Zwiebel
2 Gewürzgurken
100 g Rote Bete (vorgekocht)
2 küchenfertige Matjesfilet
100 g Sauerrahm
100 g Naturjoghurt (3,5 % Fett)
Salz
Pfeffer
1 EL Sonnenblumenkerne
3 Stängel Petersilie

1. Den Apfel waschen, vierteln und das Kerngehäuse entfernen. Die Zwiebel schälen. Apfel, Zwiebel, Gewürzgurken und Rote Bete klein würfeln (am besten Handschuhe verwenden, da sie stark abfärbt). Die Matjesfilets in mundgerechte Stücke schneiden. Alles in einer Schüssel mischen.
2. Sauerrahm und Naturjoghurt verrühren, unter den Salat mischen. Mit Salz und Pfeffer abschmecken.
3. Petersilie waschen, trocken schütteln und fein hacken. Zusammen mit den Sonnenblumenkernen über den Salat streuen und servieren.

LOW CARB: Statt Rote Bete 2 Eier hart kochen, klein würfeln und zugeben.

MITTELMEERDIÄT: Statt Rote Bete ½ Stange Lauch in dünne Ringe schneiden und zugeben.

INTERVALLFASTEN: Mit etwas frisch geriebenem Meerrettich verfeinern.

Nährwertangaben pro Portion	kcal	KH	EW	F
Energiedichte	429,2	21,1	20,6	27,8
Low Carb	494,8	17,5	25,6	34,2
Mittelmeerdiät	420,9	18,5	20,9	27,9
Intervallfasten	429,2	21,1	20,6	27,8

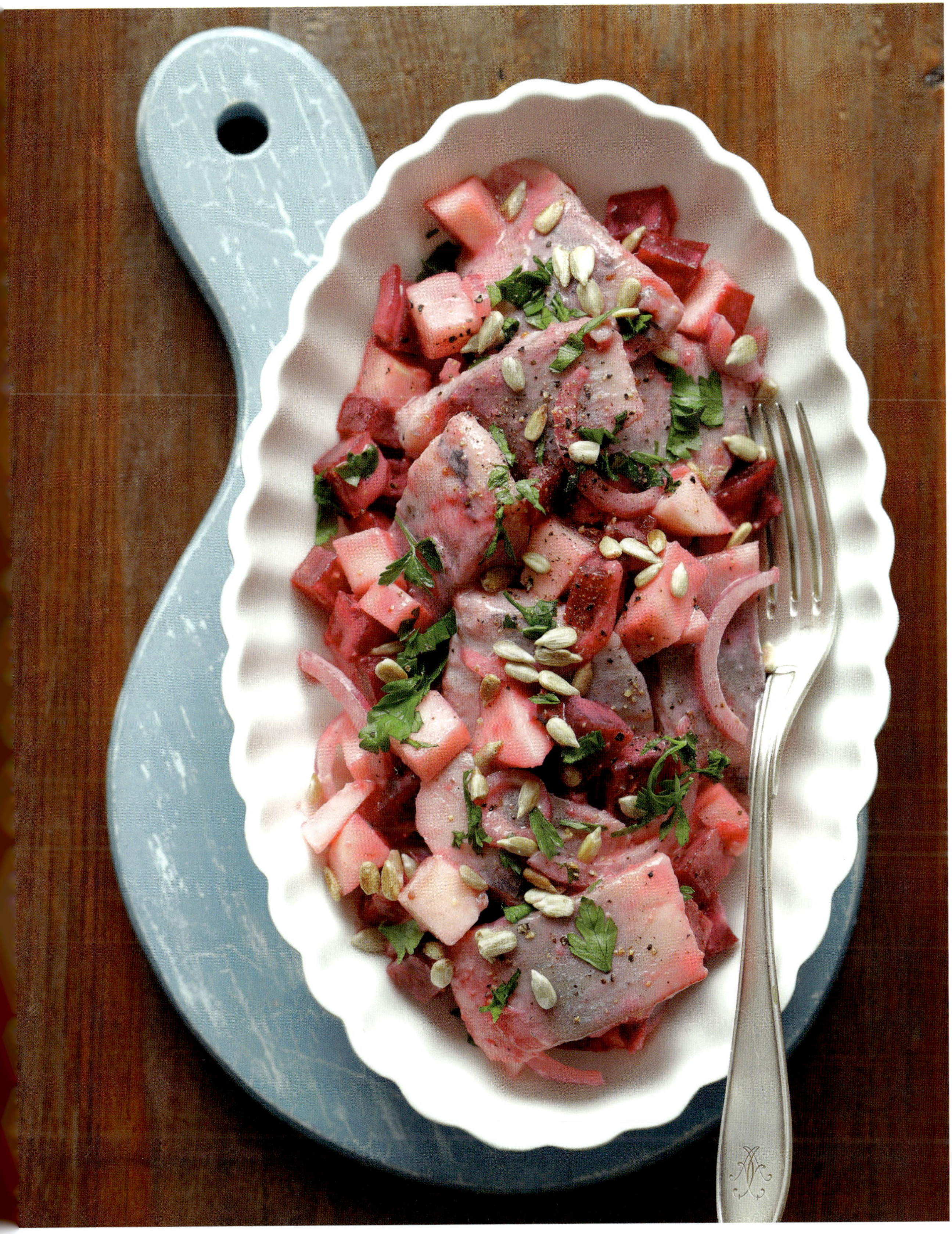

Geschichteter Salat mit Hühnchen und Tahin-Dressing

FÜR 2 PORTIONEN
3 Tomaten
1 Salatgurke
2 Möhren
1 Handvoll Basilikumblätter
200 g Hähnchenbrustfilet
Salz
Pfeffer
1 EL Olivenöl

FÜR DAS DRESSING:
½ Zitrone
1 kleine Knoblauchzehe
1 Stück Ingwer (ca. 2 cm)
25 g Tahin (Sesampaste)
1 TL Ahornsirup
Salz

1. Die Tomaten und die Gurke waschen und klein würfeln. Die Möhren schälen, zuerst in Scheiben, dann in dünne Streifen schneiden. Alternativ grob raspeln. Die Basilikumblätter waschen, trocken schütteln und in Streifen schneiden.
2. Das Fleisch waschen, trocken tupfen und in Würfel schneiden. Mit Salz und Pfeffer würzen. In einer beschichteten Pfanne das Olivenöl erhitzen und das Fleisch 3–4 Minuten rundherum anbraten, bis es gar ist.
3. Für das Dressing die Zitrone auspressen. Knoblauch und Ingwer schälen und fein hacken. Zitronensaft, Knoblauch, Ingwer, Tahin, Ahornsirup und 25 ml Wasser gut verrühren. Mit Salz abschmecken.
4. Zum Mitnehmen zuerst das Dressing in ein geeignetes Gefäß füllen, anschließend Fleisch, Tomaten, Gurke, Möhren und Basilikum darauf schichten. Zum Servieren gut schütteln.

LOW CARB: Vegetarier können das Fleisch durch Räuchertofu ersetzen.

MITTELMEERDIÄT: Den Salat mit eingelegten Artischockenherzen (insgesamt 100 g) verfeinern.

INTERVALLFASTEN: 100 g Baby-Mozzarella zufügen.

Nährwertangaben pro Portion	kcal	KH	EW	F
Energiedichte	356,7	19,9	29,5	16,6
Low Carb	331,1	20,2	16,6	19,4
Mittelmeerdiät	366,0	21,0	30,6	16,6
Intervallfasten	487,8	19,9	39,0	26,5

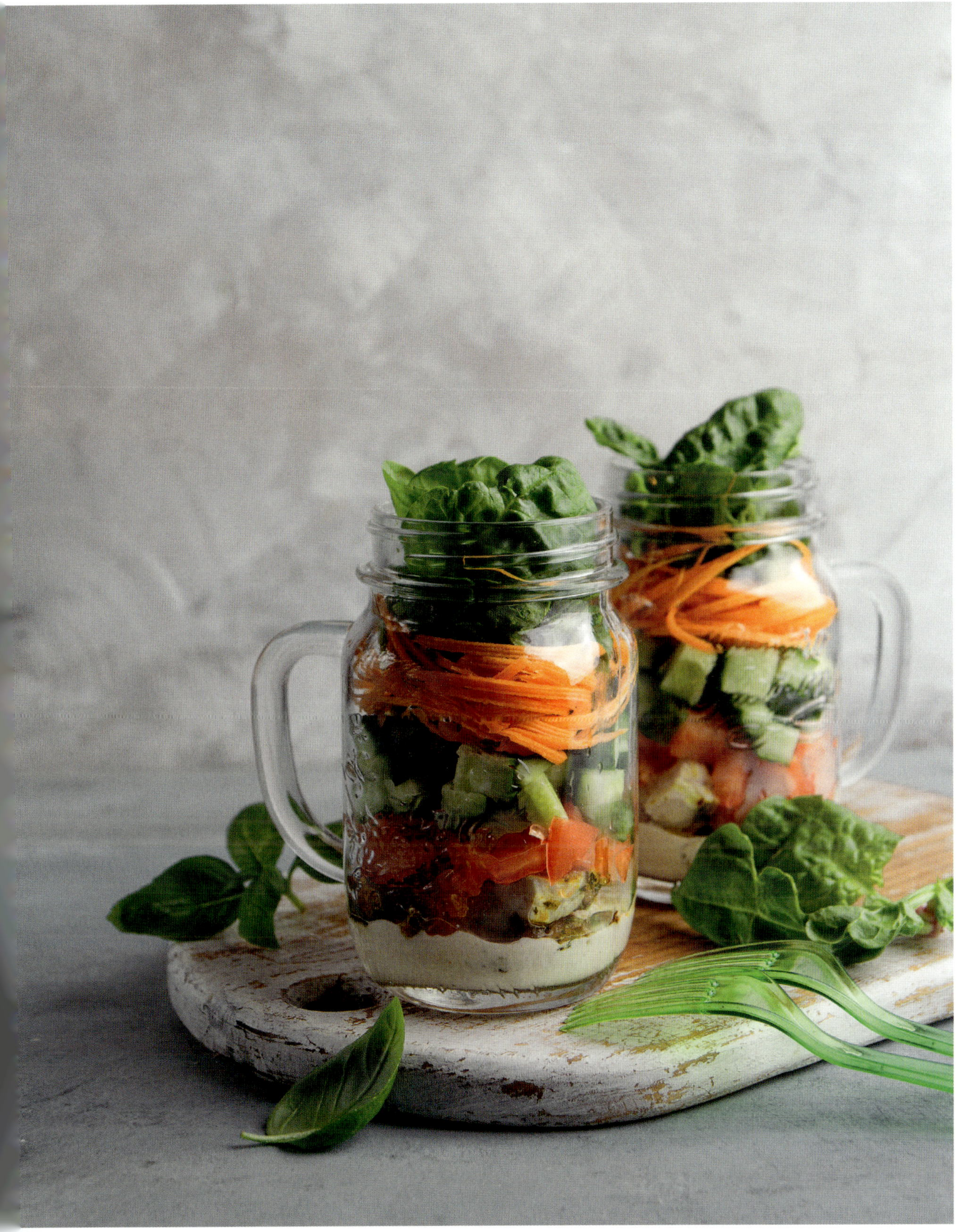

Rezepte für die Low-Carb-Diät

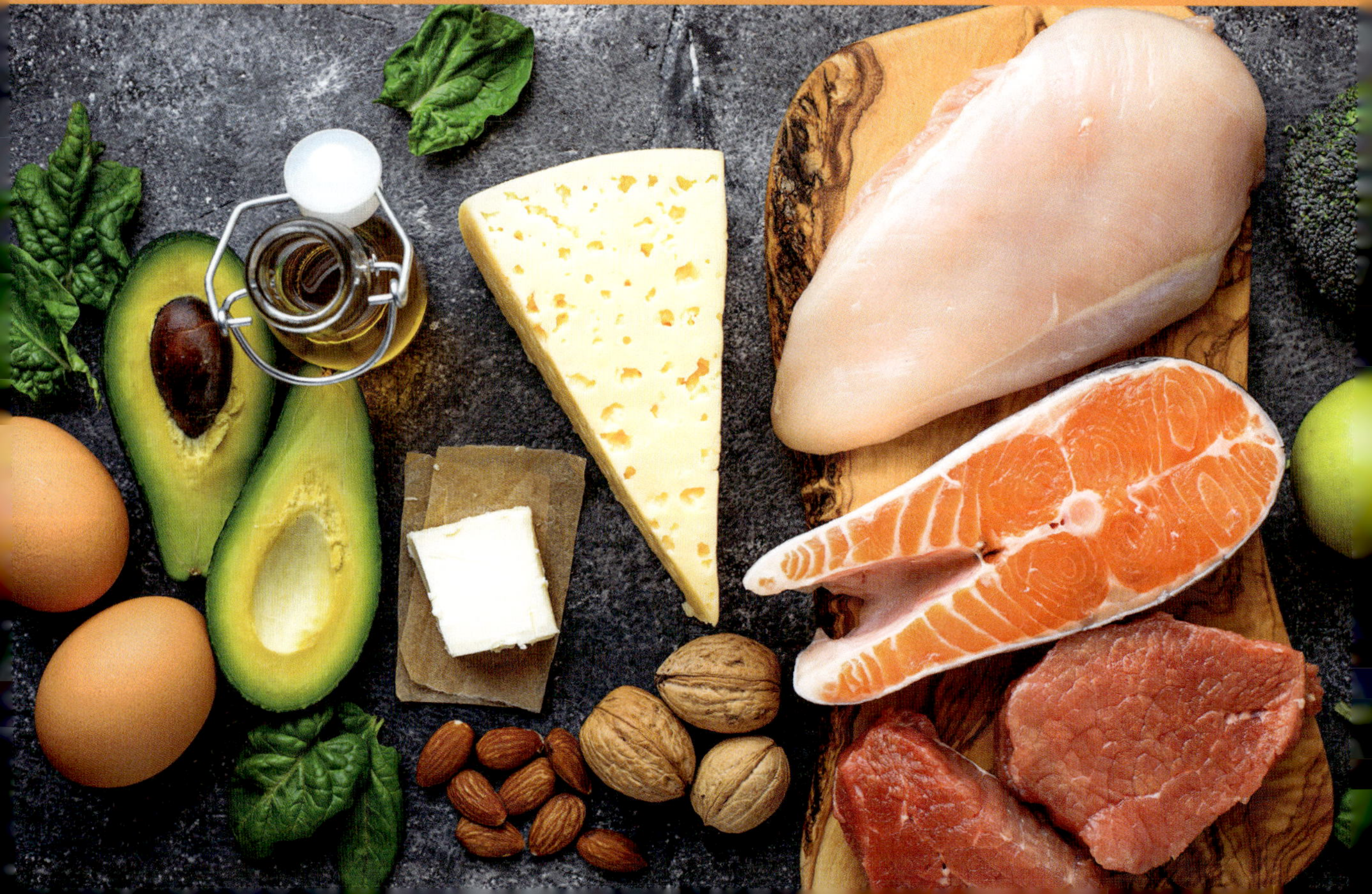

Wochenplan Low Carb

	Frühstück	Mittagessen	Abendessen
Montag	Omelett mit geräuchertem Lachs (S. 152)	Linsen-Tomatensalat (S. 166)	Scharfer Hähnchensalat mit Avocado (S. 170)
Dienstag	Porridge mit Apfel und Mandeln (S. 156)	Frittata mit Spinat, Pilzen und Paprikaschote (S. 188)	Hackfleischpfanne mit Paprikaschote (S. 186)
Mittwoch	Grüner Smoothie (S. 160)	Blumenkohl-Couscous (S. 180)	Gegrillter Thunfisch mit Avocado-Gurken-Salat (S. 190)
Donnerstag	Avocado-Eier-Sandwich (S. 158)	Griechischer Bauernsalat (S. 184)	Zucchininudeln mit Hackbällchen (S. 172)
Freitag	Schichtquark mit Himbeeren und Brombeeren (S. 164)	Tomatensuppe mit Ricotta und Parmesan (S. 192)	Avocado mit Lachs und Eiern (S. 178)
Samstag	Muffins mit Schinken und Paprikaschote (S. 162)	Gemüse-Lammspieße mit Joghurt-Dip (S. 182)	Blumenkohlpizza mit Blattspinat und Tomaten (S. 168)
Sonntag	Pancakes mit Blaubeeren (S. 154)	Rinderfilet mit Feta-Gemüse (S. 176)	Omelett mit Tomaten und Brokkoli (S. 174)

Omelett mit geräuchertem Lachs

FÜR 2 PORTIONEN
2 Tomaten
50 g geräucherter Lachs
4 Eier
Salz
Pfeffer
½ Bund Petersilie
2 EL Rapsöl

1. Die Tomaten waschen und vierteln. Den Lachs würfeln. Die Eier verquirlen und mit Salz und Pfeffer würzen. Die Petersilie waschen, trocken schütteln, fein hacken und unter die Eier heben.
2. Das Öl in einer beschichteten Pfanne erhitzen. Die Eiermischung hineingeben und bei kleiner Hitze stocken lassen. Mit den Lachswürfeln bestreuen.
3. Das Omelett zusammenklappen, halbieren und mit den Tomaten anrichten. Sofort servieren.

ENERGIEDICHTE: Ein Ei wird durch 2 EL Milch ersetzt, plus zusätzlich eine Handvoll (insgesamt 150 g) Gemüsesticks wie Salatgurke, Kohlrabi, Möhren oder Radieschen.

MITTELMEERDIÄT: Statt Rapsöl Olivenöl verwenden und nach Belieben zusätzlich 2 EL Oliven in Scheiben schneiden und in die Eimasse geben.

INTERVALLFASTEN: Mit 2 Scheiben Vollkornbrot pro Person servieren.

Nährwertangaben pro Portion	kcal	KH	EW	F
Low Carb	331,2	5,3	17,8	25,4
Energiedichte	312,4	8,0	16,3	22,9
Mittelmeerdiät	352,5	5,6	18,0	27,5
Intervallfasten	521,3	42,9	24,3	26,4

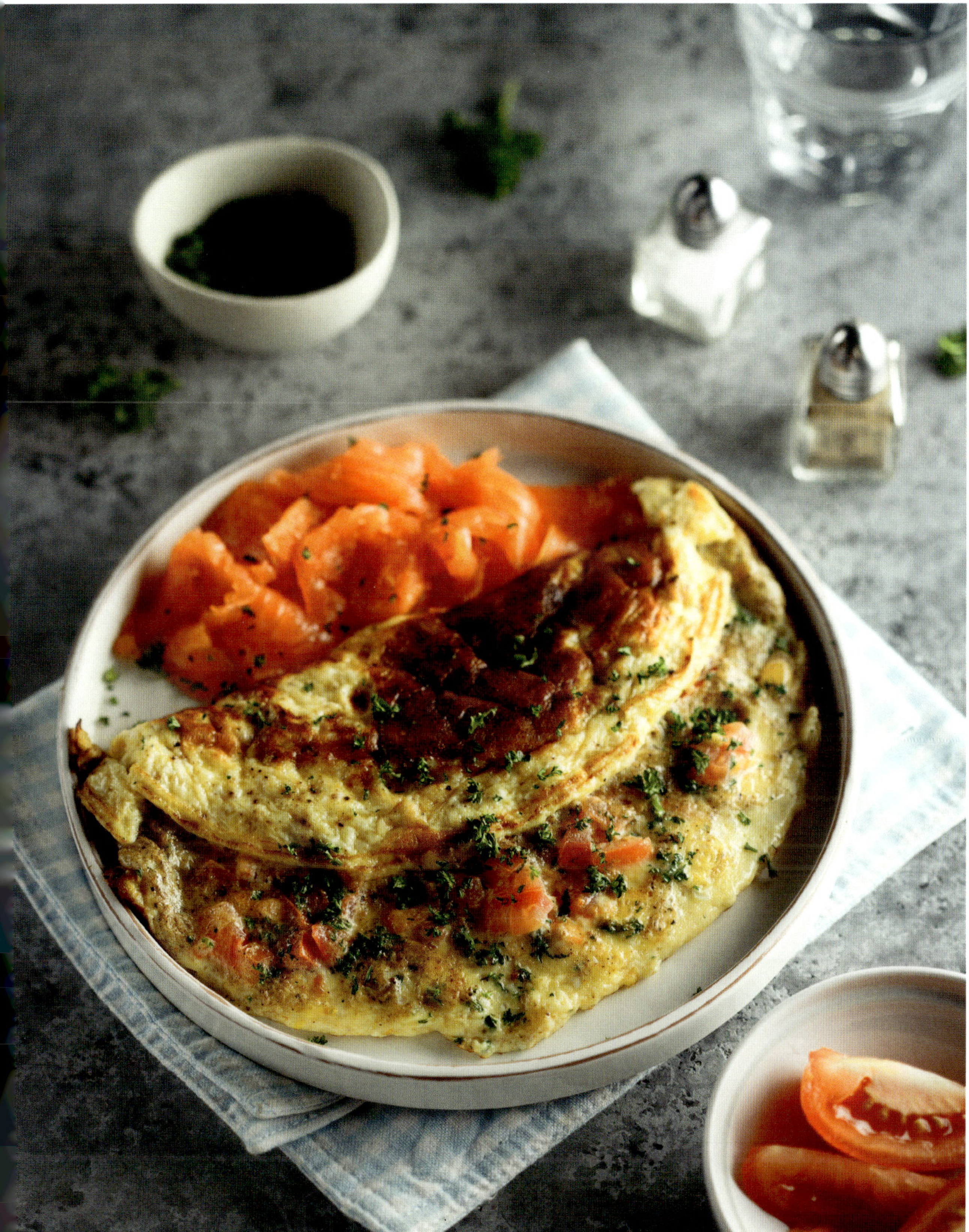

Pancakes mit Blaubeeren

FÜR 4 PANCAKES
(2 PRO PORTION)
250 g Blaubeeren
100 g Mandelmehl
2 Eier (Größe L)
200 ml Mandelmilch, ungesüßt
1 TL Backpulver
Salz
1–2 EL Butter
2 EL Kokosblütensirup

1. Die Blaubeeren waschen und vorsichtig trocken tupfen.
2. Für den Teig das Mehl mit den Eiern, der Milch, dem Backpulver und dem Salz in einer Schüssel verquirlen, bis ein homogener Teig entstanden ist.
3. Etwas Butter in einer beschichteten Pfanne erhitzen. Mit der Suppenkelle eine Portion Teig in der Pfanne verteilen und von beiden Seiten goldgelb backen.
4. Restlichen Teig ebenso verarbeiten. Mit Blaubeeren und Kokosblütensirup servieren.

ENERGIEDICHTE: 100 g Himbeeren dazu servieren.

MITTELMEERDIÄT: Statt Kokosblütensirup Honig verwenden.

INTERVALLFASTEN: Passt auch gut als süßes Abendessen.

Nährwertangaben pro Portion	kcal	KH	EW	F
Low Carb	447,5	34,2	26,6	21,3
Energiedichte	467,3	37,7	27,2	21,6
Mittelmeerdiät	467,9	39,3	26,5	21,3
Intervallfasten	447,5	34,2	26,6	21,3

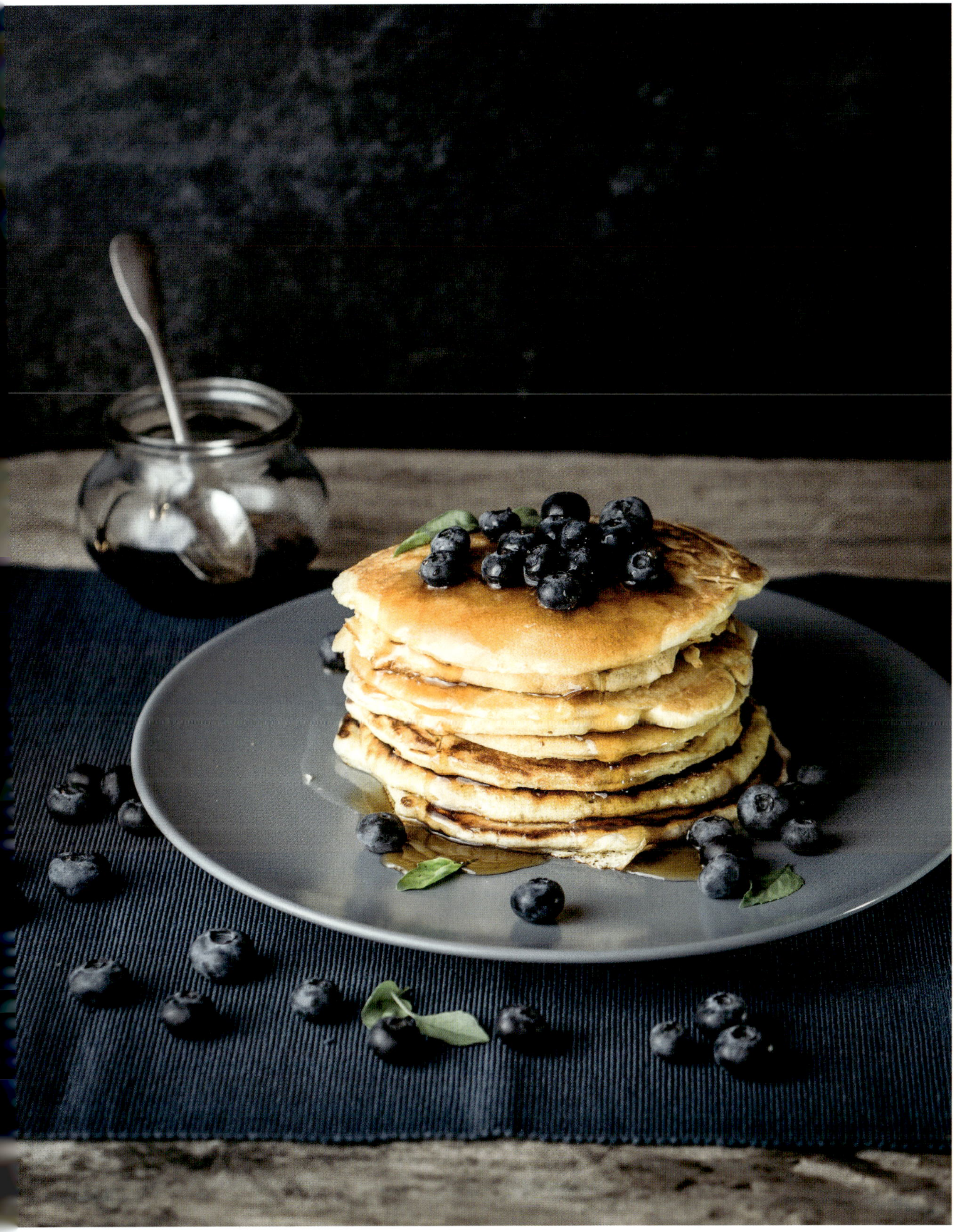

Porridge mit Apfel und Mandeln

FÜR 2 PORTIONEN
30 g zarte Dinkelflocken
400 ml Mandelmilch
Salz
50 g Mandeln
½ Apfel
2 TL Kokosblütenzucker

1. Die Dinkelflocken mit der Milch und dem Salz in einem Topf unter Rühren aufkochen. Bei kleiner Hitze 10 Minuten quellen lassen.
2. Inzwischen die Mandeln grob hacken. Den Apfel vierteln, vom Kerngehäuse befreien und in dünne Scheiben schneiden.
3. Den Porridge mit dem Kokosblütenzucker abschmecken und auf zwei Teller verteilen. Mit den Apfelscheiben belegen. Die Mandeln darüberstreuen und sofort servieren.

ENERGIEDICHTE: Einen ganzen Apfel verwenden.

MITTELMEERDIÄT: Statt Apfel passen auch Aprikosen oder Pfirsiche; mit Honig süßen.

INTERVALLFASTEN: Statt Mandelmilch Kuhmilch (3,5 % Fett) verwenden.

Nährwertangaben pro Portion	kcal	KH	EW	F
Low Carb	290,7	32,8	8,6	13,0
Energiedichte	306,0	36,3	8,7	13,1
Mittelmeerdiät	300,3	35,1	8,6	13,0
Intervallfasten	372,5	28,2	15,0	21,0

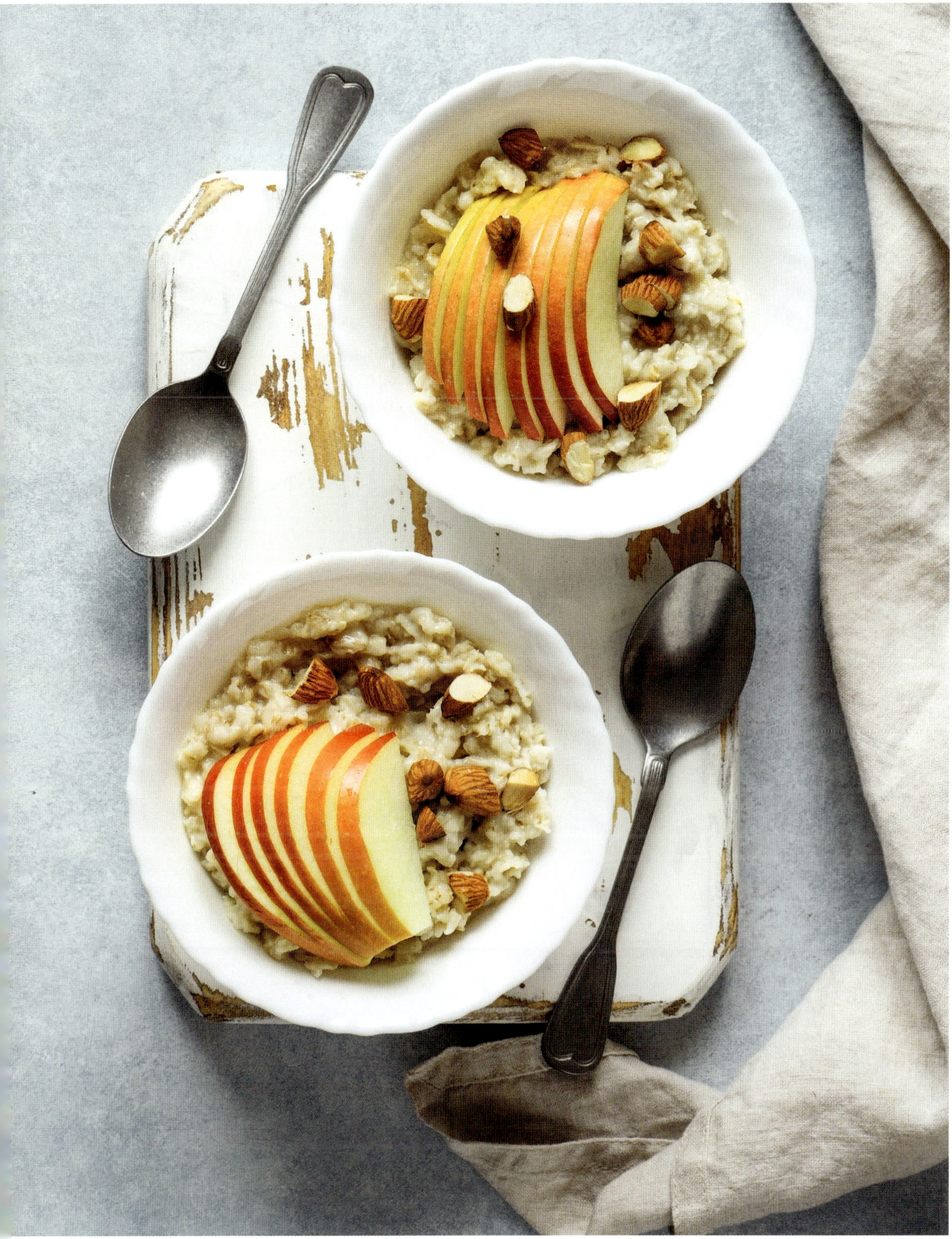

Avocado-Eier-Sandwich

FÜR 2 PORTIONEN
1 Avocado
1 TL frisch gepresster Zitronensaft
1 hartgekochtes Ei
2 Salatblätter
2 Scheiben Low-Carb-Brot
Salz
Pfeffer

1. Die Avocado halbieren, den Kern entfernen und das Fruchtfleisch mithilfe eines Löffels herauslösen. In Scheiben schneiden und mit Zitronensaft beträufeln.
2. Das Ei pellen und in Scheiben schneiden. Die Salatblätter waschen und trocken schütteln.
3. Das Brot mit dem Salatblatt belegen, die Avocado- und Eierscheiben darauf verteilen. Mit Salz und Pfeffer würzen.

ENERGIEDICHTE: Dinkelvollkornbrot verwenden. Zusätzlich 1 Paprikaschote (rot) in Streifen schneiden und dazu servieren.

MITTELMEERDIÄT: Anstatt Low-Carb-Brot Vollkornfladen verwenden. Zusätzlich 1 EL Oliven in Scheiben schneiden und dazu servieren.

INTERVALLFASTEN: Vollkornbrot verwenden und zusätzlich mit je 1 TL Tomatenmark bestreichen.

Nährwertangaben pro Portion	kcal	KH	EW	F
Low Carb	438,7	4,0	18,8	37,1
Energiedichte	432,3	31,3	10,3	28,1
Mittelmeerdiät	402,6	20,1	8,4	30,7
Intervallfasten	372,2	20,6	8,3	27,3

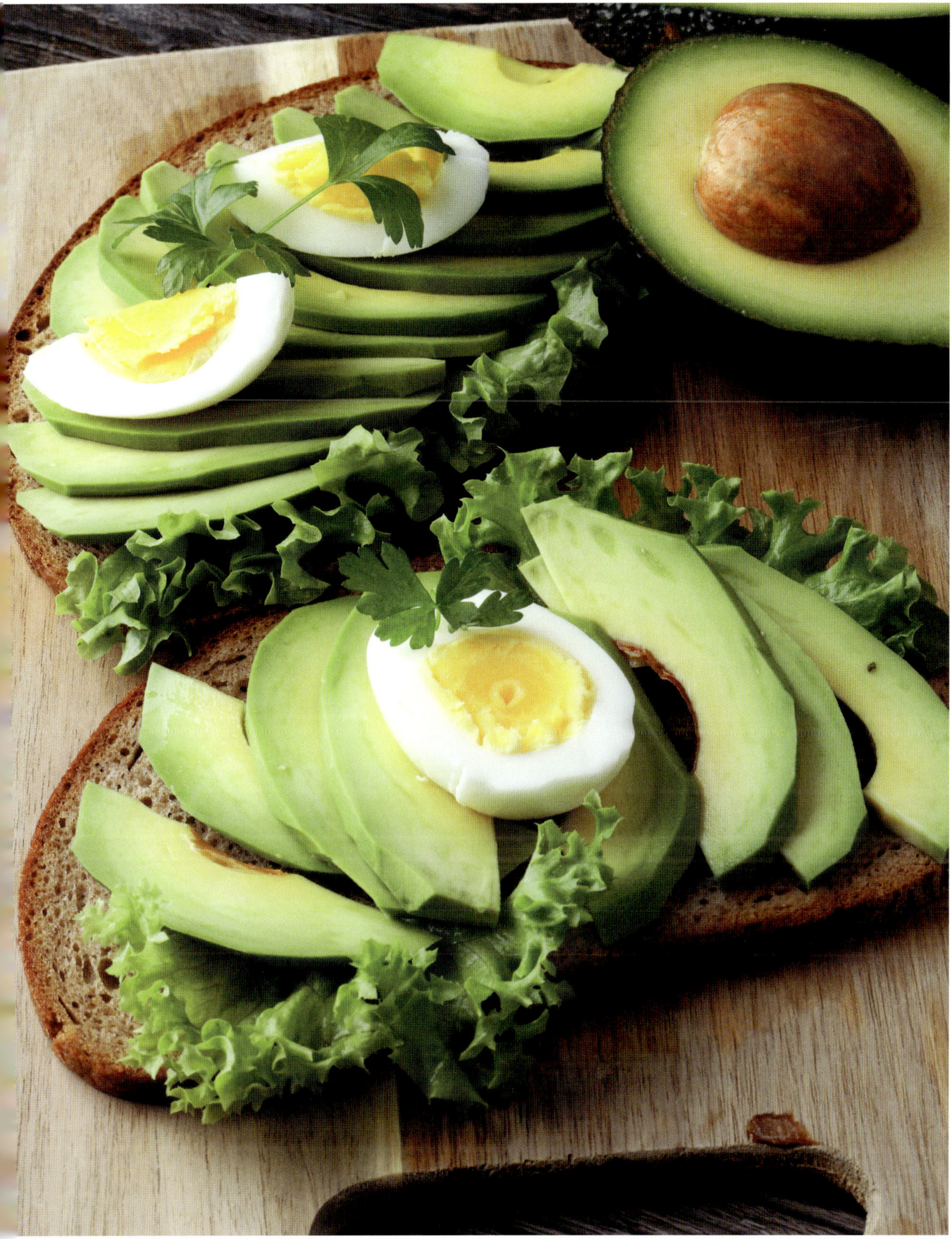

Grüner Smoothie

FÜR 2 PORTIONEN
300 g Salatgurke
400 g Papaya
1 Handvoll Baby-Blattspinat
1 Stück Ingwer (ca. 2 cm)

1. Die Gurke waschen und grob zerkleinern. Die Papaya schälen und von den Kernen befreien, grob zerkleinern. Den Spinat waschen und trocken schütteln. Den Ingwer waschen und nach Belieben schälen.
2. Alle Zutaten im Mixer fein pürieren und sofort servieren.

ENERGIEDICHTE: Mit einer Handvoll Sprossen servieren.

MITTELMEERDIÄT: 2 Stangen Staudensellerie klein schneiden und zufügen.

INTERVALLFASTEN: ½ Avocado dazu geben, ggf. etwas Wasser zufügen.

Nährwertangaben pro Portion	kcal	KH	EW	F
Low Carb	85,5	17,1	2,5	0,5
Energiedichte	95,2	17,8	3,7	0,8
Mittelmeerdiät	96,6	18,6	3,4	0,7
Intervallfasten	199,5	17,3	3,5	12,3

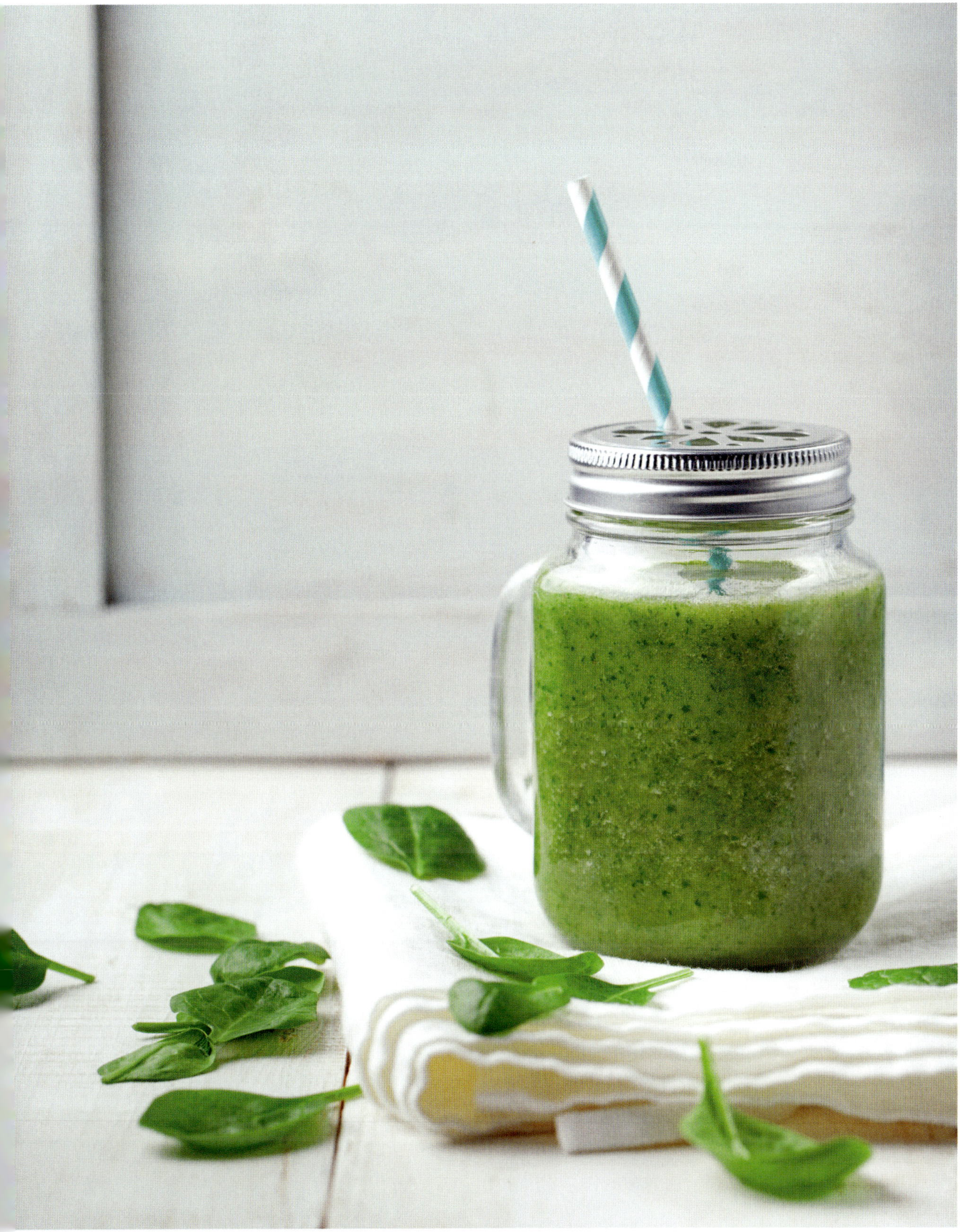

Muffins mit Schinken und Paprikaschote

FÜR 6 MUFFINS
(3 PRO PORTION)
4 Eier
2 EL Milch (3,5 % Fett)
Salz
Pfeffer
Muskatnuss
1 rote Paprikaschote
200 g gekochter Schinken
1 EL Butter
1 EL Schnittlauchröllchen
außerdem: 1 Muffinblech mit 6 Mulden

1. Den Backofen auf 180 °C (Ober-/Unterhitze) vorheizen.
2. Die Eier mit der Milch verquirlen und mit Salz, Pfeffer und frisch gemahlener Muskatnuss würzen.
3. Die Paprikaschote putzen, waschen und klein würfeln. Den Schinken klein würfeln. Ein Muffinblech mit Butter ausfetten. Paprikaschote und Schinken in den Mulden verteilen und gleichmäßig mit der Eiermasse auffüllen.
4. Im Backofen auf der mittleren Schiene ca. 15 Minuten stocken lassen. Mit Schnittlauchröllchen servieren.

ENERGIEDICHTE: ½ Kohlrabi in Stifte schneiden und dazu servieren.

MITTELMEERDIÄT: 1 EL Kapern klein hacken und die Muffins damit verfeinern.

INTERVALLFASTEN: 1 EL geriebenen Parmesan zur Eiermasse geben.

Nährwertangaben pro Portion	kcal	KH	EW	F
Low Carb	365,5	8,1	33,2	21,1
Energiedichte	371,7	9,0	33,7	21,2
Mittelmeerdiät	367,0	8,2	33,3	21,2
Intervallfasten	375,1	8,1	34,1	21,8

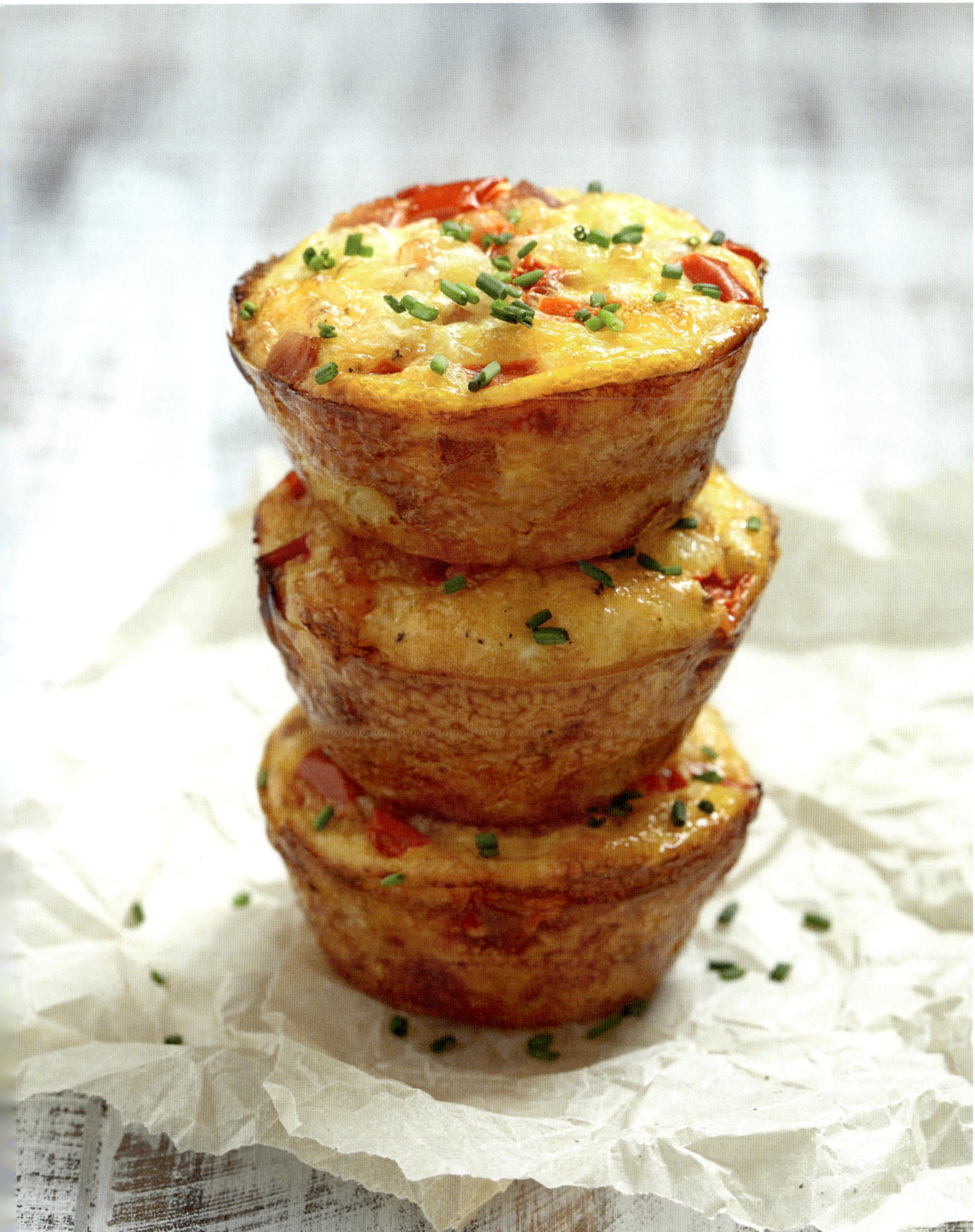

Schichtquark mit Himbeeren und Brombeeren

FÜR 2 PORTIONEN
200 g Himbeeren
200 g Brombeeren
250 g Magerquark
200 g Naturjoghurt (3,5 % Fett)
Minzeblätter zum Servieren

1. Die Beeren vorsichtig waschen und trocken tupfen. Eine Handvoll frische Beeren zum Garnieren beiseite legen. Die restlichen Beeren jeweils separat mit einem Stabmixer pürieren.
2. Den Magerquark und Joghurt verrühren. Das Beerenmus mit der Joghurtmasse abwechselnd in Gläser schichten.
3. Mit den frischen Beeren belegen und nach Belieben mit Minze servieren.

ENERGIEDICHTE: Mit 2 EL gepufftem Amarant verfeinern.

MITTELMEERDIÄT: 1 EL gehackte Walnusskerne darüberstreuen.

INTERVALLFASTEN: 2 EL feinblättrige Haferflocken unter die Joghurtmasse mischen.

Nährwertangaben pro Portion	kcal	KH	EW	F
Low Carb	216,9	23,6	18,3	4,9
Energiedichte	264,4	31,0	20,0	5,9
Mittelmeerdiät	250,9	24,0	19,1	8,0
Intervallfasten	245,8	28,3	19,3	5,4

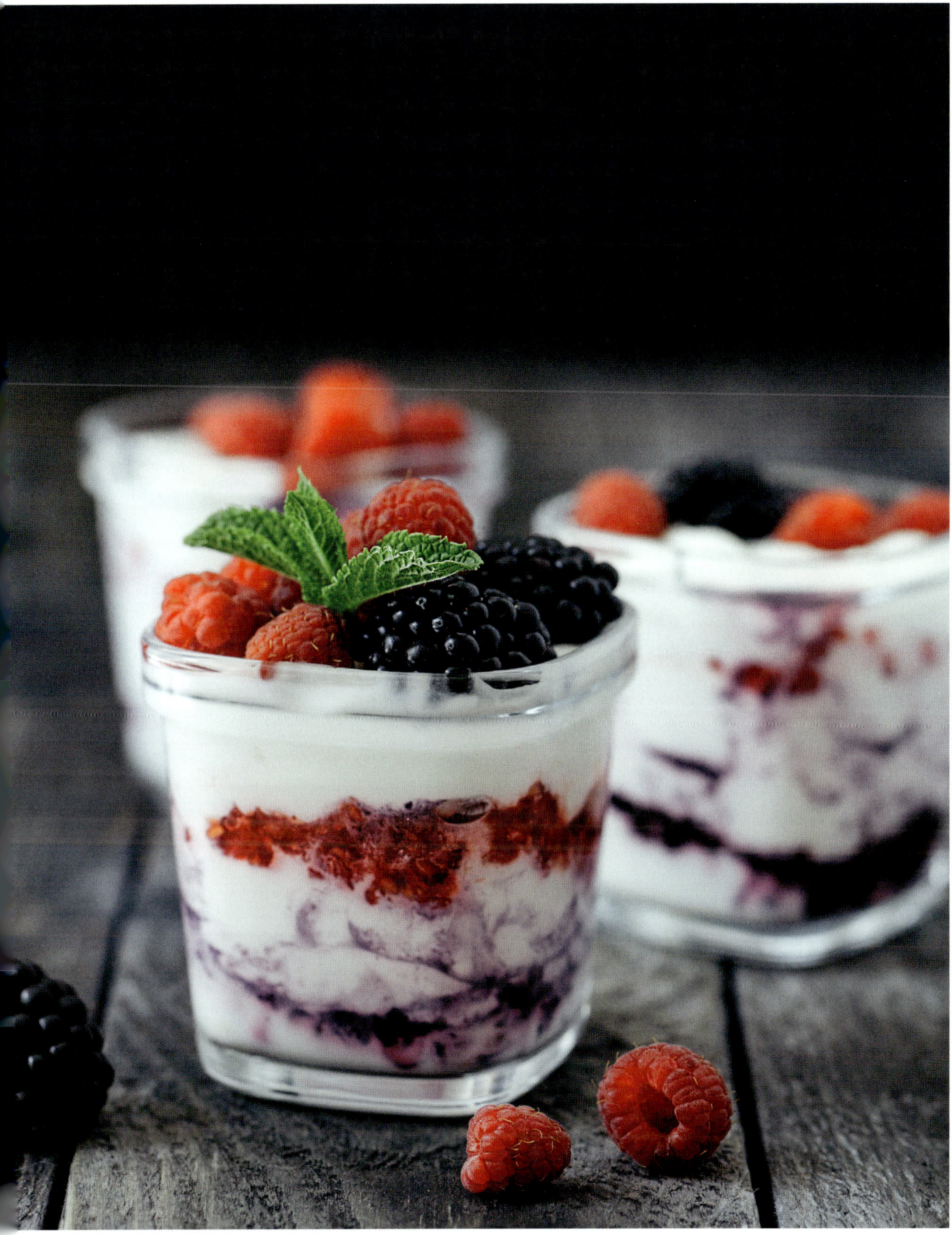

Linsen-Tomatensalat

FÜR 2 PORTIONEN
1 Zwiebel
4 Frühlingszwiebeln
60 g Frühstücksspeck
150 g Cherrytomaten
1 Dose gegarte Linsen (Abtropfgewicht ca. 265 g)
3 EL Weißweinessig
3 EL Olivenöl
Salz
Pfeffer

1. Die Zwiebel schälen und in Spalten schneiden. Die Frühlingszwiebeln waschen, putzen und in Ringe schneiden. Den Speck in feine Streifen schneiden. Die Tomaten waschen und halbieren. Die Linsen in ein Sieb geben und abtropfen lassen.
2. In einer beschichteten Pfanne ohne Fett den Speck knusprig auslassen. Den Speck aus der Pfanne nehmen und auf Küchenpapier abtropfen lassen.
3. Die Zwiebeln zum Speckfett geben und kurz anbraten. Den Speck, die Linsen und Tomaten zugeben und kurz schwenken. Mit Essig und 3 EL Wasser ablöschen. Mit Olivenöl, Salz und Pfeffer abschmecken.
4. Mit Frühlingszwiebeln bestreuen und servieren.

ENERGIEDICHTE: Ein Römersalatherz in Streifen schneiden und untermischen.

MITTELMEERDIÄT: Zusätzlich 2 Stangen Staudensellerie klein schneiden und mit den Zwiebeln anbraten.

INTERVALLFASTEN: Eignet sich zum Mitnehmen, je eine Scheibe Vollkornbrot dazu servieren.

Nährwertangaben pro Portion	kcal	KH	EW	F
Low Carb	558,1	23,0	12,6	44,3
Energiedichte	581,1	25,5	15,0	44,6
Mittelmeerdiät	569,1	24,5	13,5	44,4
Intervallfasten	653,1	41,8	15,9	44,8

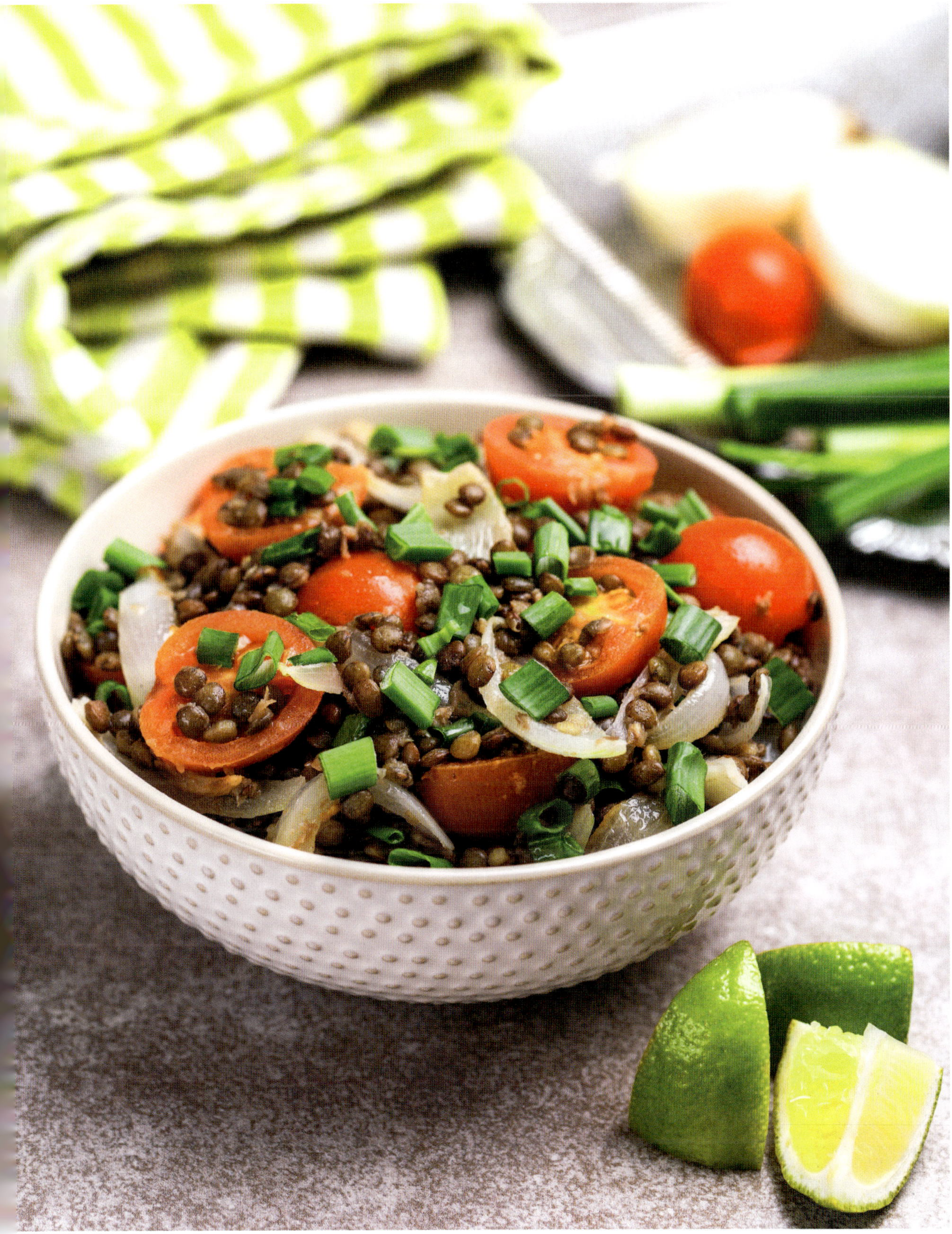

Blumenkohlpizza mit Blattspinat und Tomaten

FÜR 1 PIZZA (½ PRO PORTION)

FÜR DEN BODEN:
1 Blumenkohl (geputzt ca. 600 g)
50 g geriebener Parmesan
2 Eier (Größe M)
Salz
Pfeffer

FÜR DEN BELAG:
150 g Baby-Blattspinat
150 g Cherrytomaten
50 g geriebener Parmesan

1. Den Backofen auf 180 °C (Ober-/Unterhitze) vorheizen. Ein Backblech mit Backpapier auslegen.
2. Den Blumenkohl waschen und die Röschen in einer Küchenmaschine auf Reiskorngröße zerkleinern. Alternativ mit einer Küchenreibe fein reiben. Den geriebenen Blumenkohl mit Parmesan und Eiern verrühren. Mit Salz und Pfeffer würzen.
3. Die Masse auf dem Backpapier gleichmäßig dünn ausstreichen und etwa 25–35 Minuten backen, bis der Rand kross wird und der Pizzaboden leicht gebräunt ist.
4. Inzwischen den Blattspinat verlesen, waschen und trocken schütteln. Die Tomaten waschen und halbieren.
5. Den Boden aus dem Ofen nehmen und die Temperatur auf 230 °C erhöhen. Die Pizza mit dem Spinat und den Tomaten belegen. Mit Käse bestreuen und weitere 7–10 Minuten backen.

ENERGIEDICHTE: Zusätzlich 100 g Champignons in Scheiben schneiden und auf der Pizza verteilen.

MITTELMEERDIÄT: Zusätzlich 50 g Oliven auf der Pizza verteilen und mit ½ TL getrocknetem Oregano bestreuen.

INTERVALLFASTEN: Ein sättigendes Abendessen, wenn das Frühstück ausfällt.

Nährwertangaben pro Portion	kcal	KH	EW	F
Low Carb	364,8	10,7	31,6	20,6
Energiedichte	372,5	11,0	33,0	20,7
Mittelmeerdiät	400,4	11,1	32,0	24,0
Intervallfasten	364,8	10,7	31,6	20,6

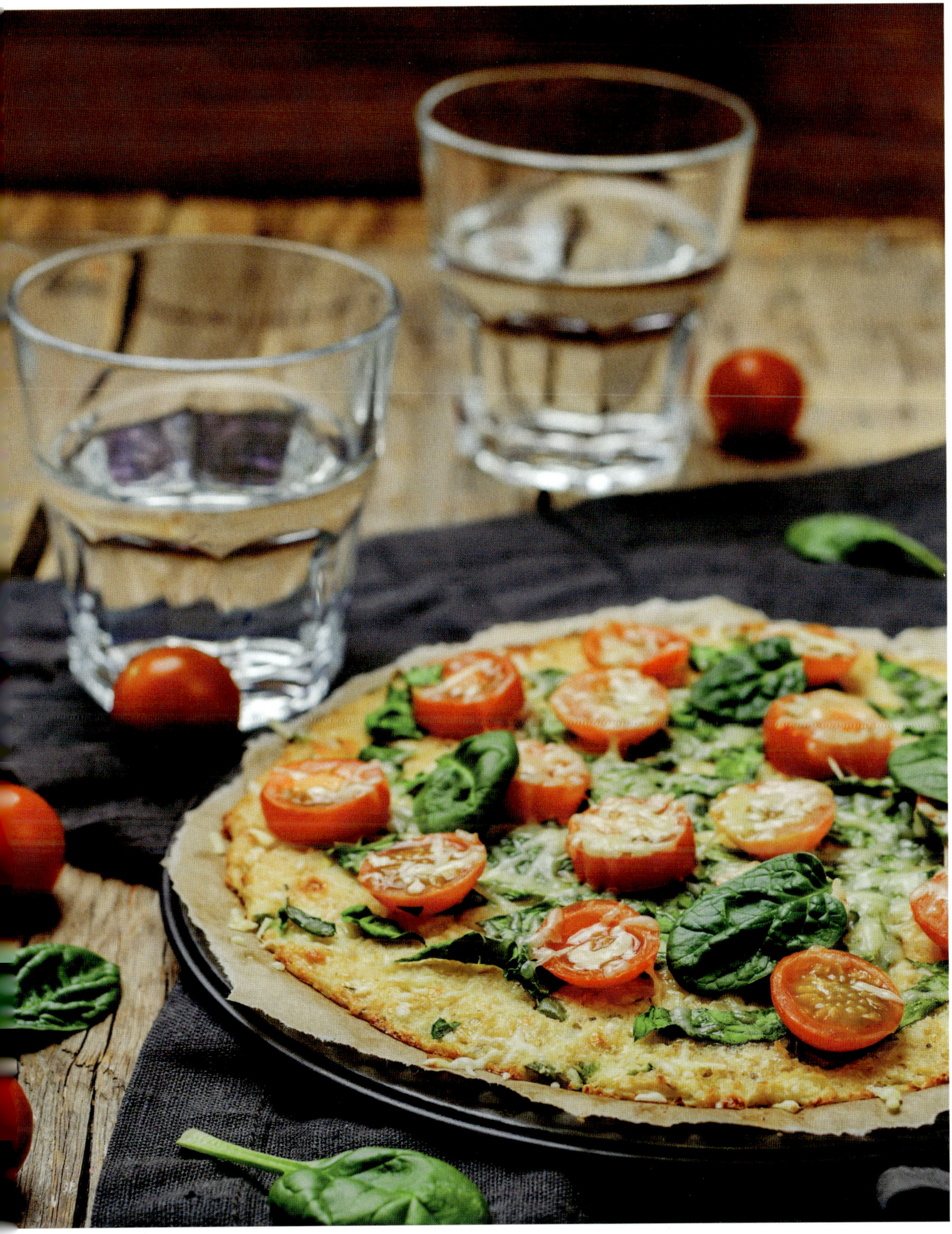

Scharfer Hähnchensalat mit Avocado

FÜR 2 PORTIONEN
2 Hähnchenbrustfilets (à ca. 120 g)
Salz
Pfeffer
Chiliflocken, nach Belieben
100 g Rucola
150 g bunte Cherrytomaten
1 Avocado
1 EL Zitronensaft

FÜR DAS DRESSING:
3 EL Olivenöl
2 EL Weißweinessig
Salz
Pfeffer

1. Den Backofen auf 180 °C vorheizen. Ein Backblech mit Backpapier auslegen.
2. Die Hähnchenbrustfilets kurz unter fließendem Wasser waschen und abtrocknen. Mit Salz, Pfeffer und nach Belieben mit Chiliflocken einreiben und auf das Backpapier legen. Im Backofen auf der mittleren Schiene ca. 20 Minuten braten.
3. Inzwischen den Rucola waschen und trocken schütteln. Die Tomaten waschen und halbieren. Die Avocado halbieren, den Kern entfernen und das Fruchtfleisch mithilfe eines Löffels herauslösen. In Scheiben schneiden und mit Zitronensaft beträufeln.
4. Das Öl mit Essig, Salz und Pfeffer verquirlen. Rucola und Tomaten vorsichtig mit dem Dressing vermischen. Auf zwei Teller verteilen. Das Hühnchen in Scheiben schneiden und mit der Avocado darauf verteilen. Nach Belieben mit Chiliflocken bestreuen und servieren.

ENERGIEDICHTE: 2 Möhren raspeln und den Salat damit verfeinern.

MITTELMEERDIÄT: Das Hähnchen nach Belieben durch Seelachsfilet ersetzen.

INTERVALLFASTEN: Mit je 1 Scheibe Vollkornbrot servieren.

Nährwertangaben pro Portion	kcal	KH	EW	F
Low Carb	586,5	7,4	29,2	46,9
Energiedichte	609,4	12,1	30,1	46,9
Mittelmeerdiät	589,6	6.0	20,9	51,1
Intervallfasten	681,5	26,2	32,4	47,4

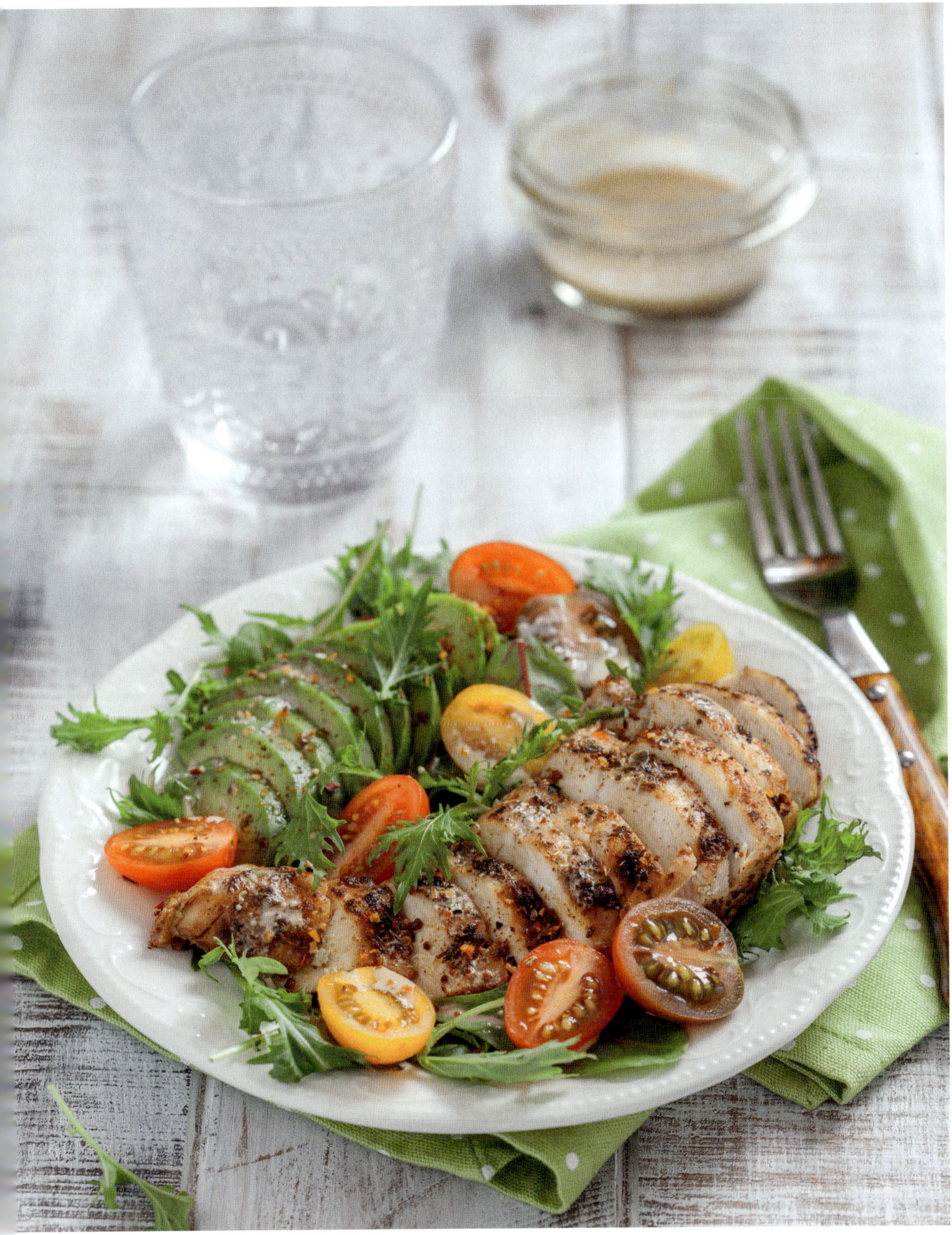

Zucchininudeln mit Hackbällchen

FÜR 2 PORTIONEN

FÜR DIE ZUCCHININUDELN:
2 Zucchini (ca. 400 g)
Salz

FÜR DIE HACKBÄLLCHEN (6–8 STÜCK)
1 kleine Knoblauchzehe
½ Zwiebel
½ Bund Petersilie
250 g Rinderhackfleisch
½ TL gem. Kreuzkümmel
Salz
Pfeffer
3 EL Olivenöl
1 Dose Tomatenstücke (400 g)
80 g schwarze Oliven (entsteint)

1. Die Zucchini waschen, die Enden abschneiden und mit dem Spiralschneider in dünne Spaghetti schneiden, zwischendurch die Nudeln kürzen. Alternativ die Zucchini mit dem Sparschäler in dünne Streifen schneiden. Die Zucchininudeln salzen und beiseite stellen.
2. Für die Hackbällchen die Knoblauchzehe und die Zwiebel schälen und fein hacken. Die Petersilie waschen, trocken schütteln und fein hacken. Das Hackfleisch mit Knoblauch, Zwiebel und Petersilie vermischen. Mit Kreuzkümmel, Salz und Pfeffer würzen und alles gut verkneten. Aus der Masse 6–8 Hackbällchen formen.
3. 2 EL Olivenöl in einer beschichteten Pfanne erhitzen und die Hackbällchen bei mittlerer bis starker Hitze 3–4 Minuten rundherum anbraten. Die Tomatenstücke und die Oliven zugeben und alles bei mittlerer Hitze weitere 3–4 Minuten köcheln lassen.
4. Inzwischen die Zucchini unter fließendem Wasser abspülen, gut abtropfen lassen und gründlich trocken tupfen.
5. In einer beschichteten Pfanne das restliche Olivenöl erhitzen und die Zucchininudeln 2–3 Minuten anbraten. Auf zwei Teller verteilen und mit den Hackbällchen servieren.

ENERGIEDICHTE: Mit Naturreis (insgesamt 125 Gramm Trockengewicht) statt Zucchininudeln servieren, dazu einen grünen Salat (optional) reichen.

MITTELMEERDIÄT: Die Zucchininudeln durch Dinkelspaghetti (insgesamt 125 g Trockengewicht) ersetzen.

INTERVALLFASTEN: Mit 2 EL geriebenem Parmesan servieren.

Nährwertangaben pro Portion	kcal	KH	EW	F
Low Carb	707,9	32,2	40,1	44,3
Energiedichte	893,4	74,3	41,2	45,2
Mittelmeerdiät	876,1	68,5	44,0	44,7
Intervallfasten	727,0	32,2	41,9	45,5

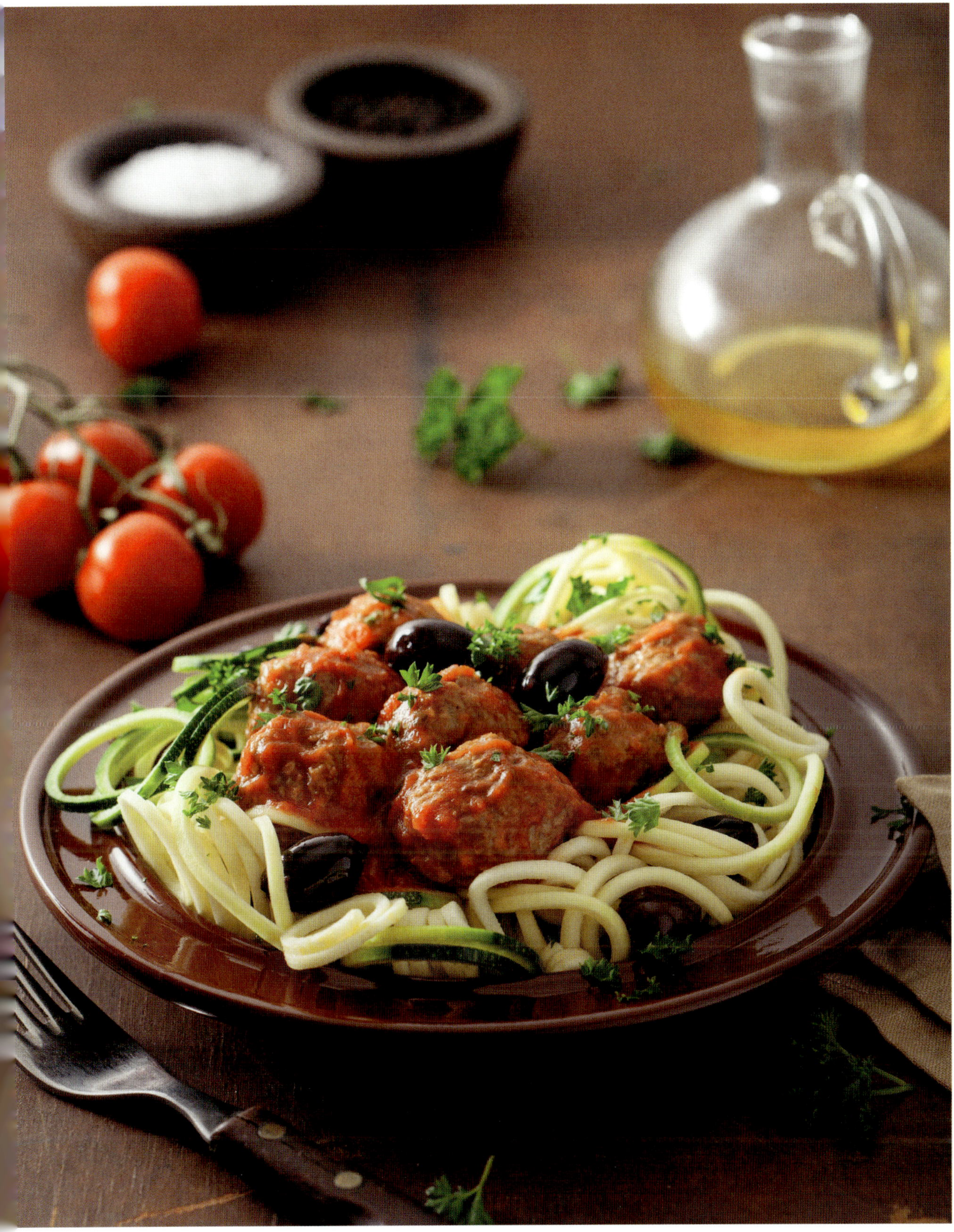

Omelett mit Tomaten und Brokkoli

FÜR 2 PORTIONEN
½ Brokkoli
1 rote Paprikaschote
50 g Cherrytomaten
5 Eier
Salz
Pfeffer
2 EL Olivenöl
3 EL geriebener Parmesan
1 EL Petersilie, gehackt

1. Den Brokkoli putzen, waschen und in Röschen teilen. Reichlich Salzwasser zum Kochen bringen und die Röschen 3–4 Minuten bissfest kochen. Abschrecken und abtropfen lassen.
2. Die Paprikaschote putzen, waschen und in Streifen schneiden. Die Tomaten waschen und vierteln.
3. Die Eier mit Salz und Pfeffer in einer Schüssel verquirlen.
4. In einer beschichteten Pfanne das Öl erhitzen und die Eiermasse hineingeben. Zugedeckt bei kleiner Hitze etwa 7 Minuten stocken lassen.
5. Das Gemüse auf einer Hälfte verteilen und das Omelett zusammenklappen. Herausnehmen, den Parmesan und die Petersilie darauf verteilen. Mittig halbieren und sofort servieren.

ENERGIEDICHTE: Für das Omelett 3 Eier plus 2 EL Milch (3,5 % Fett) verquirlen; 100 g Cherrytomaten verwenden.

MITTELMEERDIÄT: Nach Belieben den Brokkoli durch Rucola ersetzen.

INTERVALLFASTEN: Nur 4 Eier verwenden und je eine Scheibe Vollkornbrot (pro Person 50 g) dazu servieren.

Nährwertangaben pro Portion	kcal	KH	EW	F
Low Carb	427,2	9,5	21,0	32,5
Energiedichte	356,0	10,4	16,0	26,6
Mittelmeerdiät	432,7	10,5	20,4	32,9
Intervallfasten	479,0	28,0	21,4	29,7

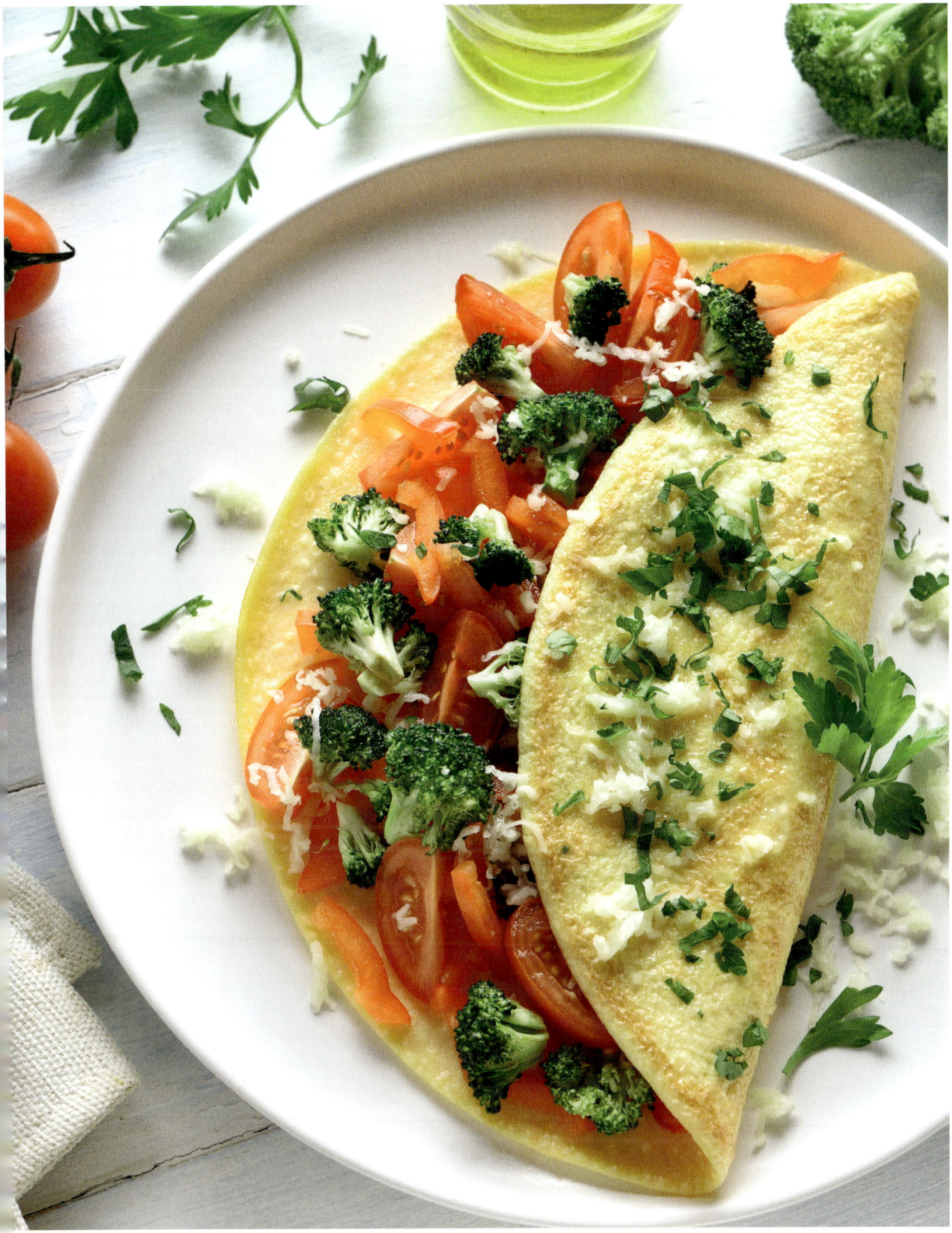

Rinderfilet mit Feta-Gemüse

FÜR 2 PORTIONEN

FÜR DAS GEMÜSE:
3 mittelgroße Zucchini
2 Zweige Rosmarin
2 EL Olivenöl
Salz
Pfeffer
150 g Schafskäse

FÜR DIE RINDERFILETS:
2 Rindersteaks (à ca. 160 g)
Salz
Pfeffer
2 EL Olivenöl

ZUM SERVIEREN, NACH BELIEBEN:
1 Handvoll Basilikumblätter
Meersalz
rosa Pfeffer
außerdem: Alufolie

1. Die Zucchini waschen, putzen und in Scheiben schneiden. Die Rosmarinnadeln von den Zweigen streifen und grob hacken.
2. Die Steaks trocken tupfen und etwas flach drücken. Mit Salz und Pfeffer würzen.
3. In einer Pfanne das Olivenöl erhitzen und die Rindersteaks auf jeder Seite 2–3 Minuten scharf anbraten, je nachdem wie durch das Fleisch sein soll. In Alufolie gewickelt 5 Minuten ruhen lassen.
4. Für das Gemüse in der Pfanne das Olivenöl erhitzen und das Gemüse kurz anbraten, mit Rosmarin, Salz und Pfeffer würzen. Das Gemüse in eine Schüssel geben und den Schafskäse darüberbröseln.
5. Die Rindersteaks in Scheiben schneiden, mit den Basilikumblättern garnieren und mit Meersalz und rosa Pfeffer würzen. Das Feta-Gemüse dazu servieren.

ENERGIEDICHTE: 2 Tomaten klein würfeln und zum Gemüse zufügen.

MITTELMEERDIÄT: Das Gemüse mit 20 g Kapern verfeinern.

INTERVALLFASTEN: Je 120 g Rinderfilet verwenden und eine kleine Portion Naturreis (insgesamt 80 g Trockengewicht) dazu servieren.

Nährwertangaben pro Portion	kcal	KH	EW	F
Low Carb	758,8	6,6	62,6	51,1
Energiedichte	770,2	8,5	63,2	51,2
Mittelmeerdiät	760,7	6,8	62,8	51,1
Intervallfasten	835,2	36,1	54,1	50,0

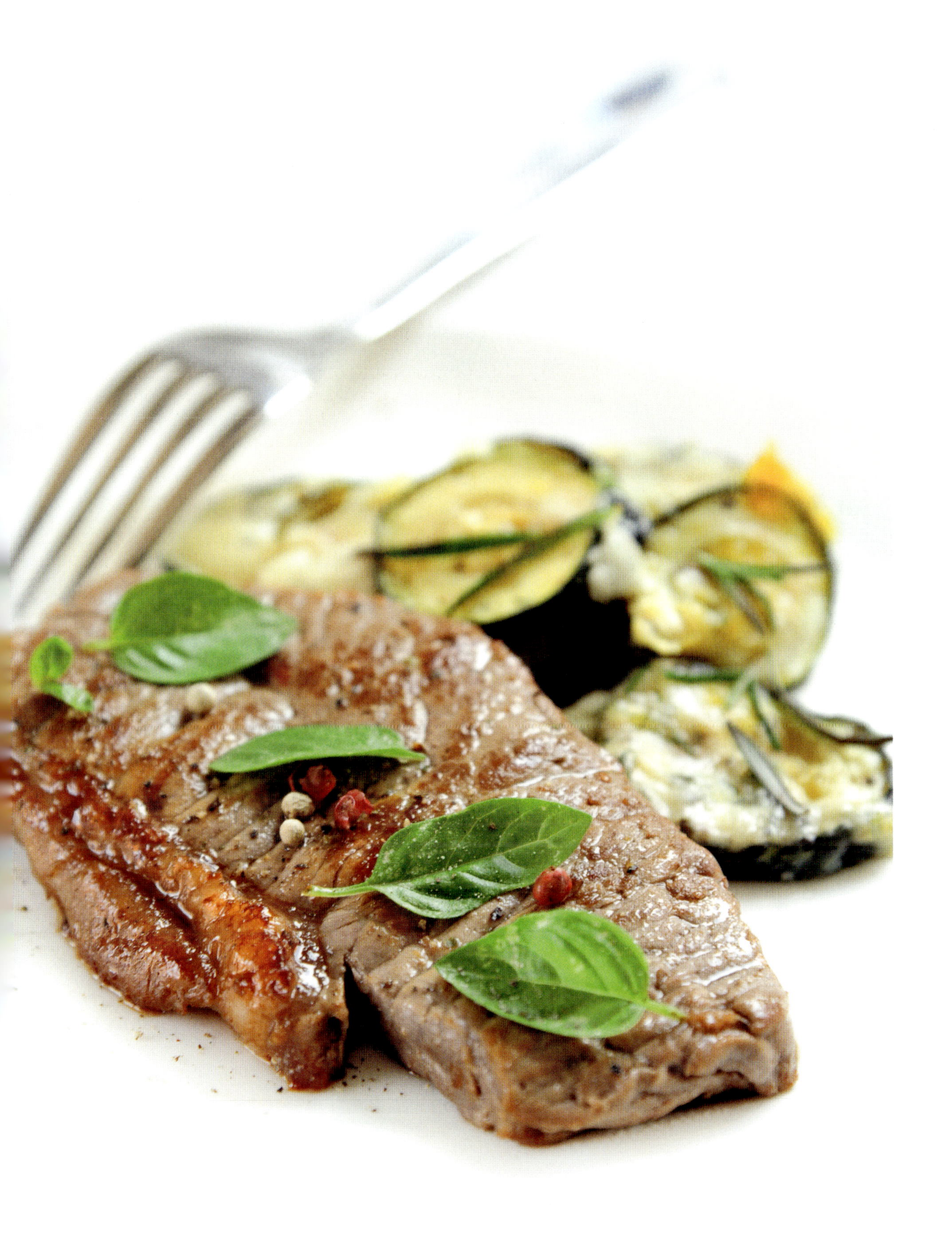

Avocado mit Lachs und Eiern

FÜR 2 PORTIONEN
2 Avocados
1 TL Olivenöl
Salz
Pfeffer
80 g Räucherlachsscheiben
4 Eier
½ Zitrone
2 Stiele Petersilie
außerdem: 1 Backform
(z. B. Springform)

1. Den Backofen auf 200 °C (Ober-/Unterhitze) vorheizen. Eine Backform ausfetten.
2. Die Avocados halbieren, den Kern entfernen und die Schnittflächen mit etwas Öl bestreichen. Die Löcher der Kerne mit einem Löffel etwas vergrößern.
3. Die Avocados in die Backform setzen und salzen und pfeffern. Den Räucherlachs in die Vertiefungen verteilen und je ein Ei hineingleiten lassen. Im Backofen 20 Minuten backen, bis das Eiweiß gestockt ist.
4. Die Zitrone zuerst in Spalten schneiden, dann die Spalten halbieren. Die Petersilie waschen, trocken schütteln und fein hacken. Die Avodaohälften mit der Petersilie bestreuen und mit den Zitronen servieren.

ENERGIEDICHTE: Nach Belieben einen grünen Salat mit Essig-Öl-Dressing dazu servieren (optional).

MITTELMEERDIÄT: Einer Handvoll Tomaten klein schneiden und dazu servieren.

INTERVALLFASTEN: Ein sättigendes Abendessen mit hochwertigen Fetten, wenn das Frühstück ausfällt. Nach Belieben mit einer Scheibe Vollkornbrot (pro Person 50 g) servieren.

Nährwertangaben pro Portion	kcal	KH	EW	F
Low Carb	630,4	1,8	17,6	59,2
Energiedichte	630,4	1,8	17,6	59,2
Mittelmeerdiät	641,9	3,6	18,2	59,4
Intervallfasten	725,5	20,6	20,9	59,7

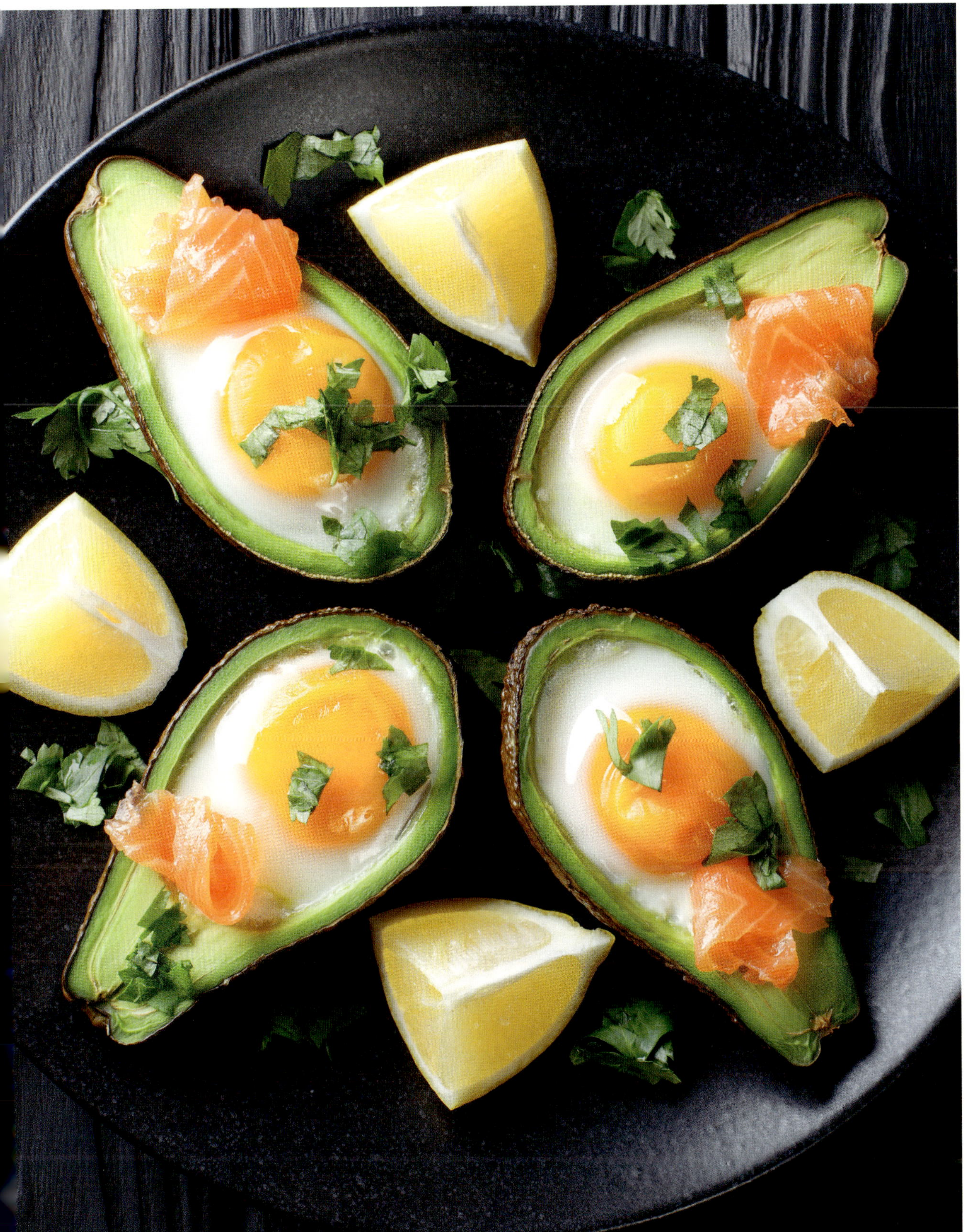

Blumenkohl-Couscous

FÜR 2 PORTIONEN
1 mittelgroßer Blumenkohlkopf
1 Knoblauchzehe
1 Zwiebel
1 Stück Ingwer (ca. 2 cm)
1 Möhre
2 rote Paprikaschoten
½ Bund Petersilie
2 EL Olivenöl
Saft von ½ Zitrone
Salz
Pfeffer

1. Den Blumenkohl waschen und die Röschen in einer Küchenmaschine auf Reiskorngröße zerkleinern. Alternativ mit einer Küchenreibe fein raspeln.
2. Den Knoblauch, die Zwiebel und den Ingwer schälen und fein hacken. Die Möhre schälen und fein raspeln. Die Paprikaschoten putzen, waschen und klein schneiden. Die Petersilie waschen, trocken schütteln und fein hacken.
3. In einer beschichteten Pfanne das Öl erhitzen, Zwiebel, Ingwer und Knoblauch glasig anschwitzen. Den geraspelten Blumenkohl, die Möhre und die Paprikaschote zufügen und rundherum 3–4 Minuten anbraten. Mit Zitronensaft, Salz und Pfeffer abschmecken. Die Petersilie unterrühren. Bei Bedarf nochmals abschmecken und servieren.

ENERGIEDICHTE: Mit 150 g Baby-Blattspinat verfeinern.

MITTELMEERDIÄT: 100 g Artischockenherzen aus der Dose vierteln und das Gericht damit verfeinern.

INTERVALLFASTEN: Den Blumenkohlreis durch Naturreis (insgesamt 125 g Trockengewicht) ersetzen.

Nährwertangaben pro Portion	kcal	KH	EW	F
Low Carb	312,7	26,4	13,8	15,9
Energiedichte	317,6	26,8	14,0	16,2
Mittelmeerdiät	322,0	27,4	14,8	16,0
Intervallfasten	446,1	63,0	8,4	16,5

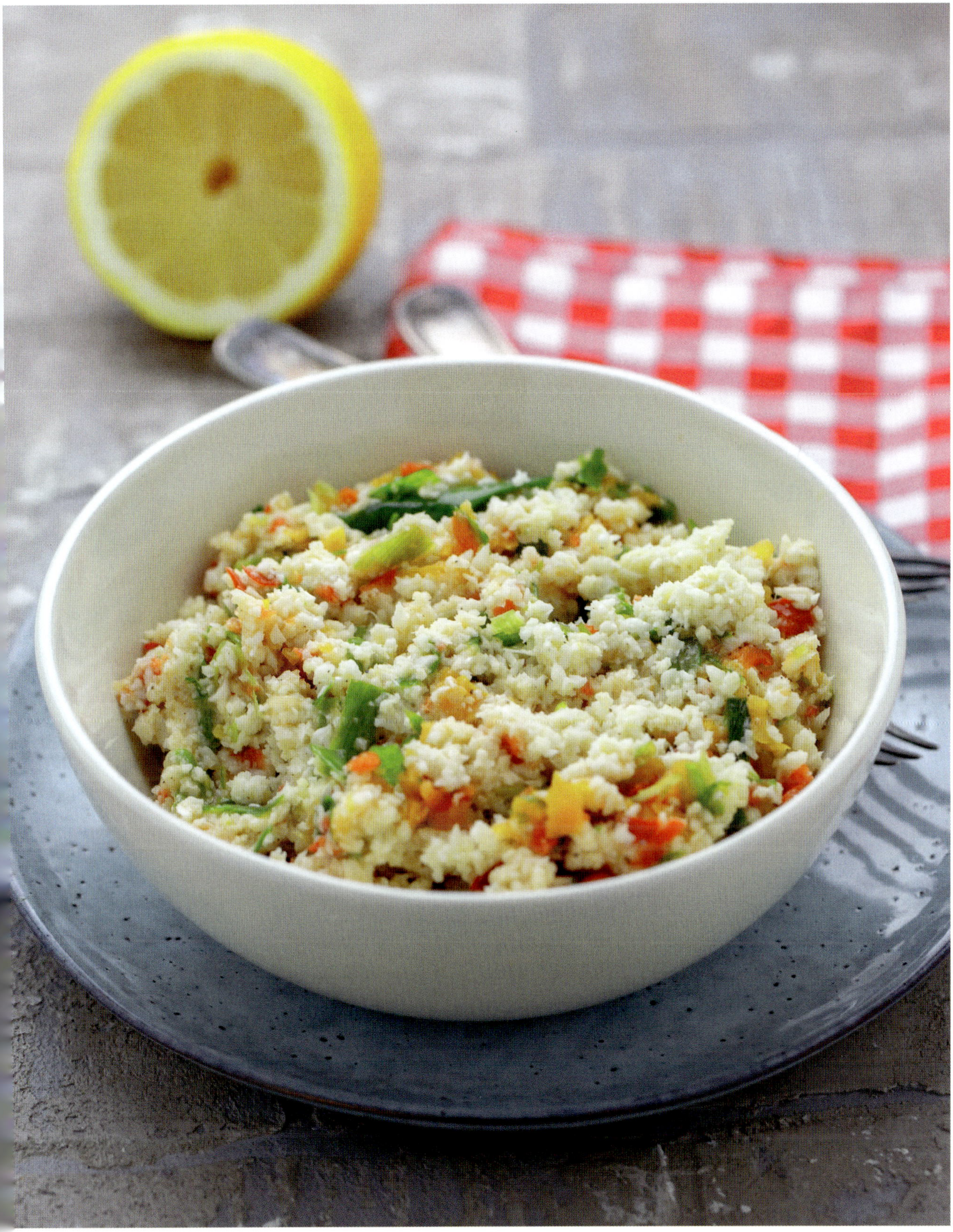

Gemüse-Lammspieße mit Joghurt-Dip

FÜR 4 SPIESSE (2 PRO PORTION)
1 Knoblauchzehe
3 EL Olivenöl
1 TL Ras-el-Hanout
Salz
Pfeffer
300 g Lammrücken
1 kleine Aubergine
1 kleine Landgurke
4 Cherrytomaten
1 kleine Zwiebel

FÜR DEN JOGHURT-DIP:
3 Stängel Minze
3 Stängel Koriander
125 g Schafsjoghurt
Saft von ½ Zitrone
½ TL Kreuzkümmel
½ TL Paprikapulver
Salz
Pfeffer
außerdem: 4 Holz- oder Metallspieße

1. Den Knoblauch schälen und durch die Knoblauchpresse drücken. Mit 2 EL Olivenöl, Ras-el-Hanout, Salz und Pfeffer zu einer Paste verrühren. Das Lammfleisch in ca. 3 cm große Würfel schneiden und mit der Paste vermischen. Zugedeckt beiseite stellen.
2. Die Aubergine, Landgurke und Tomaten waschen. Die Zwiebel schälen. Das Gemüse in dicke Spalten schneiden.
3. Für den Joghurt-Dip die Kräuter waschen, trocken schütteln, die Blätter abzupfen und fein hacken. Den Joghurt mit dem Zitronensaft und den Gewürzen verrühren. Die Kräuter dazugeben und mit Salz und Pfeffer abschmecken.
4. Das Lammfleisch aus der Marinade nehmen und abwechselnd mit dem Gemüse auf Spieße stecken. Das restliche Olivenöl in einer Grillpfanne erhitzen und die Spieße portionsweise 6–8 Minuten braten, die Spieße dabei wenden.
5. Die Lammspieße mit dem Joghurt-Dip servieren.

ENERGIEDICHTE: Die Fleischmenge auf 200 g reduzieren und zusätzlich eine Zucchini und eine rote Paprikaschote für die Spieße verwenden.

MITTELMEERDIÄT: Statt der Landgurke eine Zucchini verwenden und nach Belieben Rosmarinstiele zum Spießen verwenden.

INTERVALLFASTEN: Wer kein Lammfleisch mag, kann auch Hähnchenfilet verwenden.

Nährwertangaben pro Portion	kcal	KH	EW	F
Low Carb	494,3	12,5	35,4	32,0
Energiedichte	475,8	18,3	27,6	31,0
Mittelmeerdiät	496,1	12,4	35,7	32,1
Intervallfasten	477,2	11,6	36,9	29,9

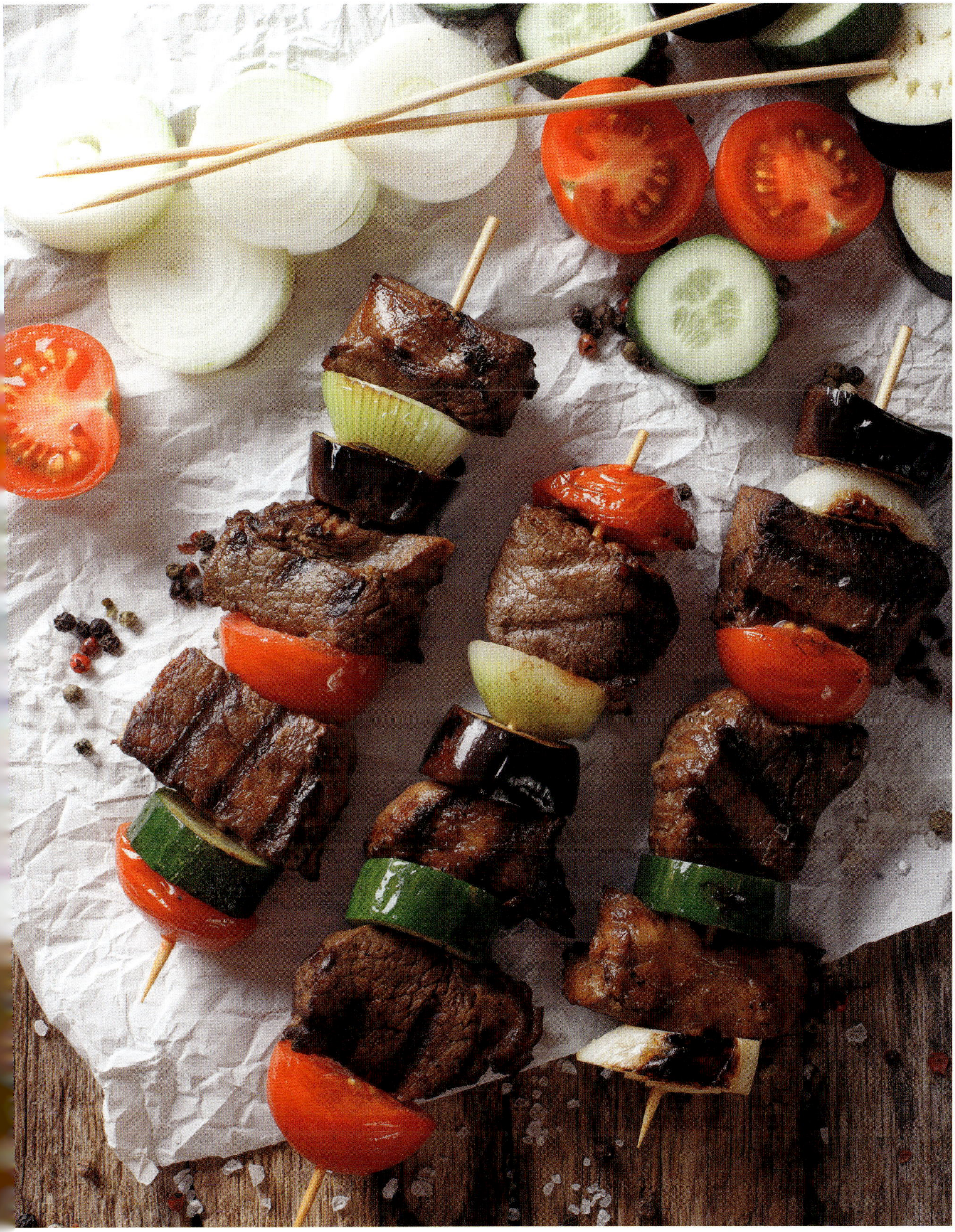

Griechischer Bauernsalat

FÜR 2 PORTIONEN
1 rote Zwiebel
1 rote Paprikaschote
8 Cherrytomaten
1 kleine Landgurke
6–8 Blätter Eichblattsalat
150 g Schafskäse
100 g schwarze Oliven (entsteint)

FÜR DAS DRESSING:
2 EL Weißweinessig
4 EL Olivenöl
½ TL getrockneter Oregano
Salz
Pfeffer

1. Die Zwiebel schälen und in dünne Scheiben schneiden. Die Paprikaschote putzen, waschen und klein würfeln. Die Tomaten waschen und halbieren. Die Gurke waschen und in Scheiben schneiden. Die Salatblätter waschen, trocken schütteln und klein zupfen. Den Schafskäse klein würfeln. Alle Zutaten einschließlich der Oliven vorsichtig in einer großen Schüssel vermischen.
2. Für das Dressing Essig, Öl, Oregano, Salz und Pfeffer verquirlen. Das Dressing mit dem Salat mischen. Auf zwei Teller verteilen und servieren.

ENERGIEDICHTE: Den Salatanteil erhöhen und ruhig die doppelte Menge an Blattsalat wählen.

MITTELMEERDIÄT: Mit Vollkornfladenbrot (pro Person 50 g) servieren.

INTERVALLFASTEN: Zum Mitnehmen das Dressing extra aufbewahren und erst kurz vor dem Servieren mischen.

Nährwertangaben pro Portion	kcal	KH	EW	F
Low Carb	691,5	14,5	17,3	60,4
Energiedichte	698,6	15,5	17,8	60,5
Mittelmeerdiät	838,7	41,5	22,8	61,9
Intervallfasten	691,5	14,5	17,3	60,4

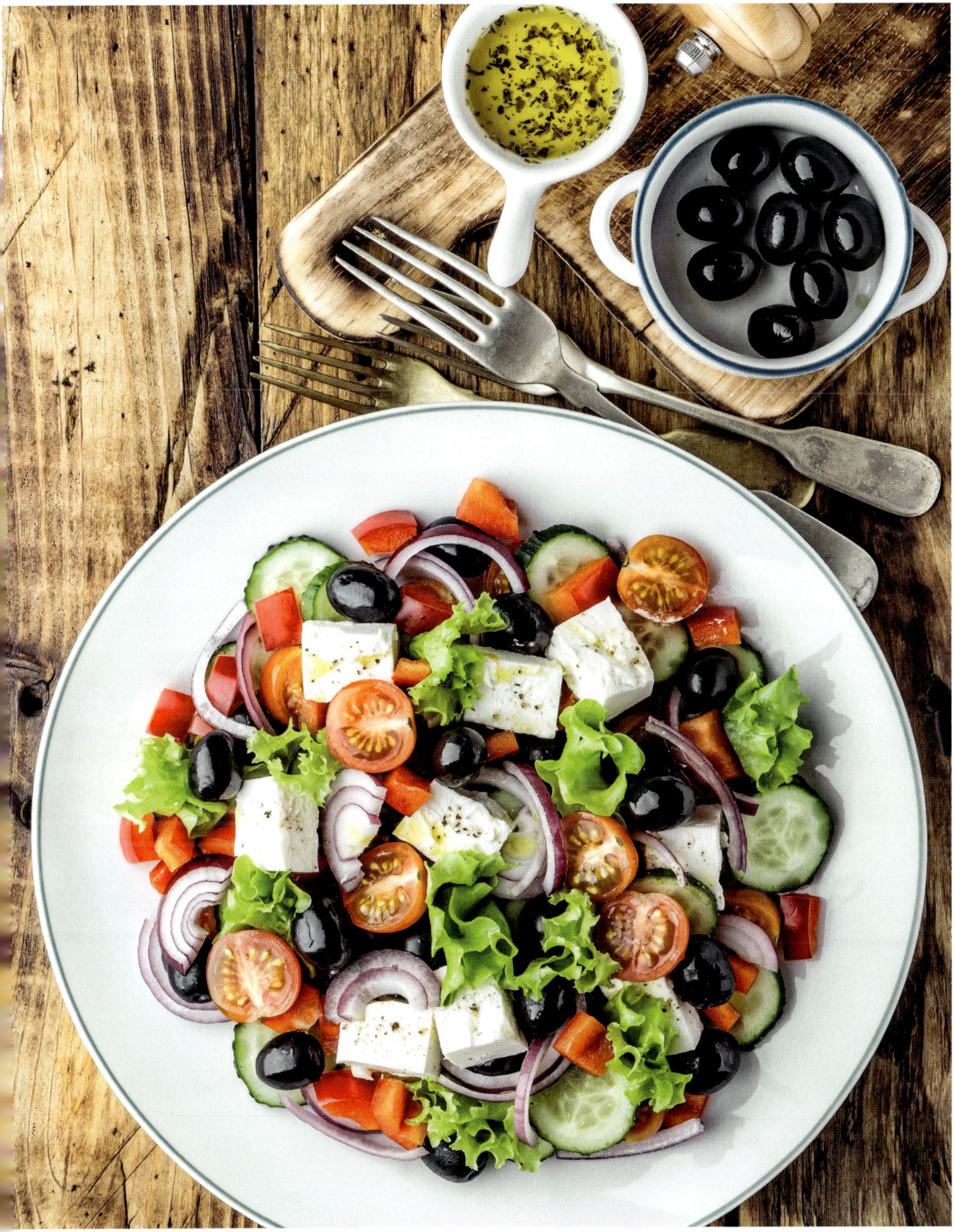

Hackfleischpfanne mit Paprikaschote

FÜR 2 PORTIONEN
2 Knoblauchzehen
2 gelbe Paprikaschoten
2 große Tomaten
2 EL Olivenöl
300 g Rinderhackfleisch
1 TL gem. Kreuzkümmel
2 EL Tomatenmark
Salz
Pfeffer
3 Stängel Petersilie

1. Die Knoblauchzehen schälen und fein hacken. Die Paprikaschoten putzen, waschen und in Streifen schneiden. Die Tomaten waschen, Stielansatz entfernen und grob würfeln.
2. Das Öl in einer beschichteten Pfanne erhitzen. Rinderhack, Knoblauch und Kreuzkümmel dazugeben und das Fleisch krümelig braten. Dann Paprikaschoten und Tomaten dazugeben und unterheben. Mit Tomatenmark, Salz und Pfeffer würzen. Bei geschlossenem Deckel etwa 10 Minuten köcheln lassen.
3. Die Petersilie waschen, trocken schütteln und fein hacken. Die Hackfleischpfanne mit Petersilie bestreuen und servieren.

ENERGIEDICHTE: 1 Zucchini klein schneiden und mit anbraten.

MITTELMEERDIÄT: 60 g Penne nach Packungsanleitung zubereiten und dazu servieren. Hackfleisch auf 200 g reduzieren.

INTERVALLFASTEN: Mit Vollkornbaguette (pro Person 50 g) servieren.

Nährwertangaben pro Portion	kcal	KH	EW	F
Low Carb	487,4	17,6	31,1	30,9
Energiedichte	499,7	18,9	32,3	31,2
Mittelmeerdiät	505,0	38,8	25,7	25,9
Intervallfasten	582,5	36,4	34,4	31,4

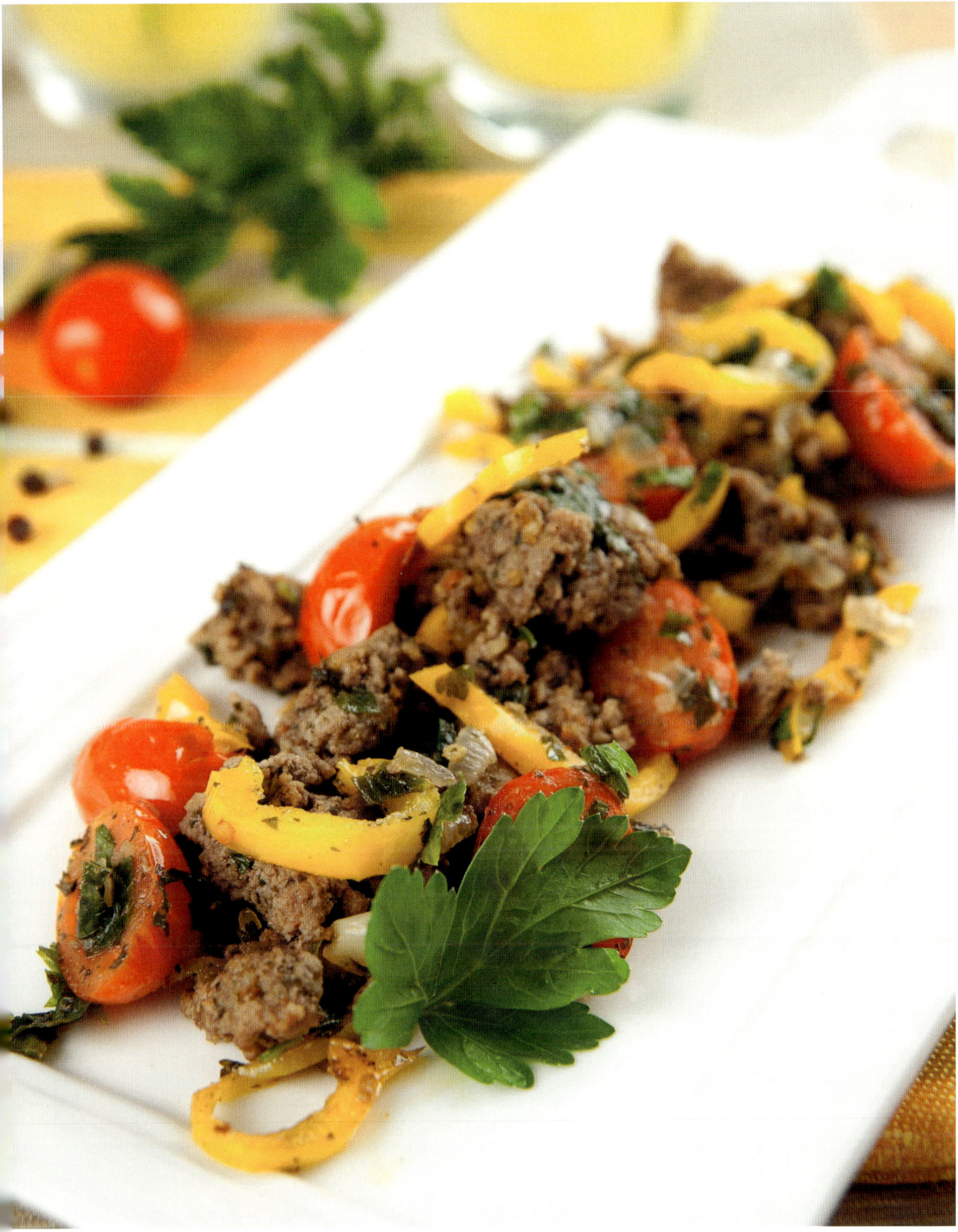

Frittata mit Spinat, Pilzen und Paprikaschote

FÜR 1 PFANNE (4 PORTIONEN)
150 g Pilze
200 g Baby-Blattspinat
1 rote Paprikaschote
1 Knoblauchzehe
80 g Bergkäse
6 Eier
200 g Sauerrahm
Salz
Pfeffer
2 EL Olivenöl

1. Die Pilze putzen und in Scheiben schneiden. Den Spinat waschen, putzen und trocken schütteln. Die Paprikaschote putzen, waschen und klein würfeln. Die Knoblauchzehe schälen und fein hacken. Den Bergkäse reiben.
2. Die Eier und den Sauerrahm verrühren. Den Käse zugeben und die Eiermasse mit Salz und Pfeffer würzen.
3. Den Backofen auf 180 °C (Umluft) vorheizen.
4. In einer ofenfesten beschichteten Pfanne das Olivenöl erhitzen und die Knoblauchzehe anschwitzen. Die Pilze und die Paprikaschote zugeben und 3–4 Minuten anbraten. Mit Salz und Pfeffer würzen. Den Spinat zugeben, zusammenfallen lassen und die Eiermasse darübergießen.
5. Die Frittata im Backofen auf der mittleren Schiene 15–18 Minuten stocken lassen. Die Frittata stürzen, in Stücke schneiden und servieren.

Tipp:

Die Menge reicht für 4 Personen und passt gut in eine Standard-Pfanne; gegebenenfalls die restliche Frittata für den nächsten Tag aufheben oder einfrieren und im Backofen wieder aufwärmen.

ENERGIEDICHTE: Optional einen grünen Salat mit Essig-Öl-Vinaigrette dazu servieren.

MITTELMEERDIÄT: Statt Bergkäse Parmesan oder Pecorino verwenden.

INTERVALLFASTEN: Die Frittata lässt sich gut mitnehmen und schmeckt auch kalt sehr gut.

Nährwertangaben pro Portion	kcal	KH	EW	F
Low Carb	354,2	6,2	16,7	28,0
Energiedichte	354,2	6,2	16,7	28,0
Mittelmeerdiät	355,0	6,2	18,9	27,1
Intervallfasten	354,2	6,2	16,7	28,0

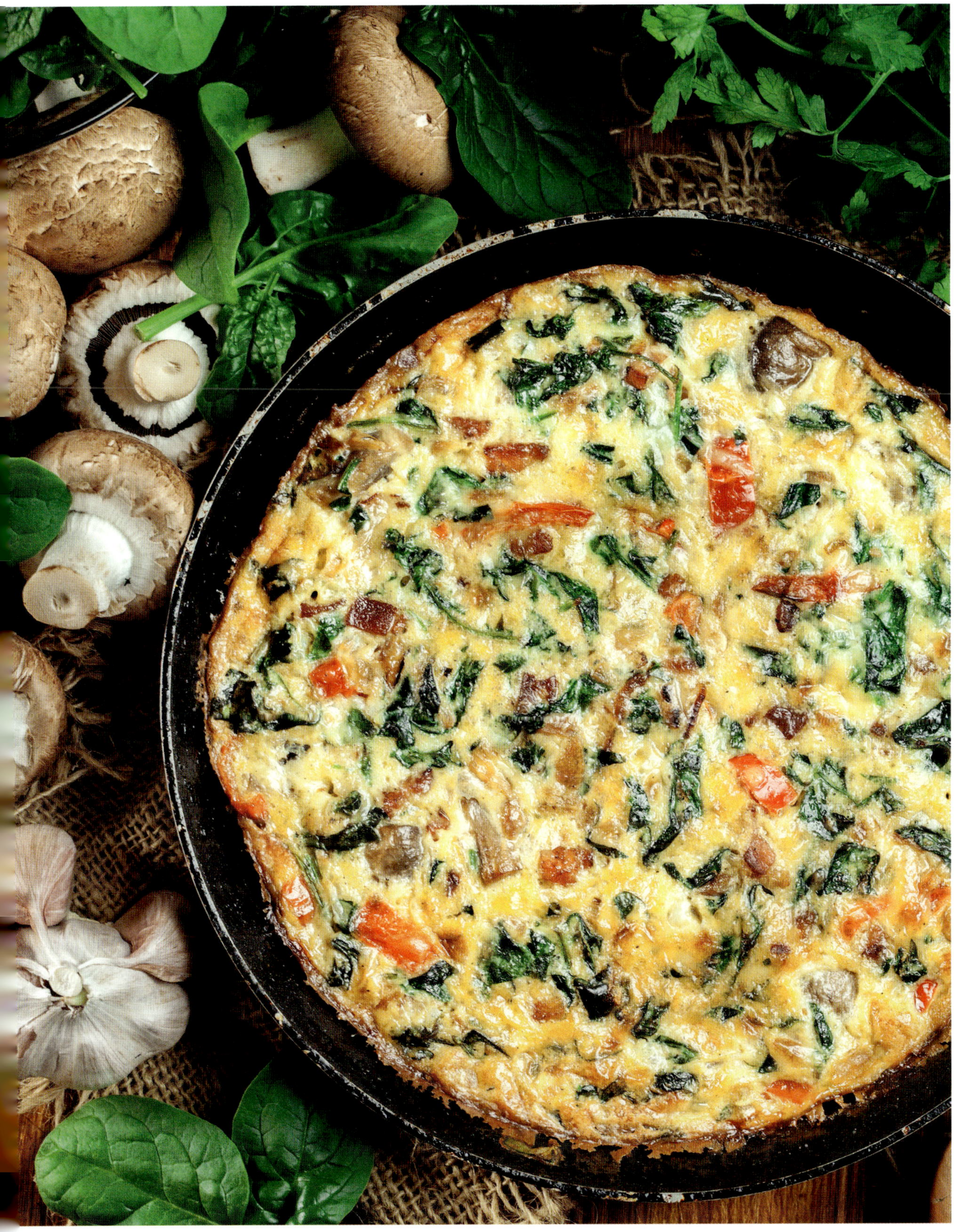

Gegrillter Thunfisch mit Avocado-Gurken-Salat

FÜR 2 PORTIONEN
2 Scheiben Tunfisch (à etwa 120 g)
Salz
Pfeffer
2 EL Olivenöl

FÜR DEN SALAT:
1 Avocado
1 Salatgurke
1 Tomate
3 Stängel Koriandergrün (alternativ Petersilie)
1 EL Olivenöl
Saft von 1 Limette
Salz
Pfeffer

1. Für den Salat Avocado schälen, vom Kern befreien und in Würfel schneiden. Die Gurke waschen, halbieren, die Kerne entfernen und klein würfeln. Die Tomate waschen und würfeln. Koriandergrün waschen, trocken schütteln und in Streifen schneiden. Alle Zutaten mit Olivenöl und Limettensaft vorsichtig vermischen. Mit Salz und Pfeffer abschmecken.
2. Den Thunfisch waschen, trocken tupfen, leicht salzen und pfeffern. Öl in einer Grillpfanne erhitzen und den Fisch von jeder Seite etwa 2 Minuten braten.
3. Den Thunfisch mit dem Avocado-Gurken-Salat servieren.

ENERGIEDICHTE: Den Salat mit 80 g Rucola verfeinern.

MITTELMEERDIÄT: Avocado durch Mozzarella (125 g) und Koriandergrün durch Basilikum ersetzen.

INTERVALLFASTEN: Den Thunfisch vor dem Braten in Sesam (1 EL) wenden.

Nährwertangaben pro Portion	kcal	KH	EW	F
Low Carb	619,9	4,2	28,8	52,1
Energiedichte	632,7	5,6	29,8	52,4
Mittelmeerdiät	555,7	3,8	38,8	41,0
Intervallfasten	664,7	5,1	30,3	55,9

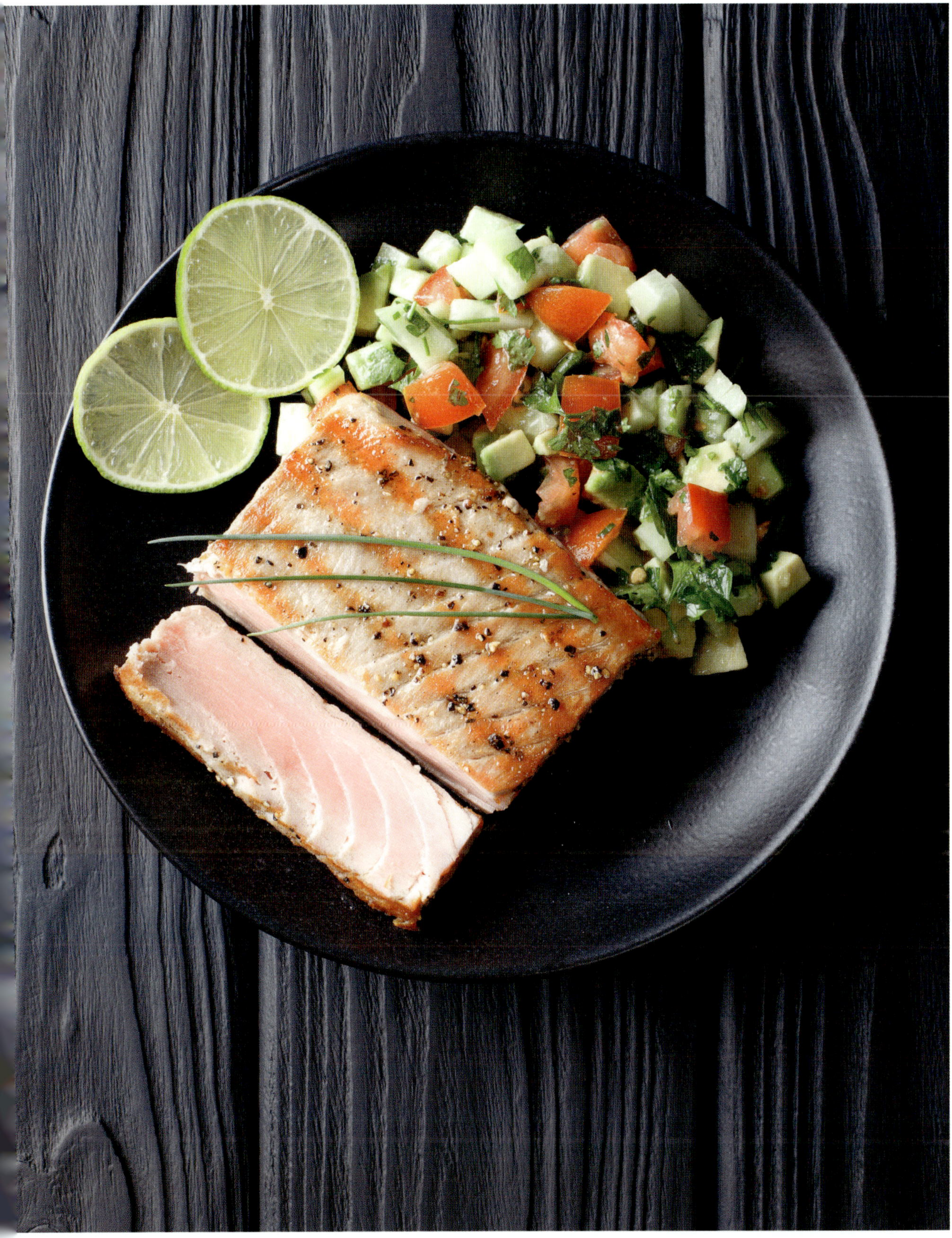

Tomatensuppe mit Ricotta und Parmesan

FÜR 2 PORTIONEN
1 Knoblauchzehe
1 Zwiebel
2 EL Olivenöl
1 EL Tomatenmark
1 Dose Tomatenstücke (400 g)
400 ml Gemüsebrühe
Salz
Pfeffer
4 Stängel Basilikum
4 EL Ricotta
2 EL geriebener Parmesan

1. Die Knoblauchzehe und Zwiebel schälen und fein hacken. Das Öl in einem Topf erhitzen und Knoblauch und Zwiebel andünsten. Tomatenmark zugeben und kurz anrösten. Tomatenstücke und Gemüsebrühe zufügen und bei mittlerer Hitze 20 Minuten köcheln lassen, nach Belieben mit einem Stabmixer fein pürieren. Mit Salz und Pfeffer abschmecken.
2. Basilikum waschen, trocken schütteln und hacken. Suppe auf zwei Schalen verteilen. Ricotta in die Suppe geben und mit Parmesan und Basilikum bestreut servieren.

ENERGIEDICHTE: Parmesan weglassen und dafür zusätzlich mit frischer Kresse (1 Kästchen) bestreuen.

MITTELMEERDIÄT: Statt Parmesan mit 2 EL gerösteten Pinienkernen bestreuen.

INTERVALLFASTEN: Die Suppe eignet sich gut zum Mitnehmen ins Büro.

Nährwertangaben pro Portion	kcal	KH	EW	F
Low Carb	329,6	24,2	9,3	20,7
Energiedichte	335,1	24,9	10,1	20,6
Mittelmeerdiät	414,2	26,3	14,0	26,8
Intervallfasten	329,6	24,2	9,3	20,7

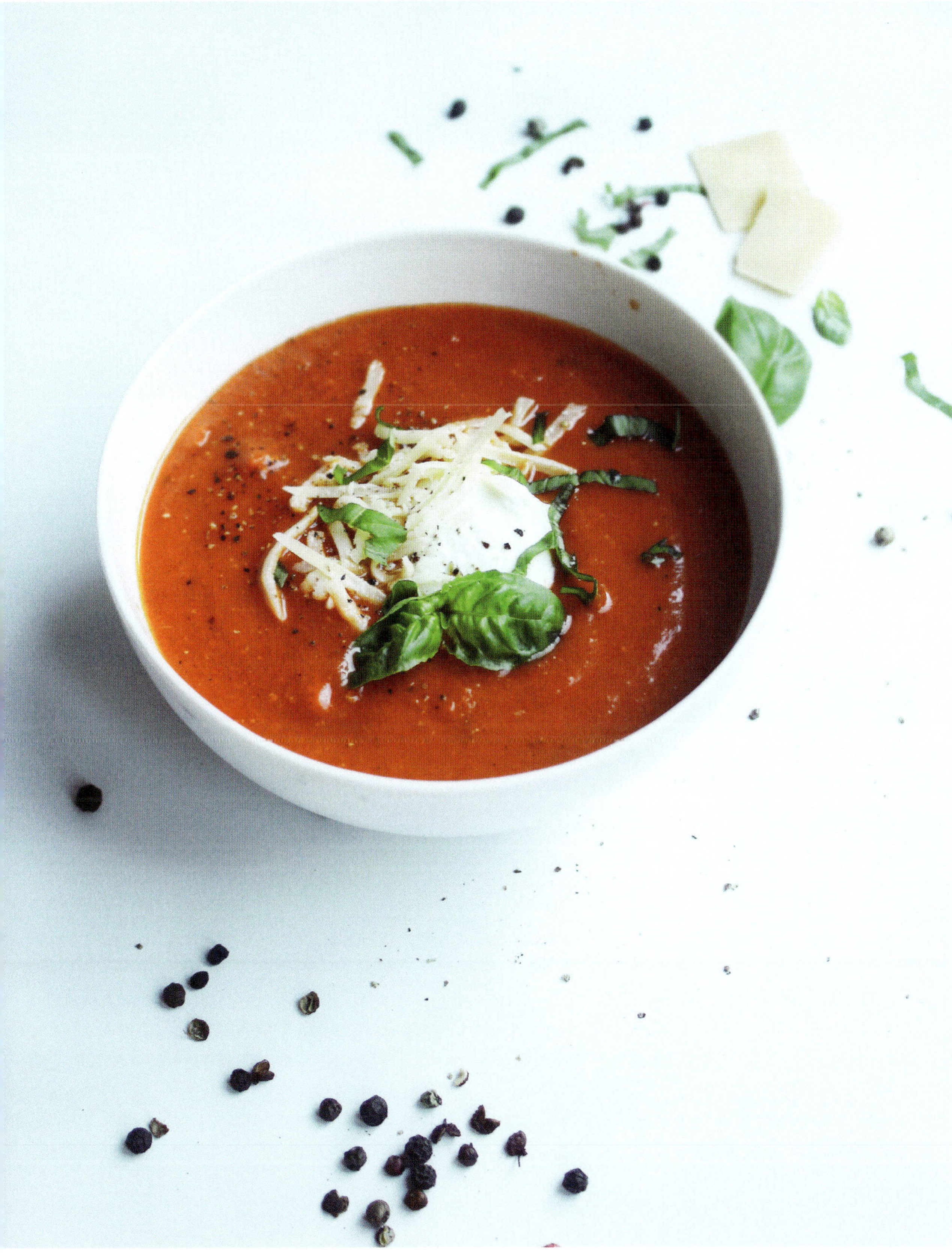

Rezepte für das Intervallfasten

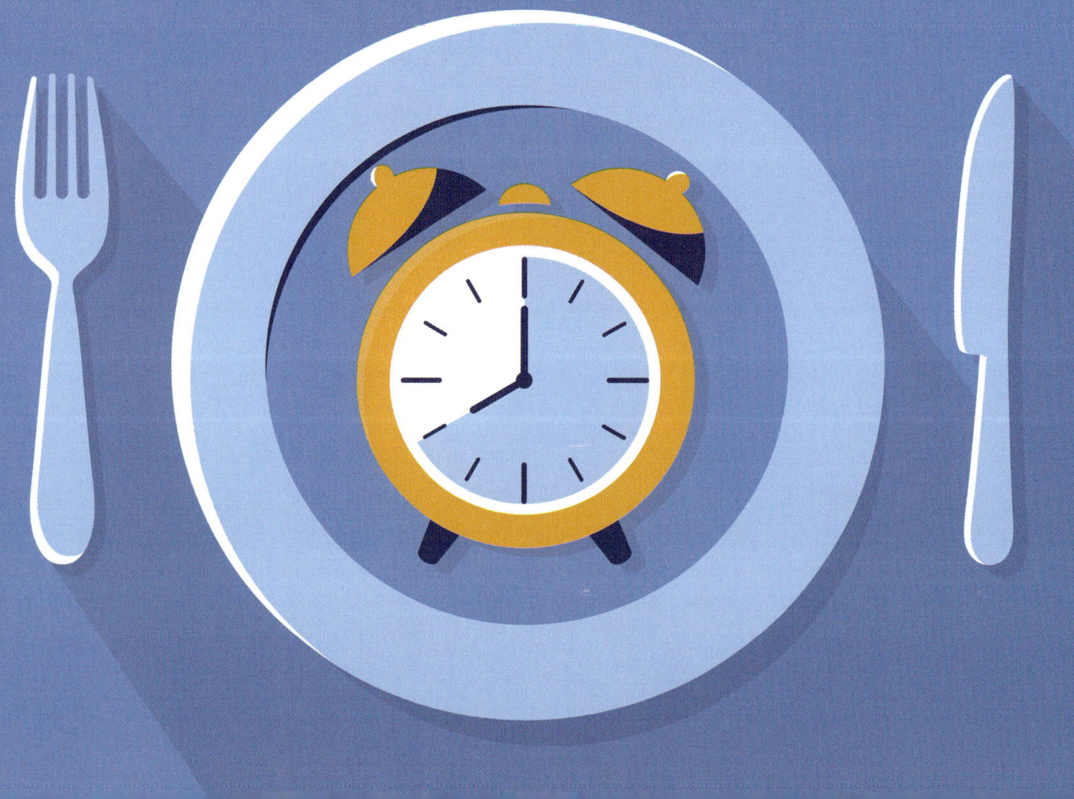

Wochenplan Intervallfasten (Frühstück fällt aus)

	Frühstück	Mittagessen	Abendessen
Montag	X	Kichererbsen-Spinat-Salat (S. 222)	Bunter Suppentopf mit Hähnchen und Gemüse (S. 198)
Dienstag	X	Buchweizen mit Rote Bete und Haselnüssen (S. 214)	Tofu-Curry mit Reis (S. 196)
Mittwoch	X	Kartoffel-Lauch-Suppe (S. 206)	Quinoa-Eintopf mit Bohnen und Avocado (S. 216)
Donnerstag	X	Gemüse-Chili (S. 200)	Zucchininudeln mit Pesto und Garnelenspießen (S. 212)
Freitag	X	Bunter Quinoasalat (S. 210)	Sommerrollen (S. 206)
Samstag	X	Buddha Bowl mit Huhn und gerösteten Kichererbsen (S. 208)	Süßkartoffelscheiben mit Rote-Bete-Hummus (S. 220)
Sonntag	X	Rindergulasch mit Paprika und Pilzen (S. 218)	Gefüllte Auberginen (S. 204)

Wenn Sie lieber frühstücken und dafür das Abendessen weglassen möchten, finden Sie bei den anderen Diäten Frühstücksanregungen.

Tofu-Curry mit Reis

FÜR 2 PORTIONEN
125 g Naturreis
½ Zwiebel
1 Knoblauchzehe
1 Stück Ingwer (ca. 2 cm)
3 Frühlingszwiebeln
2 rote Paprikaschoten
200 g Tofu
1 EL Kokosöl
1 EL Currypulver
1 TL gem. Kreuzkümmel
1 Dose leichte Kokosmilch (400 ml)
1 Msp. Chilipulver

1. In einem Topf den Naturreis mit 250 ml Salzwasser zum Kochen bringen und bei schwacher Hitze 40–45 Minuten garen.
2. Die Zwiebel und die Knoblauchzehe schälen und fein hacken. Den Ingwer schälen und fein reiben. Die Frühlingszwiebeln putzen, waschen und schräg in Ringe schneiden, ein paar grüne Ringe beiseite legen. Die Paprikaschoten putzen, waschen und mit dem Tofu in 2 cm große Würfel schneiden.
3. In einem großen Topf das Kokosöl erhitzen und Zwiebel, Knoblauch und Ingwer glasig anschwitzen. Das Currypulver und Kreuzkümmel einrühren und kurz mit anrösten. Die Frühlingszwiebeln, die Paprikaschoten und den Tofu zugeben und mit Kokosmilch aufgießen. Das Gemüse bei schwacher Hitze ca. 10 Minuten köcheln lassen, dabei gelegentlich umrühren. Mit Chilipulver abschmecken.
4. Das Curry auf Teller verteilen und mit den restlichen Frühlingszwiebeln bestreuen.

ENERGIEDICHTE: Wer keinen Tofu mag, kann ihn durch gegarte Kichererbsen ersetzen. Diese sind fettarm und haben einen besonders hohen Anteil an wertvollem Eiweiß.

LOW CARB: Den Naturreis durch eiweißreiches Quinoa ersetzen.

MITTELMEERDIÄT: Nach Belieben statt Tofu Garnelen verwenden.

Nährwertangaben pro Portion	kcal	KH	EW	F
Intervallfasten	850,7	75,1	18,9	50,0
Energiedichte	862,2	87,8	15,8	47,0
Low Carb	857,3	69,1	21,9	52,1
Mittelmeerdiät	872,7	75,3	31,1	46,9

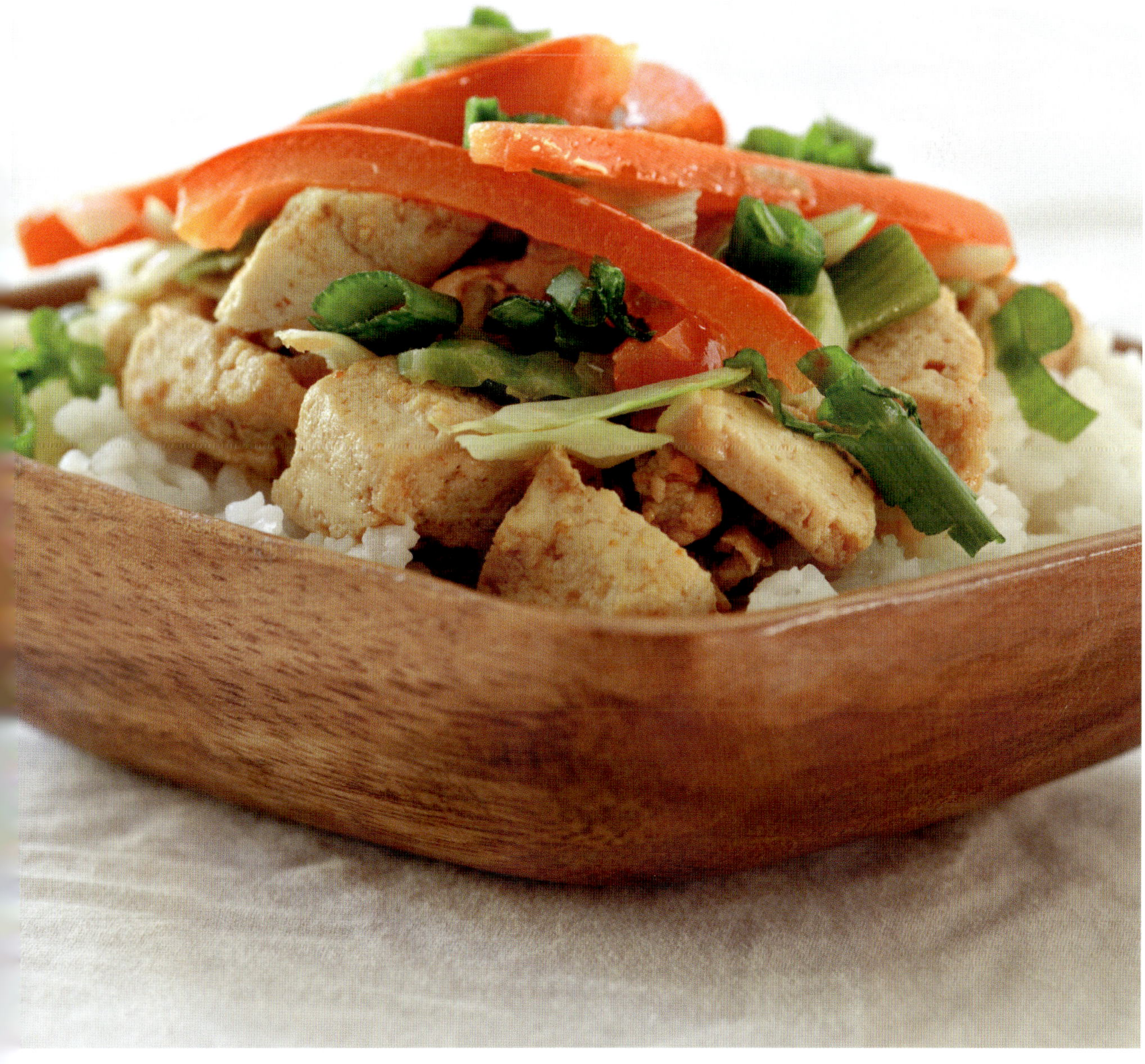

Bunter Suppentopf mit Hähnchen und Gemüse

FÜR 2 PORTIONEN
200 g Hähnchenbrustfilet
1 Knoblauchzehe
1 kleine Zwiebel
1 Möhre
2 Stangen Staudensellerie
½ Brokkoli
50 g TK-Erbsen
Salz
Pfeffer

1. Das Hähnchenbrustfilet kurz unter fließend kaltem Wasser waschen, trocknen und klein würfeln. Den Knoblauch und die Zwiebel schälen. Die Zwiebel in Ringe schneiden, den Knoblauch fein hacken. Die Möhre und den Staudensellerie waschen, putzen und klein würfeln. Den Brokkoli waschen und in kleine Röschen teilen.
2. In einem großen Topf Zwiebel und Knoblauch ohne Fett kurz anrösten. Das restliche Gemüse zugeben und mit 700 ml kaltem Wasser aufgießen. Die Suppe langsam zum Kochen bringen, dabei den entstehenden Schaum abschöpfen und bei schwacher Hitze 15–20 Minuten köcheln lassen. Mit Salz und Pfeffer abschmecken.

Tipp

Anstatt Hähnchen kann man auch Tofu verwenden oder nur eine Gemüsesuppe mit Nudeln oder Kartoffeln zubereiten.

ENERGIEDICHTE: Nach Belieben das Hähnchen durch zartcremigen Seidentofu ersetzen. Tofu hat wenig Fett und liefert wertvolle ungesättigte Fettsäuren.

LOW CARB: Die Möhre durch Knollensellerie ersetzen.

MITTELMEERDIÄT: Für eine mediterrane Gemüsesuppe das Hähnchen durch weiße, gegarte Bohnen ersetzen.

Nährwertangaben pro Portion	kcal	KH	EW	F
Intervallfasten	195,8	13,6	28,1	2,6
Energiedichte	138,7	14,8	12,3	2,9
Low Carb	191,3	12,3	28,0	2,8
Mittelmeerdiät	138,5	19,9	11,7	0,9

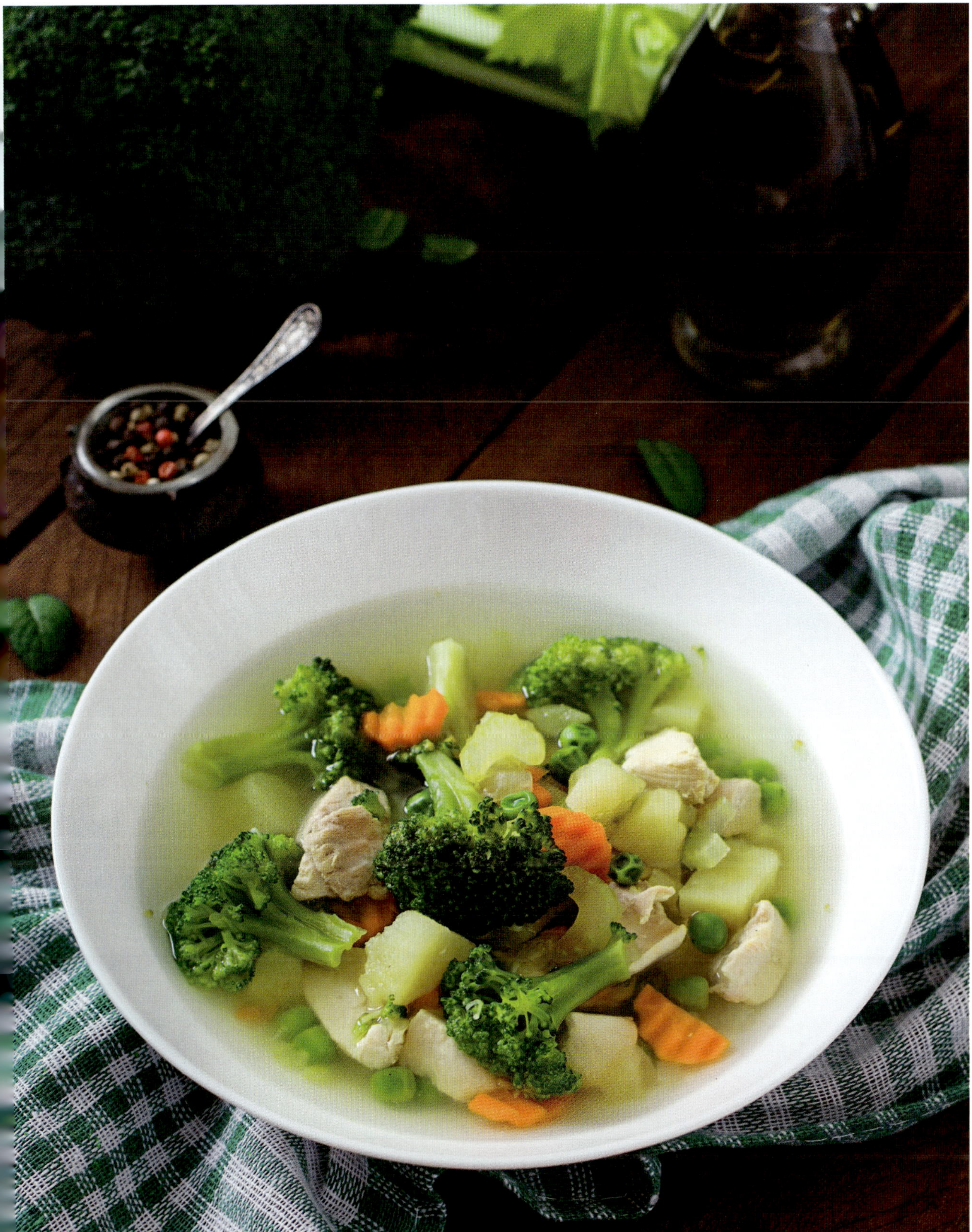

Gemüse-Chili

FÜR 2 PORTIONEN
½ Zwiebel
1 Knoblauchzehe
½ rote Chilischote
1 kleine Zucchini
1 rote Paprikaschote
1 Möhre
1 EL Rapsöl
1 EL Tomatenmark
½ TL Paprikapulver
200 ml Gemüsebrühe
1 Dose stückige Tomaten (400 ml)
Salz
Pfeffer
1 Dose Kidneybohnen (Abtropfgewicht 250 g)
1 kleine Dose Mais (Abtropfgewicht 140 g)

1. Die Zwiebel und die Knoblauchzehe schälen und fein hacken. Die Chilischote waschen und halbieren. Die Samen und die weißen Trennwände entfernen und die Schote fein hacken. Die Zucchini und die Paprikaschote waschen, putzen und klein würfeln. Die Möhre schälen und ebenfalls klein würfeln.
2. Das Öl in einem großen Topf erhitzen und Zwiebel, Knoblauch und Chilischote anschwitzen. Das Gemüse zufügen und kurz anbraten. Tomatenmark und Paprikapulver zugeben und kurz anrösten. Die Gemüsebrühe aufgießen und die Tomaten zugeben. Mit Salz und Pfeffer würzen. Zugedeckt bei kleiner Hitze 15 Minuten köcheln lassen.
3. Die Bohnen und den Mais abgießen, abspülen und abtropfen lassen. Zum Chili geben und weitere 5–8 Minuten köcheln lassen. Nochmals abschmecken.

ENERGIEDICHTE: Mit Quinoa (insgesamt 80 Gramm Trockengewicht) servieren, das Pseudogetreide ist kalorienarm und enthält wertvolles pflanzliches Eiweiß.

LOW CARB: Den Mais durch Pilze (200 Gramm) ersetzen und mit einem Klecks Sauerrahm (1 EL pro Portion) servieren.

MITTELMEERDIÄT: Das Chili mit Vollkornfladenbrot (pro Person 50 Gramm) servieren.

Nährwertangaben pro Portion	kcal	KH	EW	F
Intervallfasten	396,6	57,4	17,4	9,9
Energiedichte	544,8	83,1	21,8	12,3
Low Carb	375,3	50,7	18,0	10,0
Mittelmeerdiät	543,8	84,4	22,5	11,4

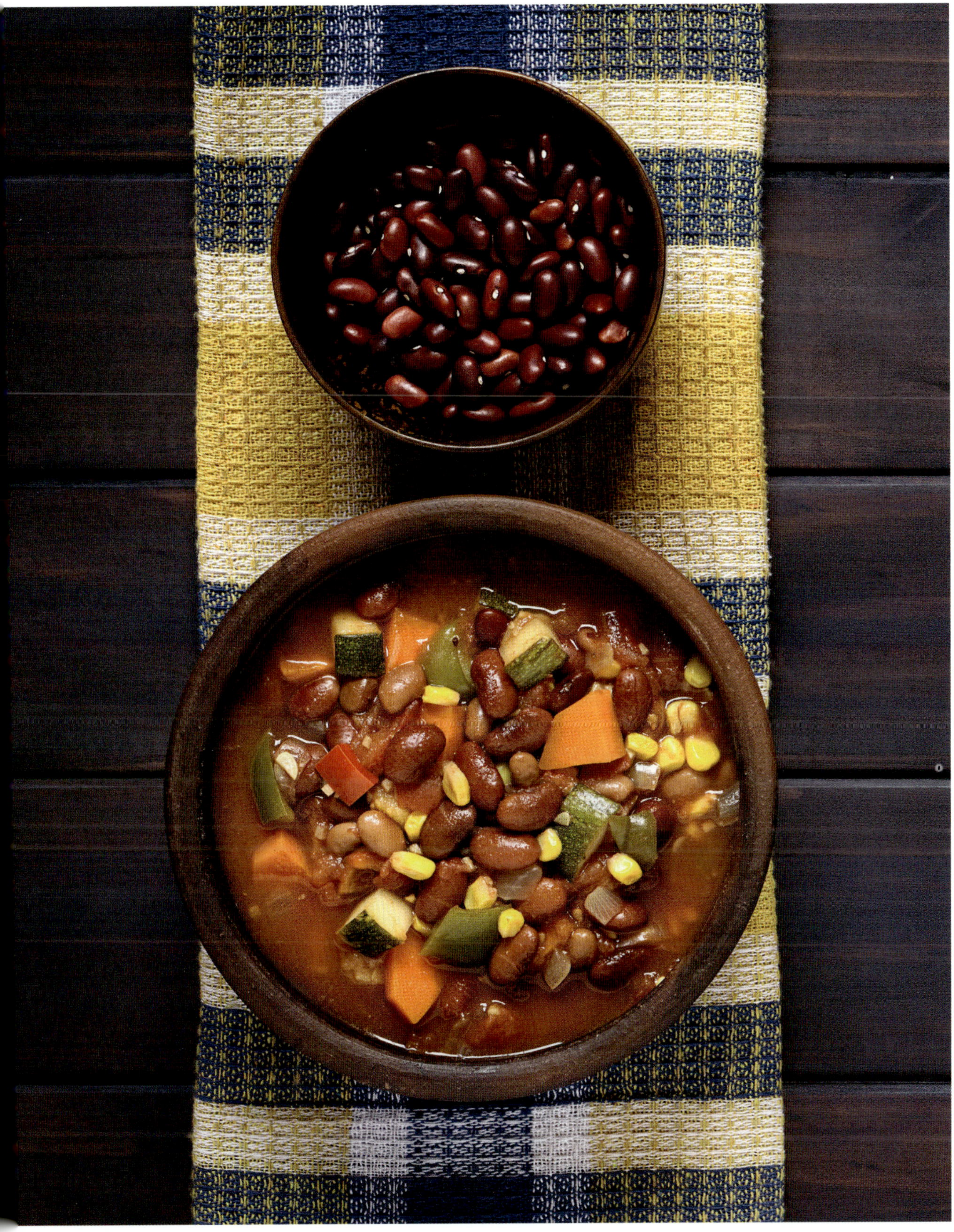

Kartoffel-Lauch-Suppe

FÜR 2 PORTIONEN
300 g mehligkochende Kartoffeln
1 Stange Lauch
1 kleine Zwiebel
1 EL Rapsöl
500 ml Gemüsebrühe
1 Lorbeerblatt
Salz
Pfeffer
Muskatnuss
125 ml Sahne

1. Die Kartoffeln schälen und klein würfeln. Den Lauch waschen, putzen und klein schneiden. Die Zwiebel schälen und fein hacken.
2. Das Öl in einem großen Topf erhitzen und die Zwiebel glasig anschwitzen. Die Kartoffeln und den Lauch zugeben und kurz anbraten. Mit der Gemüsebrühe aufgießen. Das Lorbeerblatt zugeben und mit Salz, Pfeffer und Muskatnuss würzen. Bei kleiner Hitze zugedeckt 15–18 Minuten köcheln lassen. Gelegentlich umrühren.
3. Das Lorbeerblatt entfernen und die Sahne zufügen. Die Suppe noch einmal aufkochen. Mit dem Stabmixer pürieren und nochmals abschmecken.

ENERGIEDICHTE: Für eine grüne Kartoffelsuppe 50 g Kerbel und ½ Bund Petersilie waschen, trocken schütteln, fein hacken und zur Suppe geben.

LOW CARB: Die Kartoffeln durch Blumenkohl ersetzen.

MITTELMEERDIÄT: Mit 2 EL gerösteten Pinienkernen servieren.

Nährwertangaben pro Portion	kcal	KH	EW	F
Intervallfasten	385,4	36,2	8,2	21,9
Energiedichte	397,3	37,7	9,2	22,1
Low Carb	301,5	14,3	8,9	22,2
Mittelmeerdiät	479,5	38,3	13,8	28,6

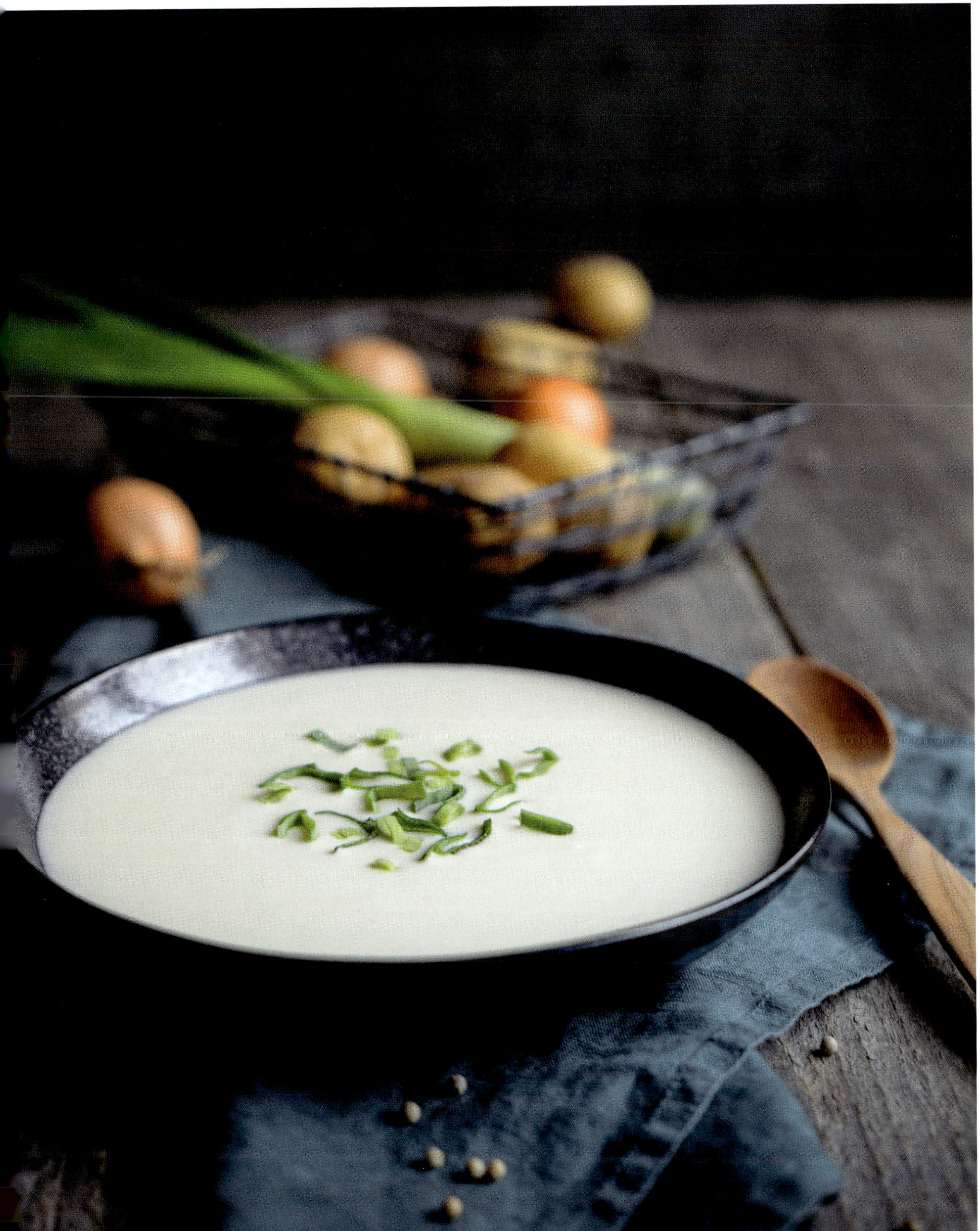

Gefüllte Auberginen

FÜR 2 PORTIONEN
2 kleine Auberginen
½ Zitrone
Salz
Pfeffer
1 Knoblauchzehe
80 g Champignons
1 rote Paprikaschote
4 Stängel Petersilie
2 EL Olivenöl
30 g Bergkäse

1. Die Auberginen waschen, längs halbieren und mit einem Löffel aushöhlen, sodass ein ca. 1 cm breiter Rand stehenbleibt. Die Zitrone auspressen und die Auberginenhälften mit Zitronensaft beträufeln. Salzen und pfeffern.
2. Das Fruchtfleisch der Auberginen klein würfeln. Die Knoblauchzehe schälen und fein hacken. Die Pilze putzen und klein würfeln. Die Paprikaschote putzen, waschen und klein würfeln. Die Petersilie waschen, trocken schütteln und fein hacken.
3. Den Backofen auf 200 °C (Ober-/Unterhitze) vorheizen. Ein Backblech mit Backpapier auslegen. Das Öl in einer Pfanne erhitzen und den Knoblauch kurz anschwitzen. Das Fruchtfleisch der Auberginen, Paprikaschote und Pilze zugeben und 4–5 Minuten anbraten. Die Petersilie zugeben und mit Salz und Pfeffer würzen. Kurz abkühlen lassen. Den Bergkäse reiben und unter das Gemüse mischen.
4. Die Auberginenhälften mit der Gemüsemischung füllen und auf das Backpapier legen. Im Backofen auf der mittleren Schiene 30 Minuten backen.

ENERGIEDICHTE: Mit Couscous (insgesamt 50 g Trockengewicht) servieren.

LOW CARB: Die Auberginen mit 2 EL gehackten Mandeln bestreuen.

MITTELMEERDIÄT: 2 EL Oliven klein schneiden und die Füllung damit verfeinern.

Nährwertangaben pro Portion	kcal	KH	EW	F
Intervallfasten	261,0	11,9	8,8	18,9
Energiedichte	343,3	29,2	11,0	19,2
Low Carb	331,2	12,4	11,8	24,9
Mittelmeerdiät	296,6	12,4	9,1	22,4

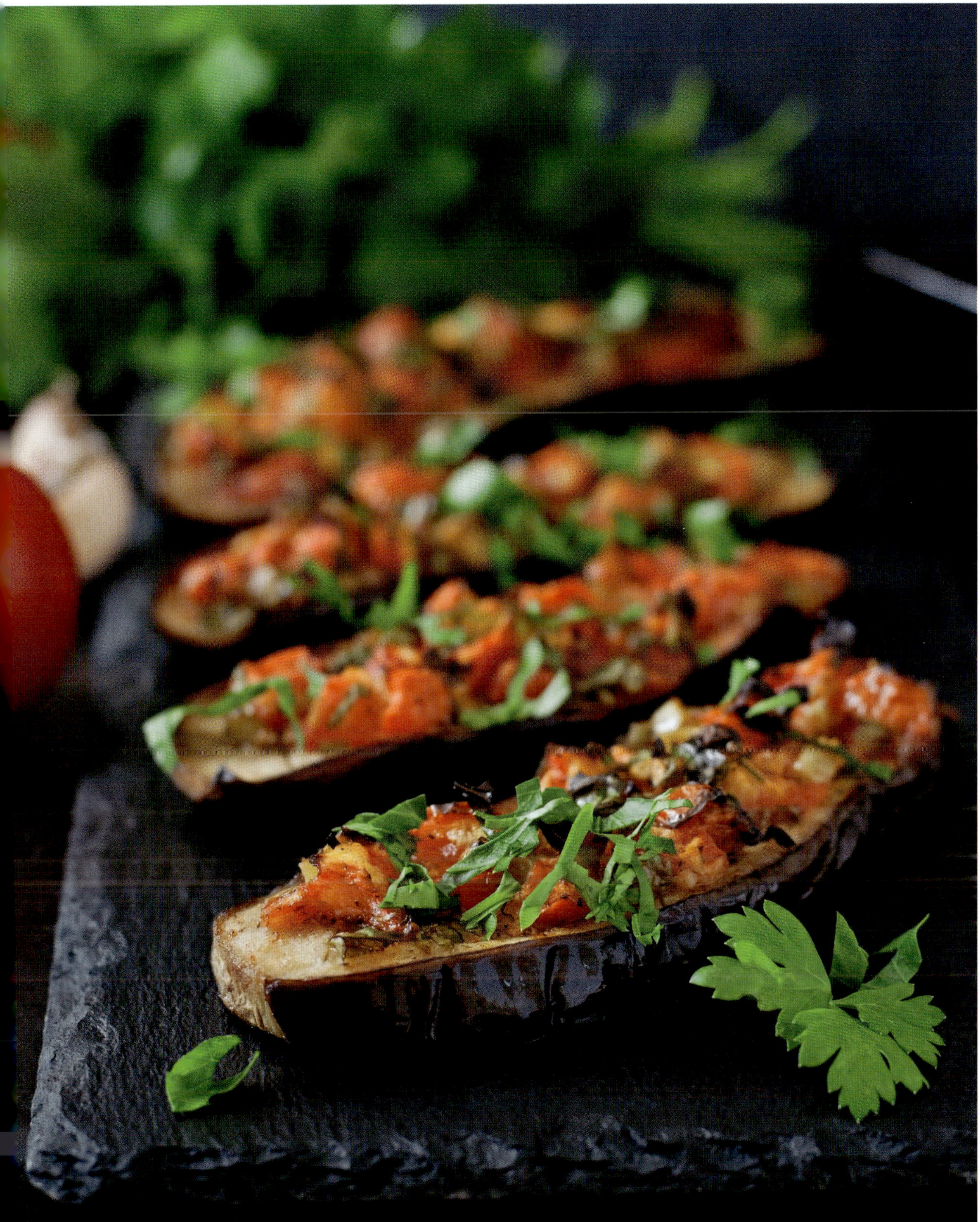

Sommerrollen

FÜR 12 ROLLEN (6 PRO PORTION)
100 g Glasnudeln
¼ Rotkohl
2 Möhren
½ Salatgurke
½ Bund Minze
½ Bund Koriander
12 Blatt rundes Reispapier (Ø 22 cm; im Asialaden erhältlich)

FÜR DEN DIP:
1 Limette
1 kleine rote Chilischote
1 Stück Ingwer (ca. 2 cm)
1 EL Reisessig
1 EL Agavendicksaft
2–3 EL Sojasauce

1. Die Glasnudeln in reichlich heißem Wasser etwa 15 Minuten einweichen. Abseihen, abschrecken, abtropfen lassen und nach Belieben mithilfe einer Schere klein schneiden.
2. Vom Rotkohl die äußeren Blätter und den Strunk entfernen. In sehr feine Streifen schneiden. Die Möhren schälen und in dünne Stifte schneiden. Die Gurke waschen und in dünne Stifte schneiden. Die Kräuter waschen, trocken schütteln und die Blätter von den Stielen zupfen.
3. Für den Dip die Limette halbieren und auspressen. Die Chilischote waschen, halbieren, Samen und weiße Trennwände entfernen. Die Chilischote klein hacken. Den Ingwer schälen und fein hacken. Limettensaft, Chili, Ingwer, Reisessig und Agavendicksaft gut verrühren. Mit Sojasauce abschmecken.
4. Einen tiefen Teller mit Wasser füllen und ein feuchtes Geschirrtuch auf der Arbeitsfläche ausbreiten. Ein Blatt Reispapier in Wasser tunken und auf das Geschirrtuch legen. In die Mitte des Blattes horizontal Möhren-, Gurken- und Rotkohlstreifen darauf verteilen. Minze- und Korianderblätter und Glasnudeln darauflegen. Den unteren und die seitlichen Ränder des Reispapiers über die Füllung schlagen und alles sehr eng aufrollen.
5. Die Sommerrollen mit dem Dip servieren.

ENERGIEDICHTE: Die Sommerrollen mit vitalstoffreichen Sprossen (50 g) verfeinern.

LOW CARB: Die Reisnudeln durch Konjaknudeln ersetzen. Diese werden aus dem Mehl der Konjakwurzel hergestellt und ähneln den Glasnudeln, enthalten aber kaum Kalorien und Kohlenhydrate.

MITTELMEERDIÄT: Für eine mediterrane Füllung den Rotkohl durch fein gehobelten Fenchel und den Koriander durch Basilikum ersetzen.

Nährwertangaben pro Portion	kcal	KH	EW	F
Intervallfasten	440,6	100,7	4,5	1,0
Energiedichte	446,4	101,1	5,3	1,1
Low Carb	265,4	57,9	4,6	1,0
Mittelmeerdiät	442,8	100,0	5,5	1,1

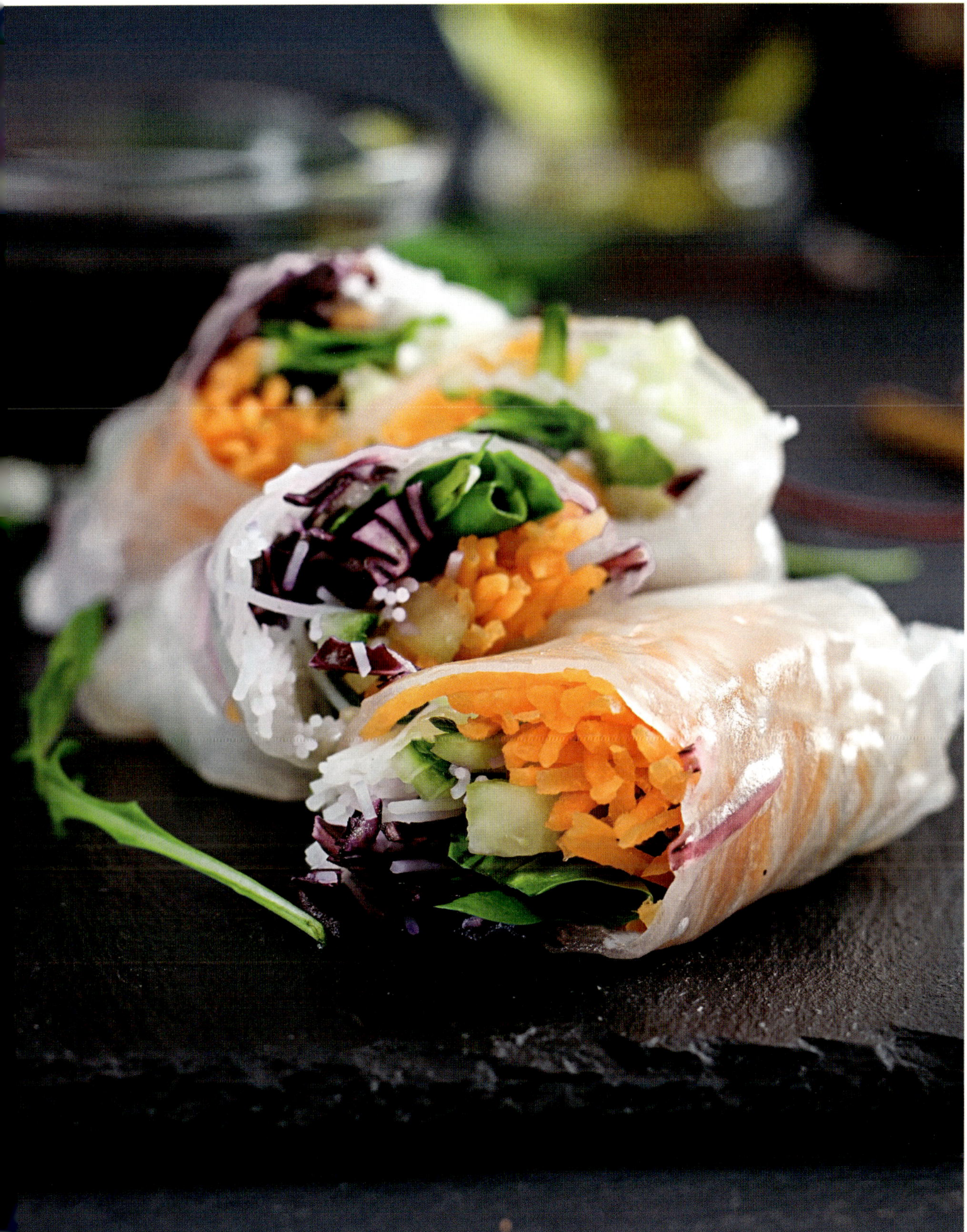

Buddha Bowl mit Huhn und gerösteten Kichererbsen

FÜR 2 PORTIONEN
100 g Basmatireis
Salz
¼ Rotkohl
1 Orange
½ TL Zucker
1 rote Paprikaschote
½ rote Zwiebel
1 Avocado
1 EL Zitronensaft
200 g Hähnchenbrustfilet
Pfeffer
2 EL Olivenöl
1 EL Apfelessig
2 EL schwarzer Sesam

FÜR DIE GERÖSTETEN KICHERERBSEN:
150 g gegarte Kichererbsen
2 EL Olivenöl
½ TL Paprikapulver
½ TL gem. Kreuzkümmel
½ TL gem. Koriander
Salz
Chiliflocken, nach Belieben

1. Den Reis mit 200 ml Salzwasser zum Kochen bringen. Zugedeckt bei kleiner Hitze ca. 30 Minuten köcheln lassen.
2. Die Kichererbsen abspülen und abtropfen lassen. Mit einem Küchentuch trocken reiben und ggf. die Häutchen entfernen.
3. Den Backofen auf 200 °C vorheizen. Ein Backblech mit Backpapier auslegen.
4. Die Kichererbsen mit Olivenöl, Paprikapulver, Kreuzkümmel, Koriander und Salz würzen. Nach Belieben mit Chiliflocken bestreuen und auf dem Backpapier verteilen. Auf der mittleren Schiene ca. 20 Minuten backen, bis sie knusprig sind.
5. Vom Rotkohl die äußeren Blätter und den Strunk entfernen. In sehr feine Streifen schneiden. Die Orange halbieren und auspressen. Das Rotkraut mit Orangensaft, etwas Salz und Zucker vermischen, gut durchkneten und ziehen lassen.
6. Die Paprikaschote putzen, waschen und in Streifen schneiden. Die Zwiebel schälen und in Ringe schneiden. Die Avocado halbieren, den Kern entfernen und das Fruchtfleisch mithilfe eines Löffels herauslösen. In Scheiben schneiden und mit Zitronensaft beträufeln. Das Hähnchen abspülen und trocken tupfen, in Streifen schneiden.
7. In einer beschichteten Pfanne 1 EL Öl erhitzen und das Hähnchen rundherum 3–4 Minuten anbraten, bis es gar ist. Mit Salz und Pfeffer würzen.
8. Den Rotkohlsalat mit 1 EL Olivenöl, Essig, Salz und Pfeffer abschmecken.
9. Reis, Hähnchen, Rotkohlsalat, Paprikaschote, Zwiebel, Avocado und Kichererbsen in einer Schale anrichten. Mit Sesam bestreuen.

ENERGIEDICHTE: Nach Belieben das Hähnchen durch Räuchertofu ersetzen.

LOW CARB: Den Reis durch Blumenkohlreis (pro Person 200 g), (siehe Rezept Seite 180) ersetzen.

MITTELMEERDIÄT: Den Rotkohl durch Radicchio ersetzen. Die Kichererbsen mit getrockneten Kräutern wie Oregano oder Rosmarin würzen.

Nährwertangaben pro Portion	kcal	KH	EW	F
Intervallfasten	1016,1	67,9	36,9	63,0
Energiedichte	990,5	68,2	24,0	65,8
Low Carb	934,3	39,2	44,0	63,8
Mittelmeerdiät	1008,7	66,0	37,0	63,0

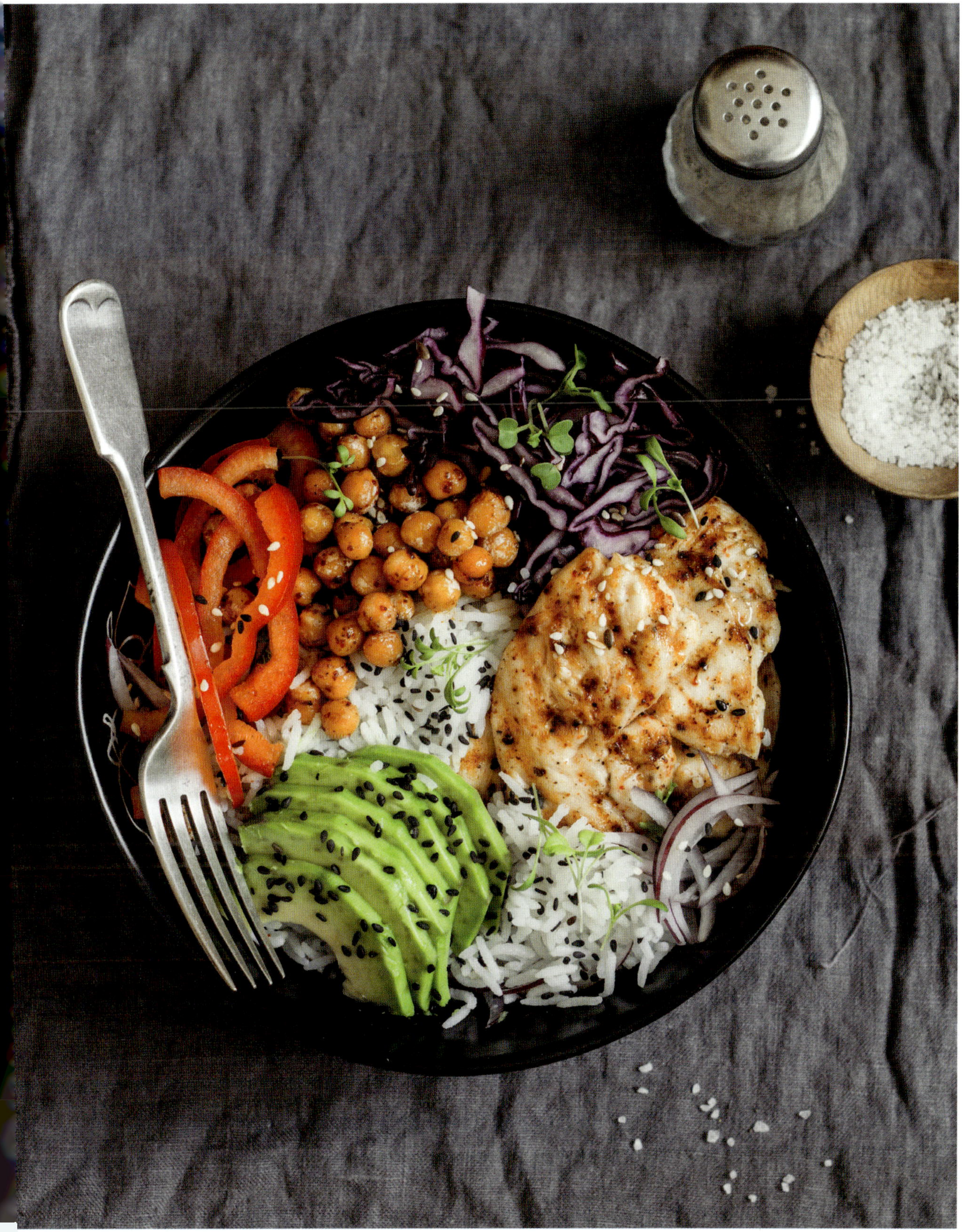

Bunter Quinoasalat

FÜR 2 PORTIONEN
100 g bunter Quinoa
Salz
1 gelbe Paprikaschote
1 rote Paprikaschote
½ Salatgurke
100 g Cherrytomaten
4 Stängel Petersilie

FÜR DAS DRESSING:
2 EL Olivenöl
2 EL Orangensaft
1 EL weißer Balsamicoessig
Salz
Pfeffer

1. Die Quinoa in einem Sieb unter fließend heißem Wasser abspülen. Mit 250 ml Salzwasser zum Kochen bringen und 20 Minuten zugedeckt bei kleiner Hitze köcheln lassen. 5 Minuten ausquellen lassen.
2. Die Paprikaschoten putzen, waschen und in Streifen schneiden. Die Gurke halbieren, die Kerne mithilfe eines Löffels herauslösen. Die Gurke längs in Streifen schneiden und klein würfeln. Die Tomaten waschen und klein schneiden. Die Petersilie waschen, trocken schütteln und fein hacken.
3. Für das Dressing alle Zutaten verquirlen.
4. In einer Schüssel alle Zutaten für den Salat miteinander vermischen und das Dressing vorsichtig unterrühren.

ENERGIEDICHTE: 150 g zerkrümelten Schafskäse untermischen.

LOW CARB: Mit 120 g gebratenem Hähnchenbrustfilet servieren.

MITTELMEERDIÄT: Mit 120 g Mini-Mozzarella und frischem Basilikum verfeinern.

Nährwertangaben pro Portion	kcal	KH	EW	F
Intervallfasten	402,7	48,6	9,6	17,6
Energiedichte	587,9	49,2	22,1	31,8
Low Carb	466,5	48,9	22,2	18,8
Mittelmeerdiät	559,9	48,6	21,0	29,5

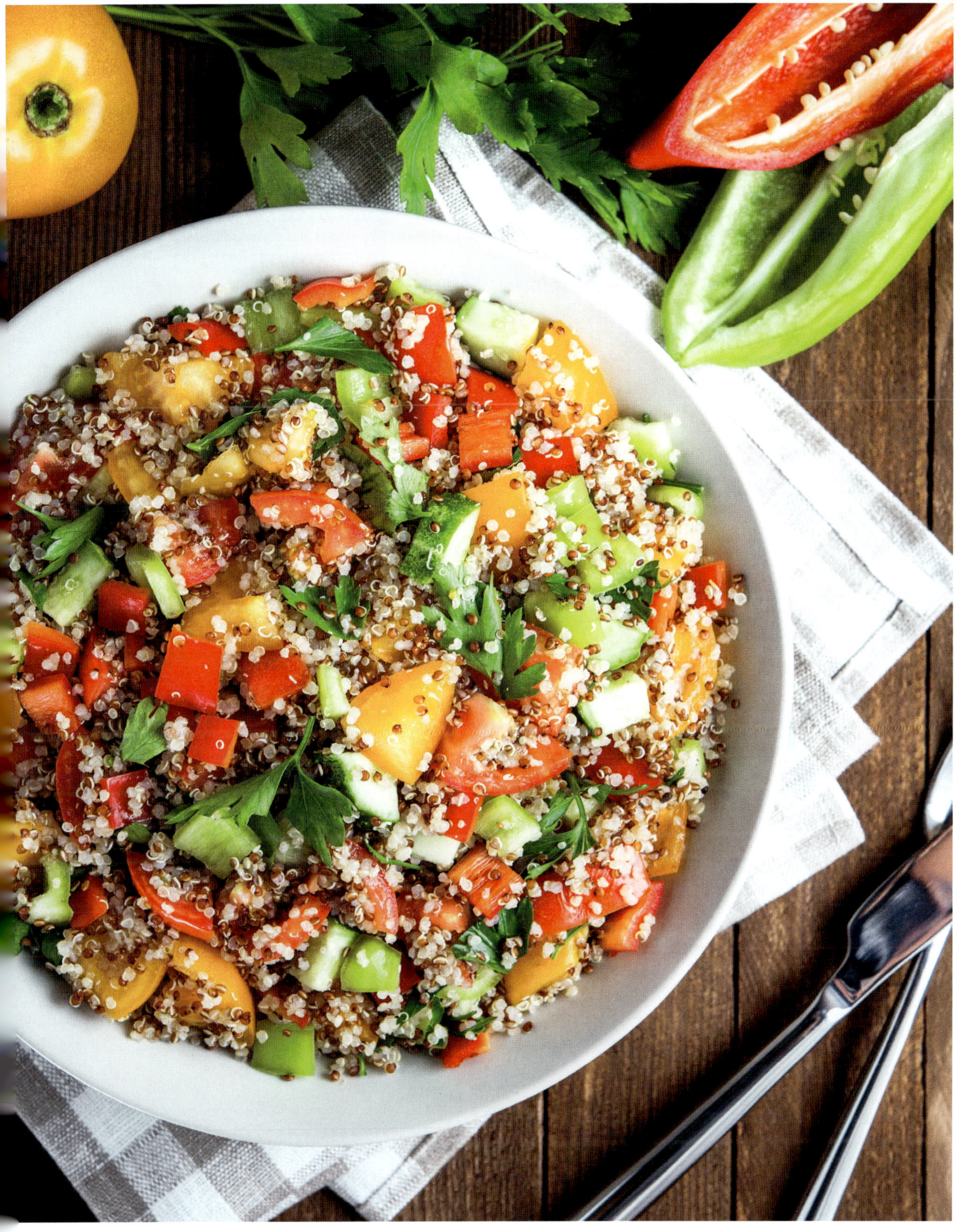

Zucchininudeln mit Pesto und Garnelenspießen

FÜR 2 PORTIONEN

FÜR DIE ZUCCHININUDELN:
2 Zucchini (ca. 400 g)
Salz

FÜR DAS PESTO:
50 g Basilikum
1 kleine Knoblauchzehe
½ Zitrone
50 g Cashewkerne
100 ml Olivenöl
Salz
Pfeffer

FÜR DIE GARNELENSPIESSE:
6 Garnelen
2 EL Olivenöl
Salz
Pfeffer
außerdem: 2 Holzspieße

ENERGIEDICHTE: Auch Rote-Linsen- oder Kichererbsen-Nudeln sind ein gesunder Ersatz zu herkömmlicher Pasta. Sie enthalten komplexe Kohlenhydrate, die den Blutzucker nur langsam ansteigen lassen.

LOW CARB: Für eine vegetarische Version die Garnelen durch Tofu (insgesamt 100 g) ersetzen.

MITTELMEERDIÄT: Die Zucchininudeln durch Dinkelspaghetti (insgesamt 100 g Trockengewicht) ersetzen.

1. Die Zucchini waschen, die Enden abschneiden und mit dem Spiralschneider in dünne Spaghetti schneiden, zwischendurch die Nudeln kürzen. Alternativ die Zucchini mit dem Sparschäler in dünne Streifen schneiden. Die Zucchininudeln salzen und beiseite stellen.
2. Inzwischen für das Pesto das Basilikum waschen, trocken schütteln und grob zerkleinern. Die Knoblauchzehe schälen und fein hacken. Die Zitrone auspressen. Die Cashewkerne grob hacken. In einer Küchenmaschine oder einem Standmixer alles fein mixen. Das Olivenöl in einem dünnen Strahl dazugießen, bis das Pesto die gewünschte Konsistenz hat. Mit Salz und Pfeffer abschmecken.
3. Die Zucchini unter fließendem Wasser abspülen, gut abtropfen lassen und gründlich trocken tupfen.
4. Die Garnelen abtupfen und auf die Spieße ziehen. Mit Salz und Pfeffer würzen. In einer beschichteten Pfanne das Öl erhitzen und die Spieße rundherum 3–4 Minuten anbraten. Die Spieße herausnehmen und die Zucchininudeln zugeben und kurz schwenken. Die Zoodles mit etwas Pesto vermischen, auf zwei Teller verteilen und mit den Garnelenspießen servieren.

Nährwertangaben pro Portion	kcal	KH	EW	F
Intervallfasten	749,7	14,1	16,3	67,2
Energiedichte	749,7	14,1	16,3	67,2
Low Carb	743,8	14,0	11,2	68,9
Mittelmeerdiät	891,1	43,8	20,0	67,7

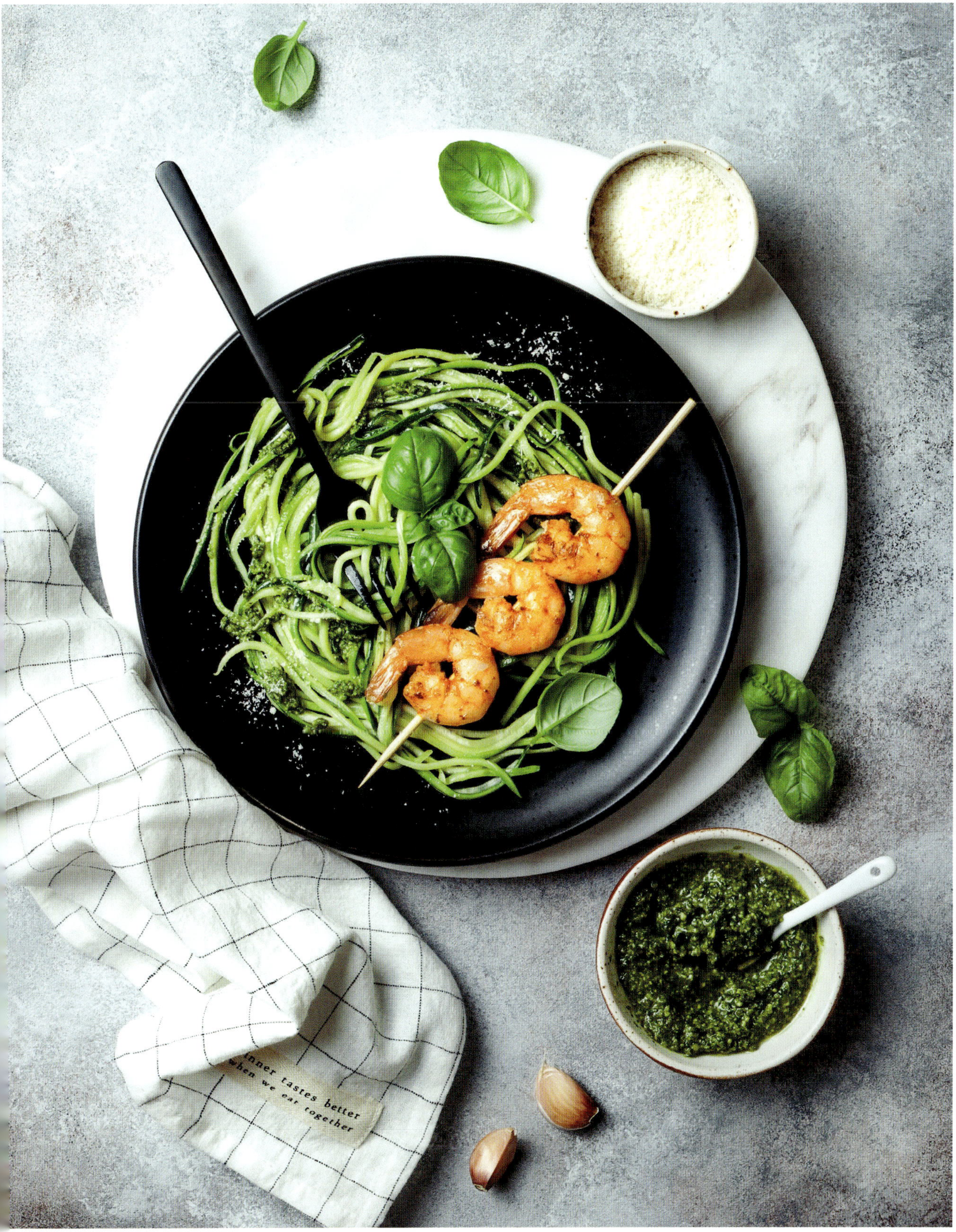
inner tastes better
when we eat together

Buchweizen mit Rote Bete und Haselnüssen

FÜR 2 PORTIONEN
125 g Buchweizen
Salz
1 rote Zwiebel
3 Stängel Petersilie
150 g Rote Bete (vorgekocht)
80 g Pilze
2 EL Olivenöl
Saft von ½ Zitrone
20 g Haselnüsse
Pfeffer

1. Den Buchweizen in einem Sieb unter fließend kaltem Wasser waschen. In einem Topf 250 ml Salzwasser zum Kochen bringen. Den Buchweizen zugeben und bei kleiner Hitze ca. 20 Minuten köcheln lassen.
2. Inzwischen die Zwiebel schälen, halbieren und in Streifen schneiden. Die Petersilie waschen, trocken schütteln und fein hacken. Die Rote Bete klein würfeln (am besten Handschuhe verwenden, da sie stark abfärbt). Die Pilze putzen und in Scheiben schneiden.
3. In einer Pfanne das Olivenöl erhitzen und die Zwiebel andünsten. Die Pilze und die Rote Bete zugeben und 3–4 Minuten braten. Mit Salz und Pfeffer würzen.
4. Das Gemüse mit dem Buchweizen mischen, mit Zitronensaft abschmecken. Die Haselnüsse grob hacken und zusammen mit der Petersilie darüberstreuen und servieren.

ENERGIEDICHTE: 1 Knolle Kohlrabi schälen, in dünne Scheiben hobeln und mit dem restlichen Gemüse anbraten.

LOW CARB: Buchweizen liefert gut verwertbare Kohlenhydrate und wertvolles Eiweiß, perfekt für Vegetarier; Rote Bete durch kohlenhydratärmeren Butternusskürbis ersetzen

MITTELMEERDIÄT: 1 Knolle Fenchel in dünne Scheiben hobeln und mit dem restlichen Gemüse anbraten. Fenchelgrün klein hacken und zuletzt darüberstreuen.

Nährwertangaben pro Portion	kcal	KH	EW	F
Intervallfasten	457,8	53,7	10,2	21,0
Energiedichte	469,9	55,6	11,2	21,1
Low Carb	436,3	49,1	9,5	21,1
Mittelmeerdiät	485,8	57,0	13,0	21,4

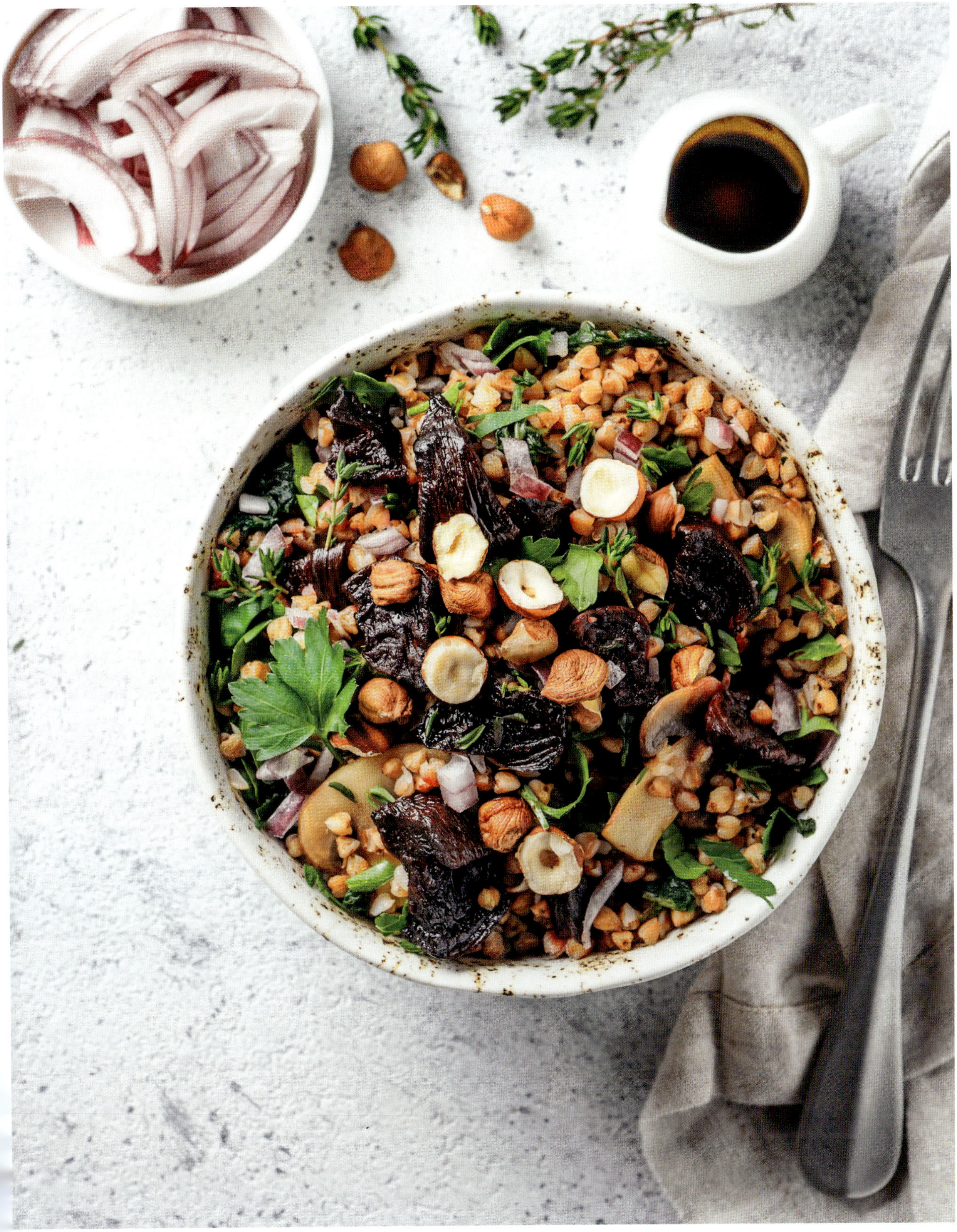

Quinoa-Eintopf mit Bohnen und Avocado

FÜR 2 PORTIONEN
2 Tomaten
1 rote Chilischote
1 Knoblauchzehe
4 Stängel Koriandergrün
2 EL Olivenöl
500 ml Gemüsebrühe
50 g Quinoa
50 g Mais
50 g Kidneybohnen
1 Avocado
Saft von 1 Bio-Limette
Salz
Pfeffer

1. Die Stielansätze der Tomaten entfernen. Tomaten an der Rundung kreuzweise einschneiden, überbrühen, häuten und würfeln. Die Chilischote putzen, waschen und in Ringe schneiden. Die Knoblauchzehe schälen und klein würfeln. Koriandergrün waschen, trocken schütteln und fein hacken.
2. Das Öl in einem großen Topf erhitzen und Knoblauch andünsten. Mit Gemüsebrühe aufgießen. Tomaten, Chili und Quinoa zugeben. Aufkochen und zugedeckt bei kleiner Hitze 15 Minuten köcheln lassen. Mais und Kidneybohnen zugeben, Herd ausschalten und 5 Minuten ziehen lassen.
3. Inzwischen die Avocado schälen, vom Kern befreien und klein würfeln. Mit Limettensaft beträufeln.
4. Den Quinoa-Eintopf mit Salz und Pfeffer abschmecken. Mit der Avocado belegen und mit Koriandergrün bestreut servieren.

ENERGIEDICHTE: Brokkoliröschen (100 g) blanchieren und kurz vor Ende der Garzeit zufügen.

LOW CARB: 1 gelbe Paprikaschote würfeln und den Mais dadurch ersetzen; gewürfelte Paprikaschote gemeinsam mit Tomaten zufügen.

MITTELMEERDIÄT: Statt Kidneybohnen weiße Cannellini-Bohnen verwenden.

Nährwertangaben pro Portion	kcal	KH	EW	F
Intervallfasten	542,6	30,6	9,4	40,7
Energiedichte	555,4	31,9	11,1	40,8
Low Carb	531,3	29,2	9,0	40,3
Mittelmeerdiät	531,9	28,4	9,2	40,6

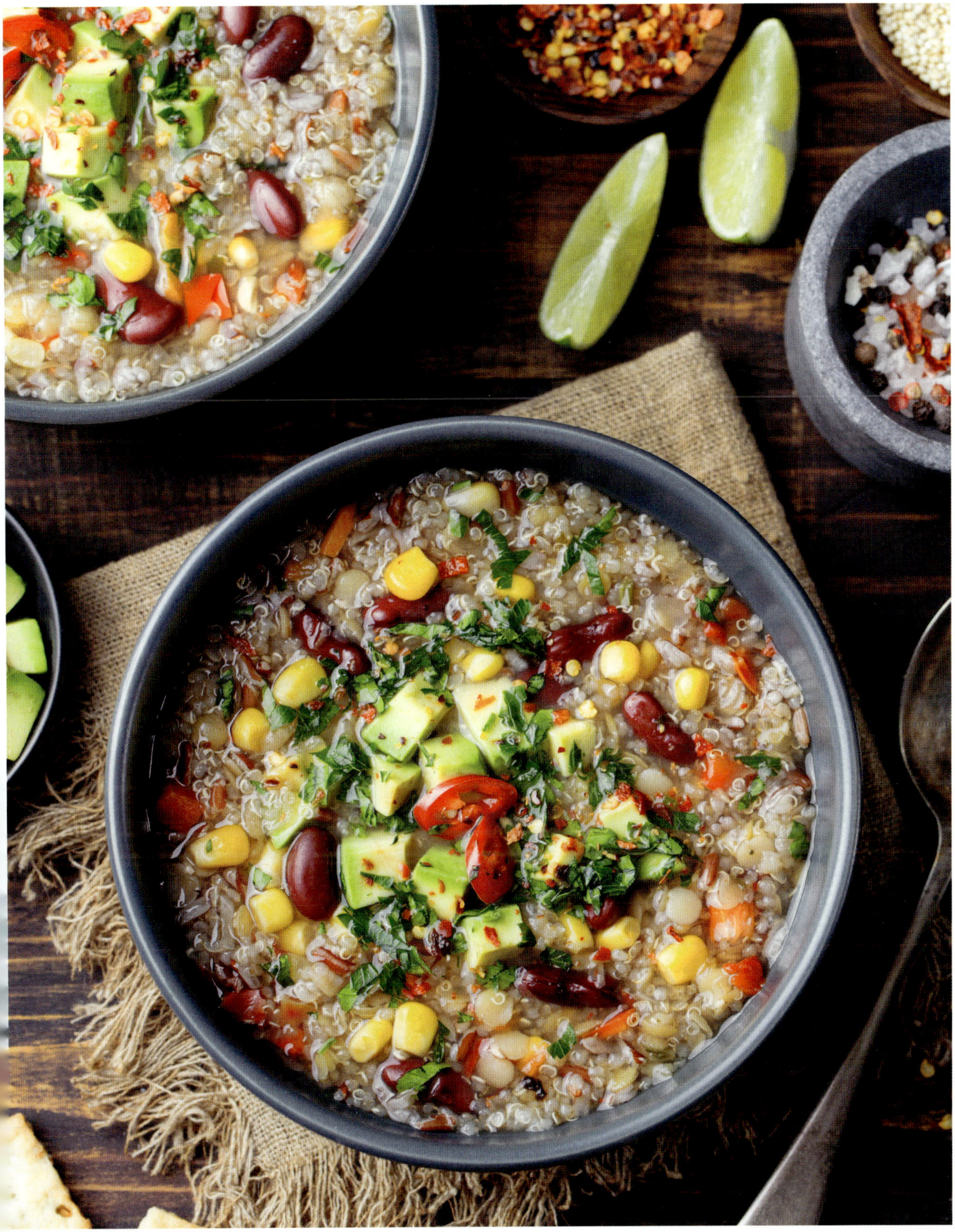

Rindergulasch mit Paprika und Pilzen

FÜR 2 PORTIONEN
300 g Rindfleisch (aus der Schulter)
1 rote Zwiebel
1 rote Paprikaschote
50 g Pilze
1 EL Rapsöl
1 EL Paprikapulver
Salz
Pfeffer
200 ml passierte Tomaten
2 Lorbeerblätter

1. Das Rindfleisch kalt abbrausen, trocken tupfen und in kleine Würfel schneiden. Die Zwiebel schälen und in Streifen schneiden. Die Paprikaschote putzen, waschen und grob würfeln. Die Pilze putzen und in Scheiben schneiden.
2. Das Öl in einem Schmortopf erhitzen, das Fleisch von allen Seiten darin anbraten, mit Paprikapulver sowie Salz und Pfeffer würzen. Die Zwiebeln, Paprikaschote und Pilze dazugeben und mit anbraten. Dann die passierten Tomaten, Lorbeerblätter und 200 ml Wasser dazugeben. Das Ganze bei niedriger Temperatur etwa 1 Stunde schmoren lassen, bis das Fleisch weich ist. Die Lorbeerblätter entfernen. Nach Bedarf nochmals abschmecken.

ENERGIEDICHTE: Weiteres Wurzelgemüse wie Möhren, Pastinaken oder Petersilienwurzel (insgesamt 150 g) zufügen.

LOW CARB: Frisches Sauerkraut (150 g) mit dem Gemüse zugeben.

MITTELMEERDIÄT: 80 g Penne nach Packungsanleitung zubereiten und dazu servieren, Gulasch auf 200 g reduzieren.

Nährwertangaben pro Portion	kcal	KH	EW	F
Intervallfasten	295,5	10,9	31,9	12,9
Energiedichte	331,6	17,9	33,2	13,1
Low Carb	301,5	11,3	32,7	13,0
Mittelmeerdiät	386,1	39,8	27,4	11,9

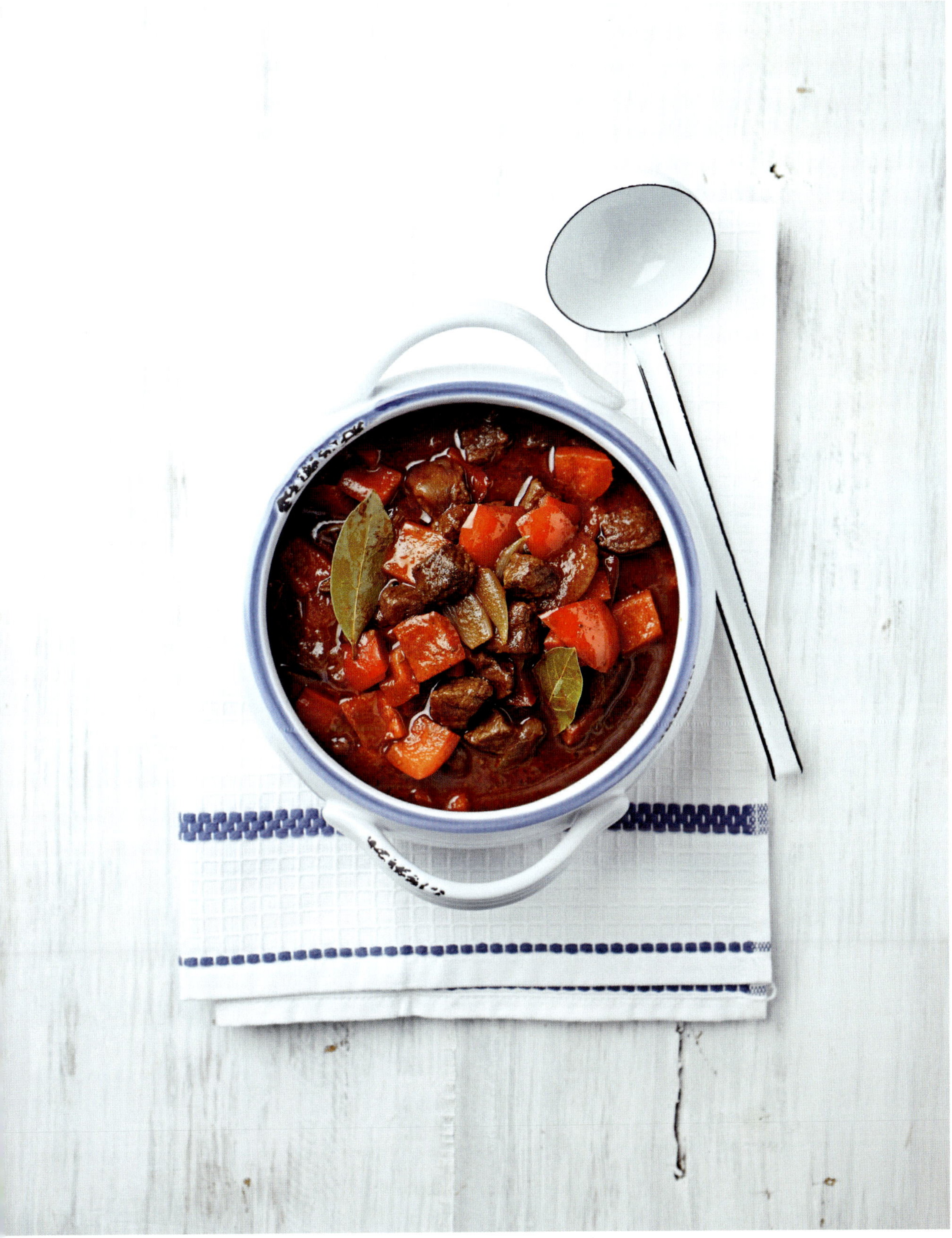

Süßkartoffelscheiben mit Rote-Bete-Hummus

FÜR 2 PORTIONEN
2 große Süßkartoffeln

FÜR DEN ROTE-BETE-HUMMUS:
140 g gegarte Kichererbsen (aus der Dose)
100 g Rote Bete, vorgegart
1 kleine Knoblauchzehe
½ Zitrone
1 EL Tahin (Sesampaste)
2 EL Olivenöl
Salz
Pfeffer
2 Stängel Petersilie
1 EL Sonnenblumenkerne

1. Den Backofen auf 180 °C (Grillfunktion) vorheizen. Zwei Backbleche mit Backpapier auslegen. Die Süßkartoffeln gründlich waschen, trocknen und in ca. 1 cm dicke Scheiben schneiden. Auf dem Backpapier verteilen und jeweils ca. 15 Minuten unter dem Grill grillen. Dabei mehrmals wenden. Herausnehmen und abkühlen lassen.
2. Für den Hummus die Kichererbsen abspülen und abtropfen lassen. Die Rote Bete grob zerkleinern (am besten Handschuhe tragen, da sie stark abfärbt). Die Knoblauchzehe schälen und grob hacken. Die Zitrone halbieren und auspressen.
3. 120 g Kichererbsen, Rote Bete, Knoblauch, Tahin und Olivenöl in einem Mixer cremig pürieren. Mit Zitronensaft, Salz und Pfeffer abschmecken.
4. Petersilie waschen, trocken schütteln und fein hacken. Die Süßkartoffelscheiben mit dem Hummus bestreichen, mit den restlichen Kichererbsen, Sonnenblumenkernen und Petersilie bestreuen und sofort servieren.

Tipp

Die Süßkartoffelscheiben können auch auf dem Grill oder im Toaster zubereitet werden.

ENERGIEDICHTE: Mit 100 g Mungobohnensprossen bestreut servieren.

LOW CARB: Süßkartoffeln durch kohlenhydratärmeren Butternusskürbis ersetzen, dazu den oberen Teil schälen und in Scheiben schneiden.

MITTELMEERDIÄT: Die Kerne von ½ Granatapfel herauslösen und über die Süßkartoffelscheiben streuen.

Nährwertangaben pro Portion	kcal	KH	EW	F
Intervallfasten	757,2	105,3	17,1	27,5
Energiedichte	768,8	106,2	18,7	27,6
Low Carb	453,3	37,4	13,7	26,2
Mittelmeerdiät	776,2	109,5	17,3	27,6

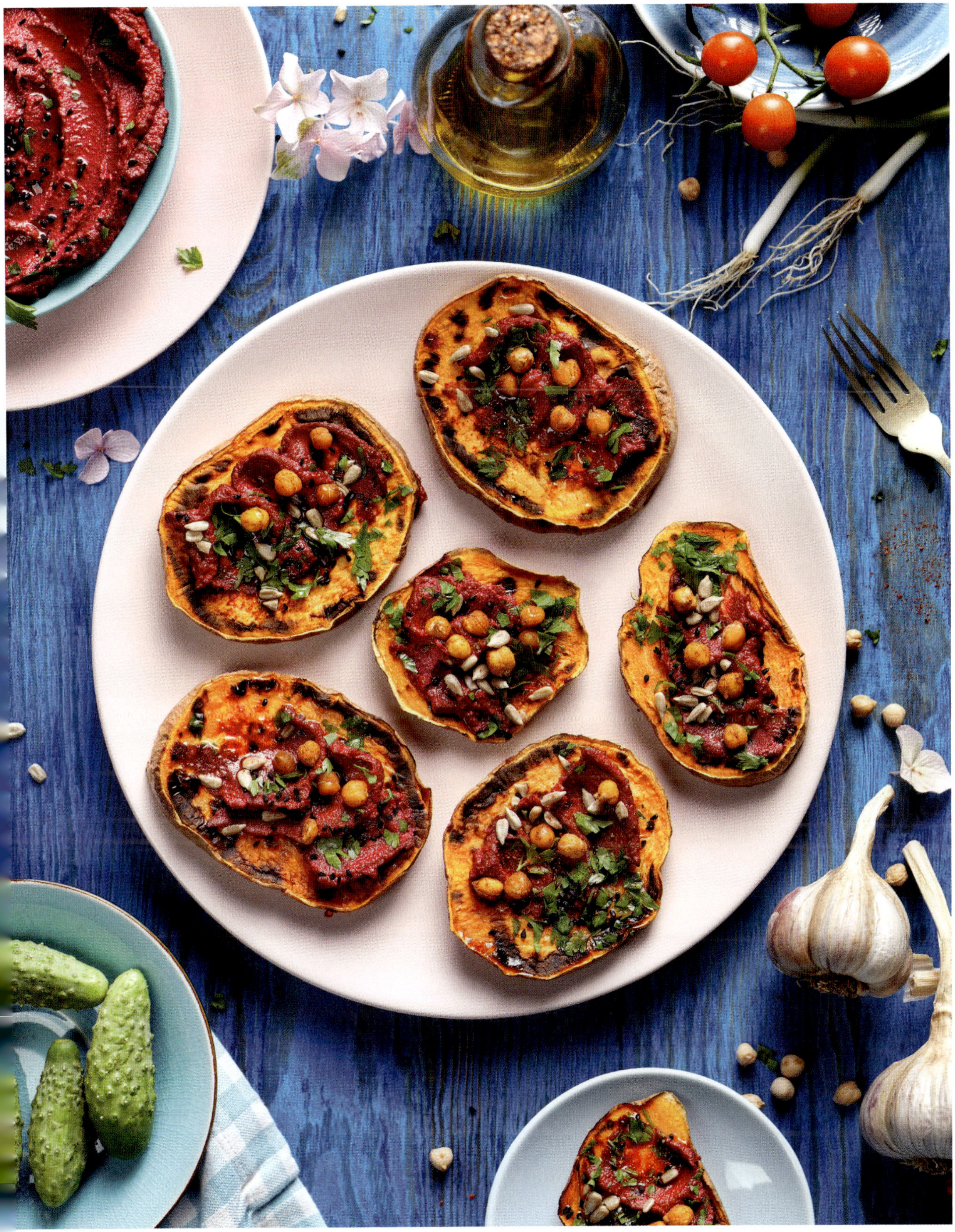

Kichererbsen-Spinat-Salat

FÜR 2 PORTIONEN
125 g Baby-Blattspinat
100 g Cherrytomaten
½ Salatgurke
1 Avocado
Saft von ½ Zitrone
3 Stängel Petersilie
200 g Kichererbsen (aus dem Glas)
2 EL Olivenöl
1 EL Apfelessig
1 TL Dijonsenf
Salz
Pfeffer

1. Den Spinat waschen und trocken schütteln. Die Cherrytomaten waschen und vierteln. Die Gurke waschen und in Scheiben schneiden. Die Avocado schälen, vom Kern befreien und klein würfeln. Mit dem Zitronensaft beträufeln. Die Petersilie waschen, trocken schütteln und fein hacken. Alles mit den Kichererbsen vorsichtig vermischen.
2. Öl, Essig und Senf verrühren. Mit Salz und Pfeffer würzen. Den Salat mit dem Dressing beträufeln und servieren.

ENERGIEDICHTE: 200 g grünen Spargel mit 1 EL Olivenöl in einer beschichteten Pfanne bissfest braten und zufügen.

LOW CARB: Kichererbsen liefern gut verwertbare Kohlenhydrate und hochwertiges Eiweiß, perfekt für Vegetarier.

MITTELMEERDIÄT: ½ Radicchio klein zupfen und untermischen.

Nährwertangaben pro Portion	kcal	KH	EW	F
Intervallfasten	478,1	17,9	8,8	39,6
Energiedichte	559,1	19,9	10,8	46,6
Low Carb	478,1	17,9	8,8	39,6
Mittelmeerdiät	489,6	19,2	10,0	39,8

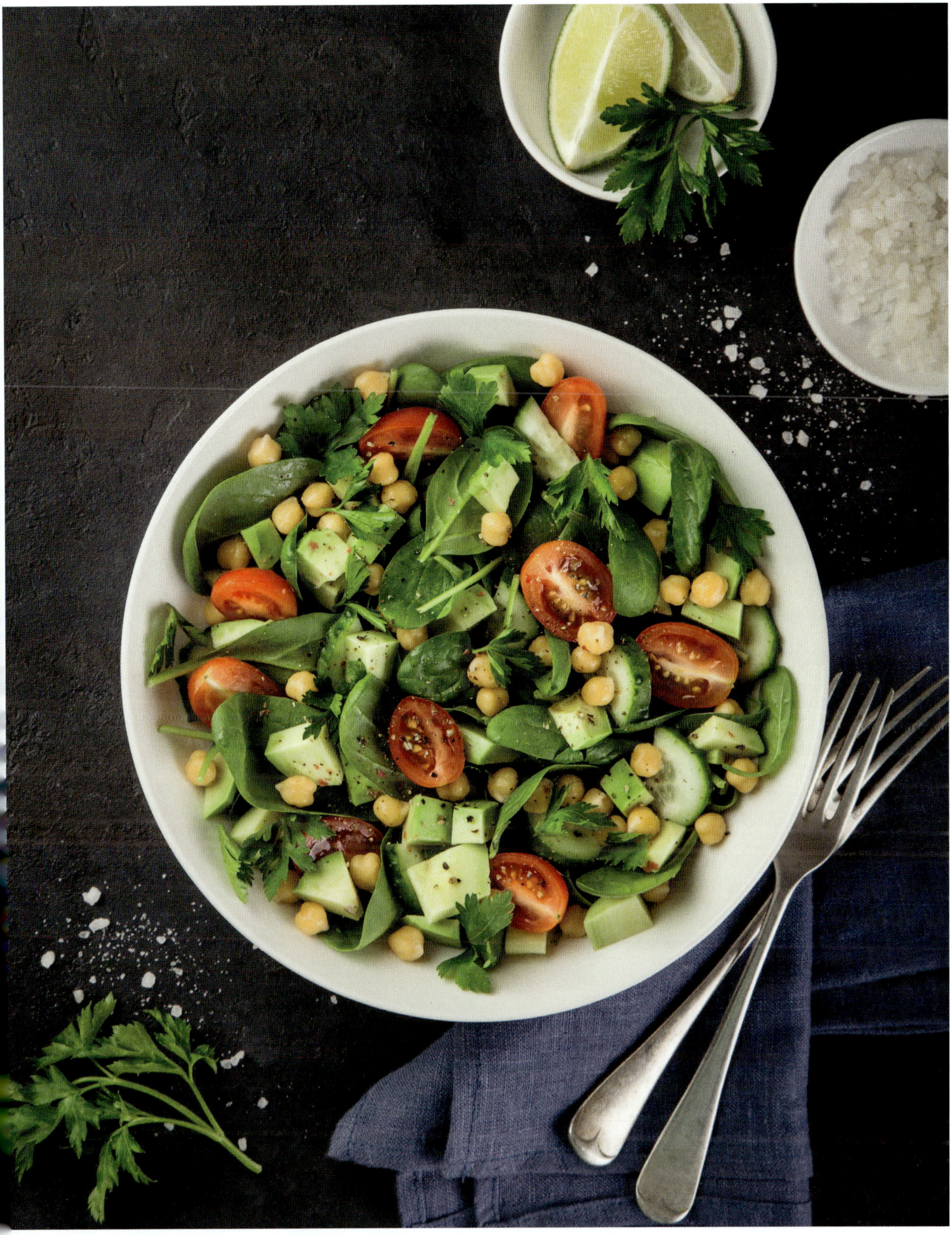

Rezepte für die Mittelmeerdiät

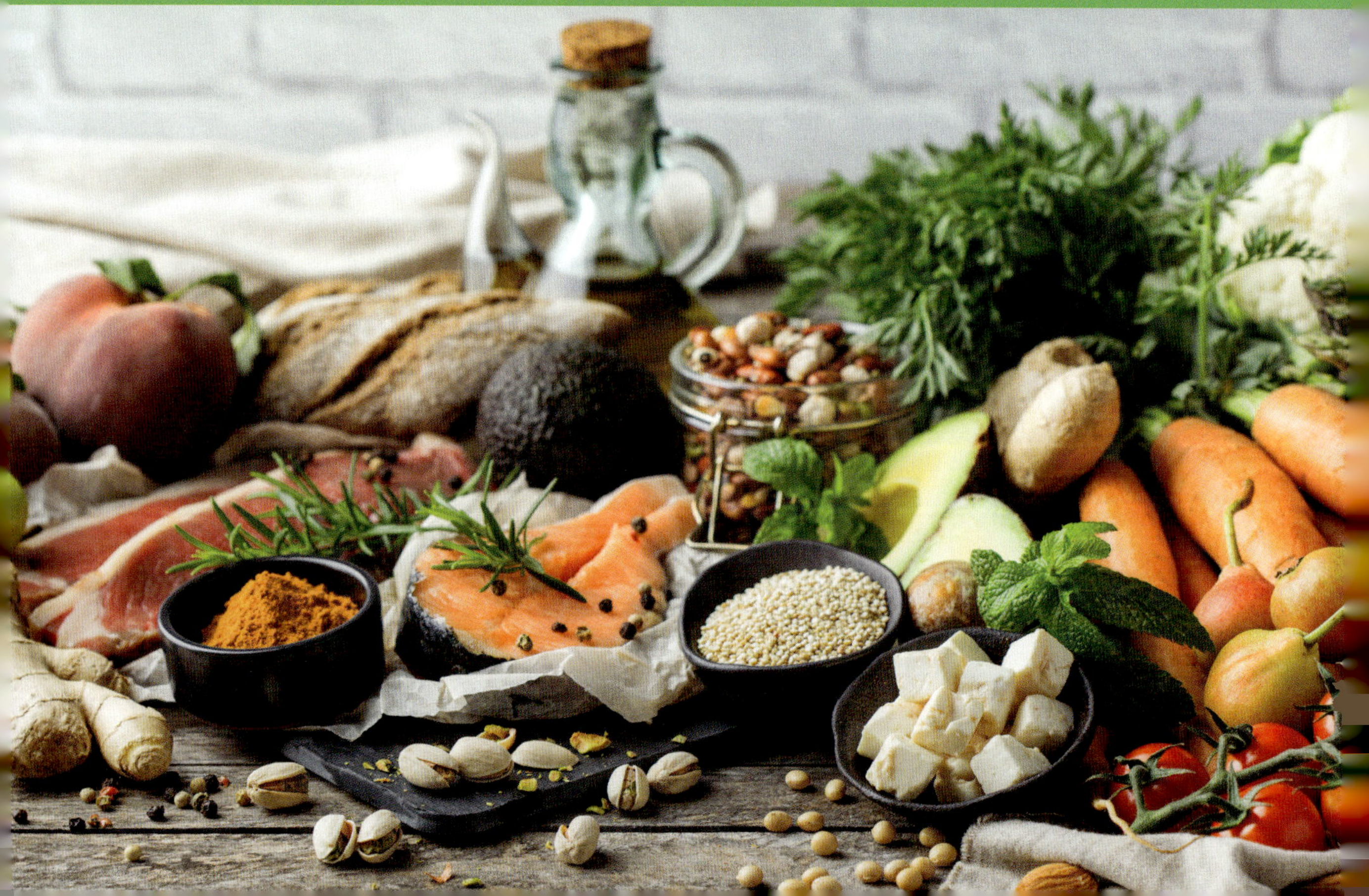

Wochenplan Mittelmeerdiät

	Frühstück	Mittagessen	Abendessen
Montag	Joghurtcreme mit Nektarinen und Nussmüsli (S. 226)	Gazpacho (S. 266)	Risi e Bisi mit Brokkoli (S. 262)
Dienstag	Pfirsich-Smoothie mit Haferflocken (S. 230)	Mediterraner Schichtsalat mit Bohnen und Feta (S. 240)	Zitronen-Lachs mit grünem Spargel (S. 242)
Mittwoch	Vollkornbrot mit Hüttenkäse und Apfel (S. 234)	Bohnen-Thunfisch-Salat (S. 252)	Zucchini-Carpaccio mit Feta und Walnüssen (S. 260)
Donnerstag	Pumpernickel mit Frischkäse-Lachs-Aufstrich (S. 228)	Hummus mit Gemüsesticks (S. 258)	Gefüllte Paprikaschote mit Quinoa (S. 264)
Freitag	Fenchel-Orangen-Drink (S. 238)	Gemüseeintopf mit Bohnen (S. 254)	Spaghetti mit Linsen-Bolognese (S. 248)
Samstag	Melone mit Schinken (S. 232)	Zucchini- Halloumi-Spieße mit Ofenkartoffeln (S. 246)	Nudeln mit Kichererbsen (S. 256)
Sonntag	Sandwich mit Rote-Bete-Aufstrich (S. 236)	Risotto mit Pilzen (S. 250)	Kabeljau im Päckchen (S. 244)

Joghurtcreme mit Nektarinen und Nussmüsli

FÜR 2 PORTIONEN
250 g Magerquark
250 g Naturjoghurt (3,5 % Fett)
2 Nektarinen
4 EL zuckerfreies Nussmüsli

1. Den Magerquark und den Joghurt vermischen. Die Nektarinen waschen, halbieren, den Kern entfernen und klein schneiden.
2. Die Joghurtcreme auf zwei Schalen verteilen und jede Schale mit der Hälfte der Nektarine und 2 EL Nussmüsli servieren.

ENERGIEDICHTE: Nach Belieben 2 klein geschnittene Aprikosen zufügen.

LOW CARB: Das Nussmüsli durch gehackte Mandeln ersetzen.

INTERVALLFASTEN: Nach Belieben Speisequark (20 % Fett i. Tr.) verwenden.

Nährwertangaben pro Portion	kcal	KH	EW	F
Mittelmeerdiät	347,7	42,0	21,3	9,5
Energiedichte	368,3	46,5	21,7	9,5
Low Carb	356,4	24,3	24,4	16,8
Intervallfasten	402,6	41,9	23,2	14,6

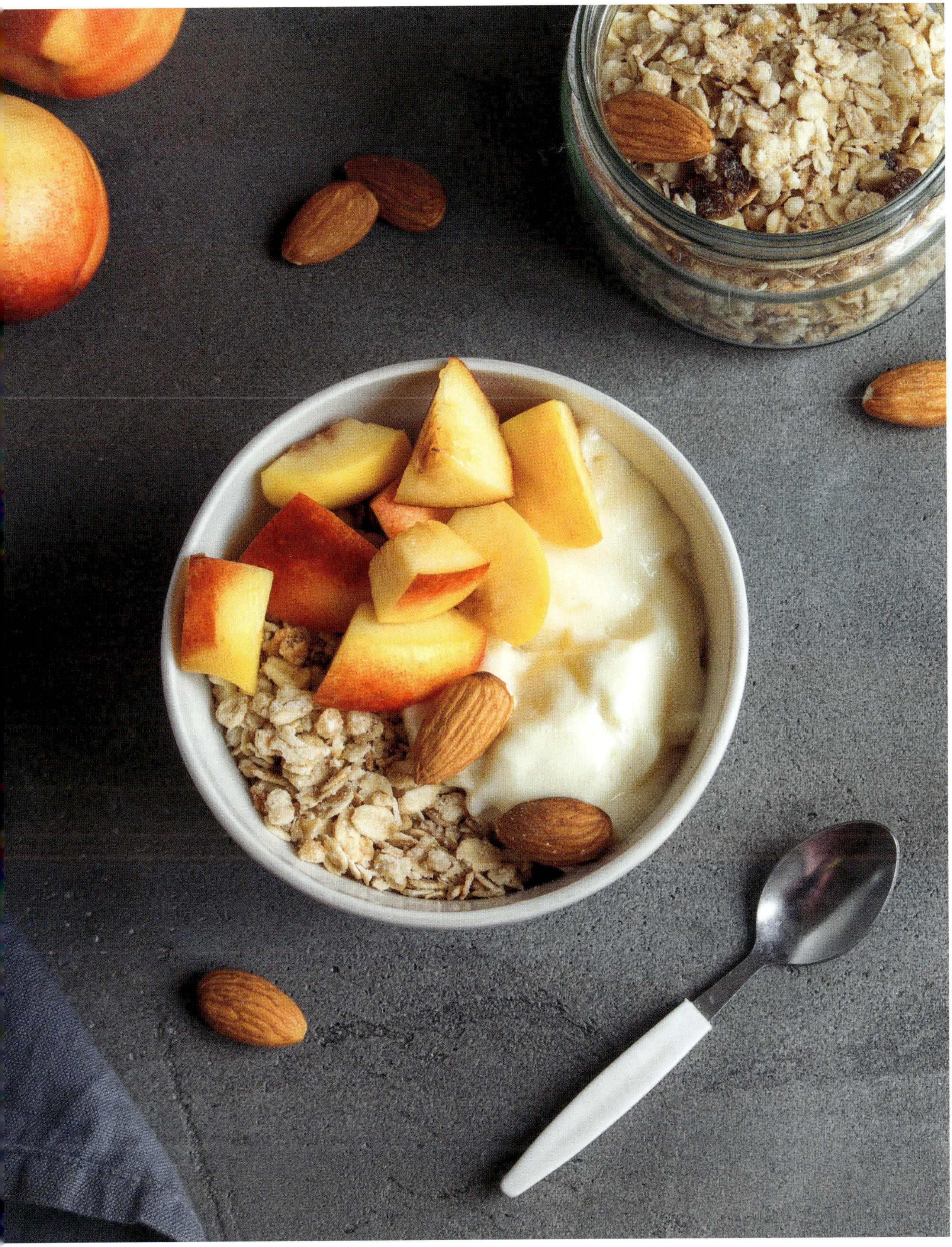

Pumpernickel mit Frischkäse-Lachs-Aufstrich

FÜR 2 PORTIONEN

50 g Räucherlachs
100 g Joghurt-Frischkäse
1 TL Zitronensaft
1 EL gehackter Dill
Salz
Pfeffer
4 Scheiben Pumpernickel

1. Den Lachs klein würfeln. Den Frischkäse mit Zitronensaft und Dill glattrühren. Mit Salz und Pfeffer abschmecken.
2. Die Pumpernickel mit dem Lachsaufstrich bestreichen und servieren.

ENERGIEDICHTE: Eine Handvoll Radieschen dazu servieren.

LOW CARB: Statt Pumpernickel dicke Gurkenscheiben verwenden.

INTERVALLFASTEN: Joghurt-Frischkäse durch Frischkäse (20 % Fett i. Tr.) ersetzen.

Nährwertangaben pro Portion	kcal	KH	EW	F
Mittelmeerdiät	190,8	25,4	14,4	3,0
Energiedichte	197,5	26,5	14,8	3,0
Low Carb	81,2	3,4	10,9	2,4
Intervallfasten	306,1	24,9	14,9	15,4

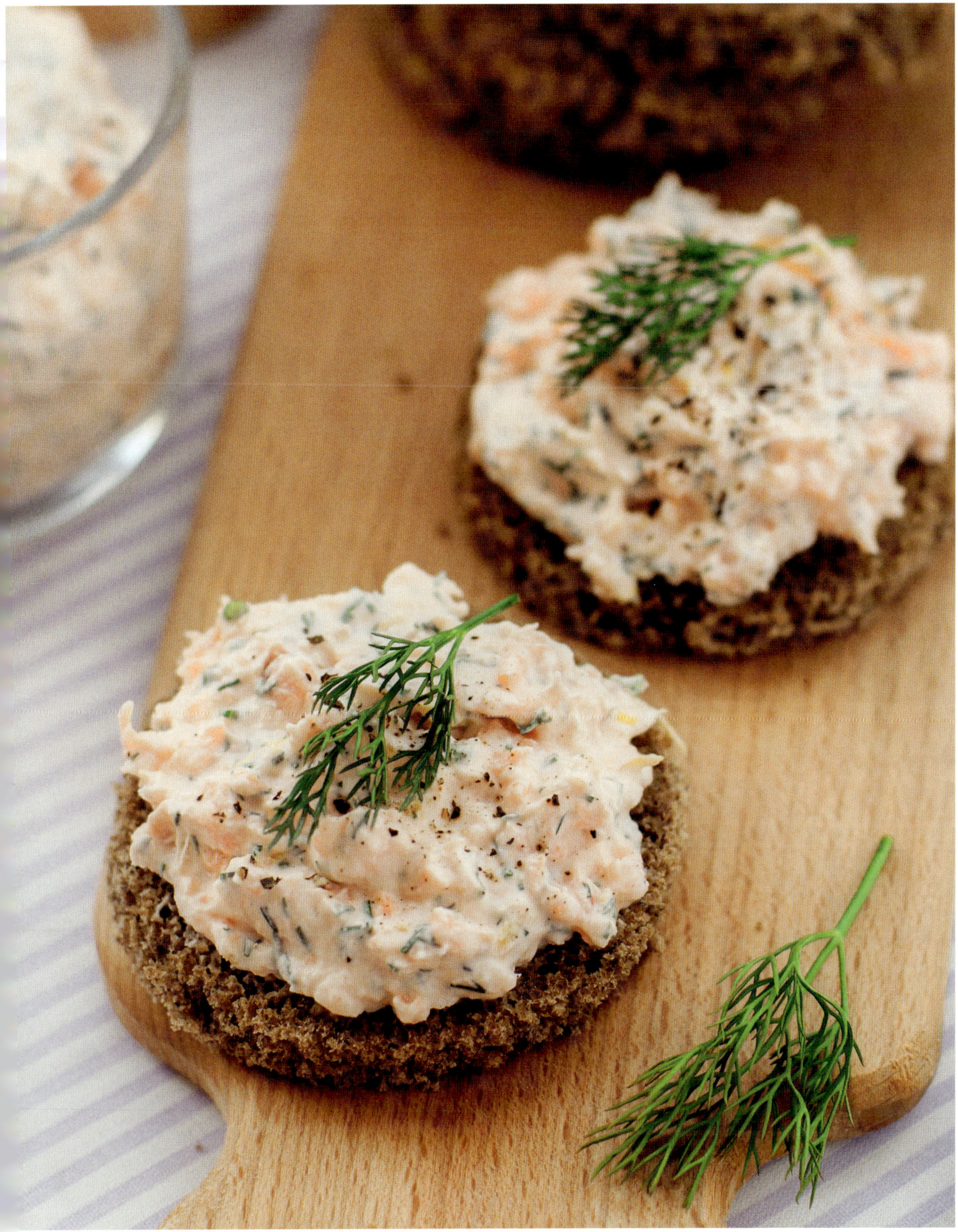

Pfirsich-Smoothie mit Haferflocken

FÜR 2 PORTIONEN
2 Pfirsiche (ca. 250 g)
250 g Naturjoghurt (1,5 % Fett)
2 EL zarte Haferflocken
1–2 EL Honig, nach Belieben

1. Die Pfirsiche waschen, halbieren, vom Kern befreien und grob würfeln. Mit dem Naturjoghurt und den Haferflocken in einen Mixer geben und pürieren. Mit Honig abschmecken.
2. In zwei Gläser füllen und servieren.

ENERGIEDICHTE: Die Pfirsiche klein schneiden und mit dem Joghurt und den Haferflocken als Müsli löffeln, Honig weglassen.

LOW CARB: Pfirsiche durch kohlenhydratarme Himbeeren oder Heidelbeeren ersetzen, Honig durch Kokosblütenzucker; bei Naturjoghurt die vollfette Variante wählen und die Haferflocken weglassen.

INTERVALLFASTEN: Vollfetten Naturjoghurt verwenden.

Nährwertangaben pro Portion	kcal	KH	EW	F
Mittelmeerdiät	219,9	39,7	6,7	3,2
Energiedichte	158,4	24,7	6,7	3,2
Low Carb	200,6	29,5	7,7	5,2
Intervallfasten	240,1	38,8	7,7	5,3

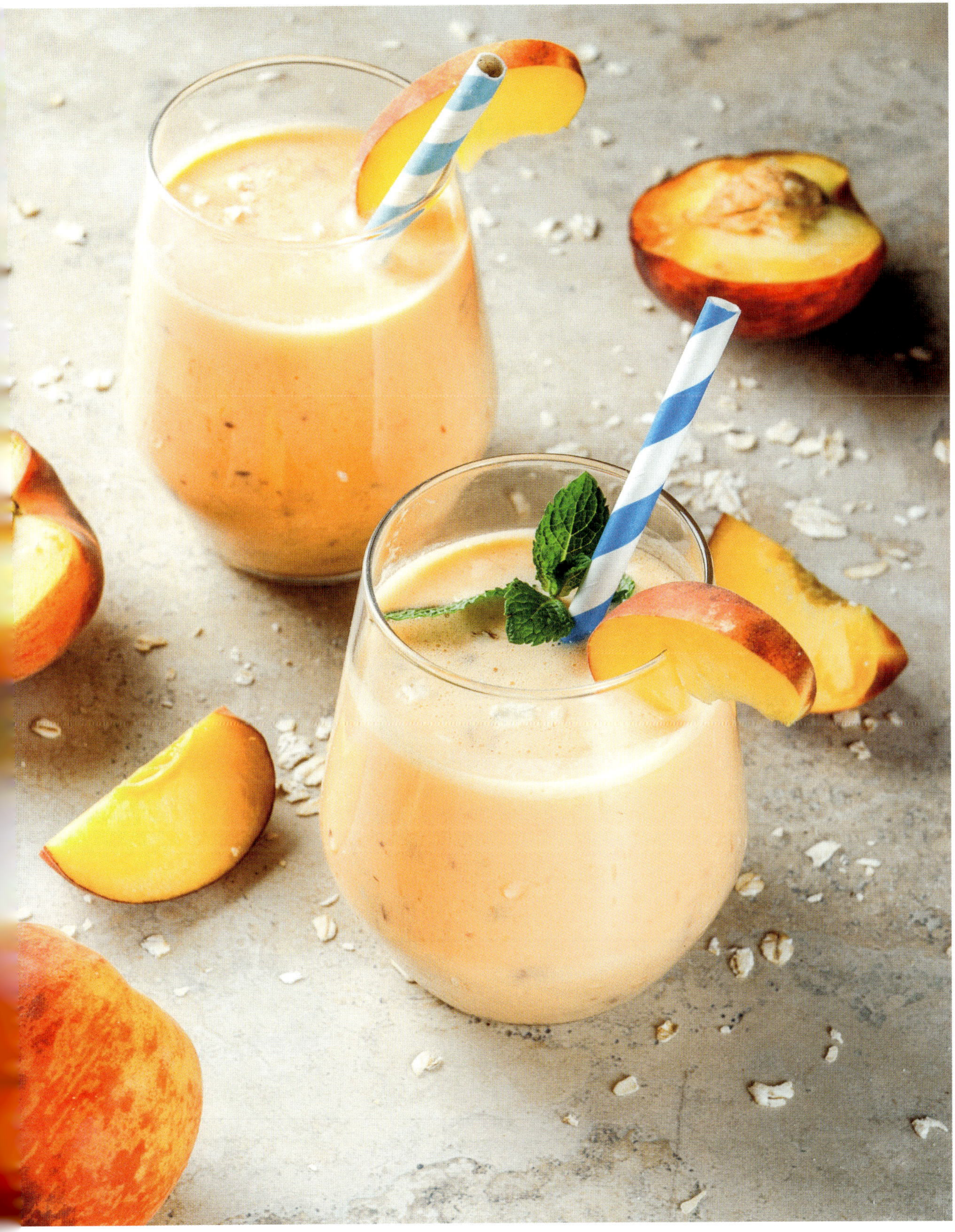

Melone mit Schinken

FÜR 2 PORTIONEN
1 Stängel Minze
300 g Cantaloupe-Melone
150 g Baby-Mozzarella
100 g Parma- oder Serranoschinken
Pfeffer
1–2 EL Olivenöl, nach Belieben

1. Die Minze waschen, trocken schütteln, die Blätter abzupfen und in Streifen schneiden. Die Melone halbieren, die Kerne entfernen und das Fruchtfleisch nach Belieben mit einem Kugelausstecher herauslösen (alternativ die Melone schälen und das Fruchtfleisch klein würfeln). Den Mozzarella abtropfen lassen.
2. Die Melone mit dem Schinken und dem Mozzarella auf einem Teller anrichten. Mit Pfeffer würzen und mit Minze bestreuen. Nach Belieben mit Olivenöl beträufeln und servieren.

ENERGIEDICHTE: Nach Belieben 1 Pfirsich in Spalten schneiden und zufügen oder den Anteil der Melone erhöhen.

LOW CARB: Melone durch kohlenhydratärmere Papaya ersetzen.

INTERVALLFASTEN: Mit Vollkornfladenbrot (pro Person 50 g) servieren.

Nährwertangaben pro Portion	kcal	KH	EW	F
Mittelmeerdiät	447,8	12,2	28,5	30,2
Energiedichte	474,2	18,0	28,8	30,4
Low Carb	441,3	10,6	28,5	30,2
Intervallfasten	595,0	39,2	34,0	31,7

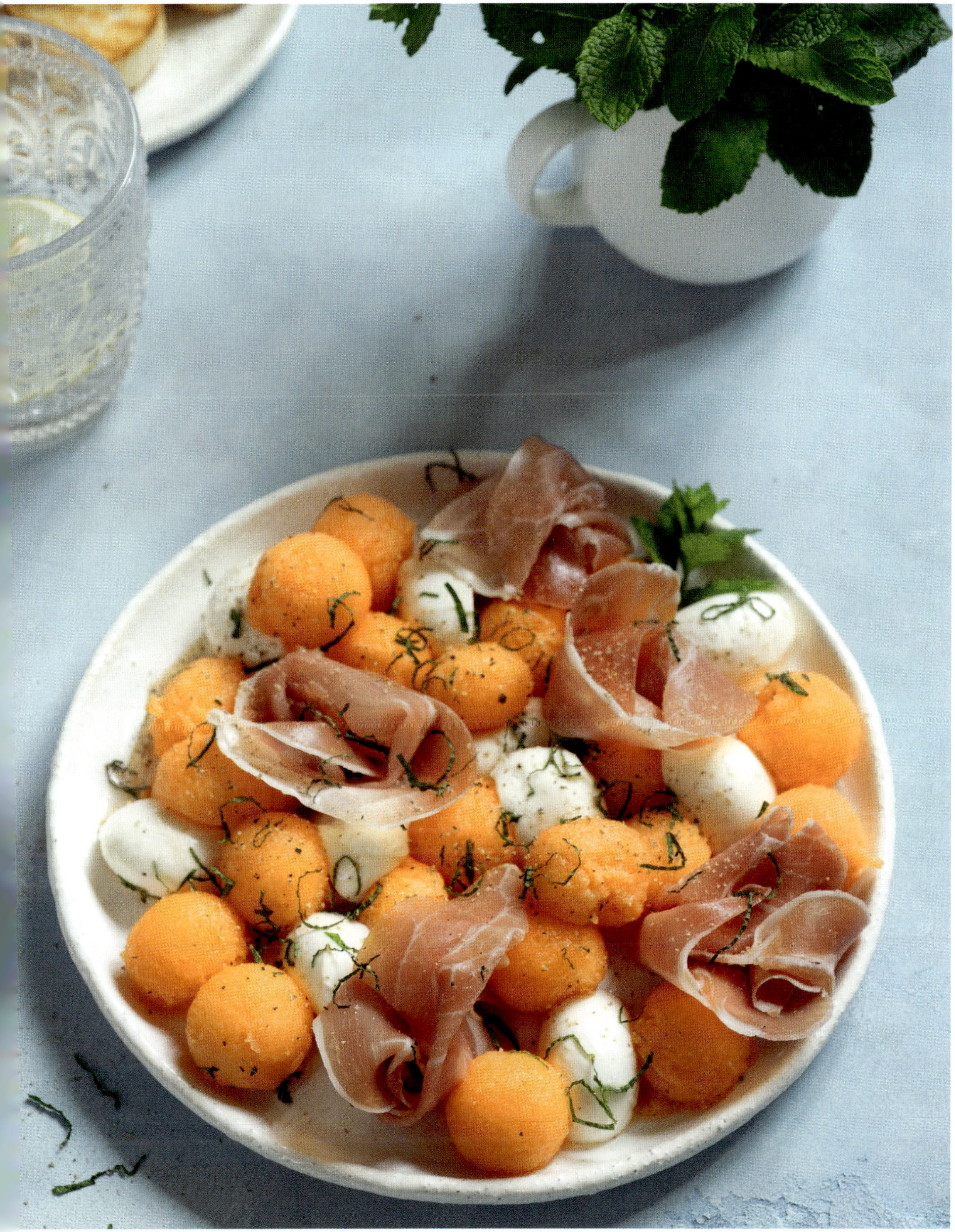

Vollkornbrot mit Hüttenkäse und Apfel

FÜR 4 BROTE (2 PRO PORTION)
2 Scheiben Vollkornbrot
1 Apfel
1 Handvoll Rucola
4 EL körniger Frischkäse
1 EL Cranberrys
1 EL gehackte Walnüsse

1. Das Vollkornbrot nach Belieben toasten. Den Apfel waschen, vierteln, vom Kerngehäuse befreien und in Scheiben schneiden. Den Rucola waschen und trocken schütteln.
2. Die Brote mit dem Frischkäse bestreichen. Mit Apfelscheiben belegen. Den Rucola darüber verteilen. Mit Cranberrys und Walnüssen bestreuen und servieren.

ENERGIEDICHTE: Zusätzlich 1 kleine Möhre raspeln und die Brote damit bestreuen.

LOW CARB: Low-Carb-Brot verwenden.

INTERVALLFASTEN: Den Frischkäse mit 1 EL TK-Kräutern verfeinern.

Nährwertangaben pro Portion	kcal	KH	EW	F
Mittelmeerdiät	228,8	30,9	9,2	6,9
Energiedichte	234,6	32,1	9,5	6,9
Low Carb	221,6	13,8	13,3	11,9
Intervallfasten	231,0	31,2	9,3	7,0

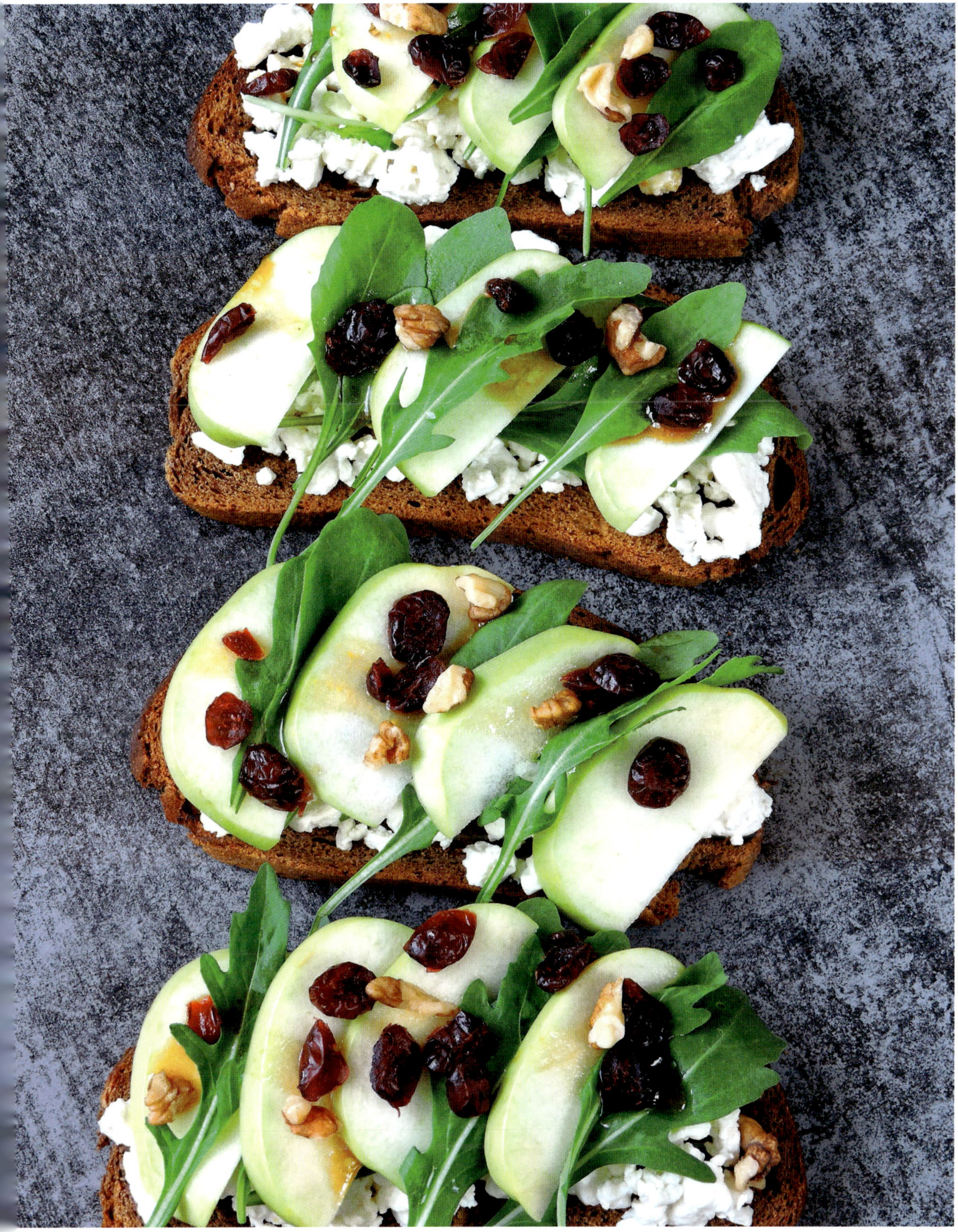

Sandwich mit Rote-Bete-Aufstrich

FÜR 2 PORTIONEN

FÜR DEN AUFSTRICH:
120 g Rote Bete (vorgegart)
30 g Walnusskerne
2 Stängel Petersilie
2 EL Rapsöl
1 EL Apfelessig
Salz
Pfeffer
1 Tomate
⅓ Salatgurke
1 Möhre
4 Scheiben Vollkornbrot
1 Handvoll Sprossen

1. Für den Aufstrich die Rote Bete in Stücke schneiden. Die Walnusskerne ohne Fett in einer beschichteten Pfanne kurz anrösten. Die Petersilie waschen, trocken schütteln und fein hacken. Alles mit Rapsöl, Apfelessig, Salz und Pfeffer in einen Mixbecher geben und mit dem Pürierstab zu einer homogenen Masse pürieren. Mit Salz und Pfeffer abschmecken.
2. Die Tomate und Gurke waschen und in Scheiben schneiden. Die Möhre schälen und in Stifte schneiden. Je eine Scheibe Brot mit dem Aufstrich bestreichen, mit Tomate, Gurke, Möhre und Sprossen belegen. Die zweite Scheibe darauflegen und servieren.

ENERGIEDICHTE: Das Brot weglassen und den Aufstrich nur mit Gemüsesticks dippen, dafür den Gemüseanteil nach Belieben erhöhen.

LOW CARB: Low-Carb-Brot verwenden.

INTERVALLFASTEN: Zusätzlich 2 EL gekochte Linsen unter den Aufstrich mixen.

Nährwertangaben pro Portion	kcal	KH	EW	F
Mittelmeerdiät	483,9	48,2	12,0	25,5
Energiedichte	293,8	10,6	5,5	24,5
Low Carb	469,4	14,0	20,2	35,4
Intervallfasten	505,8	49,6	12,6	27,0

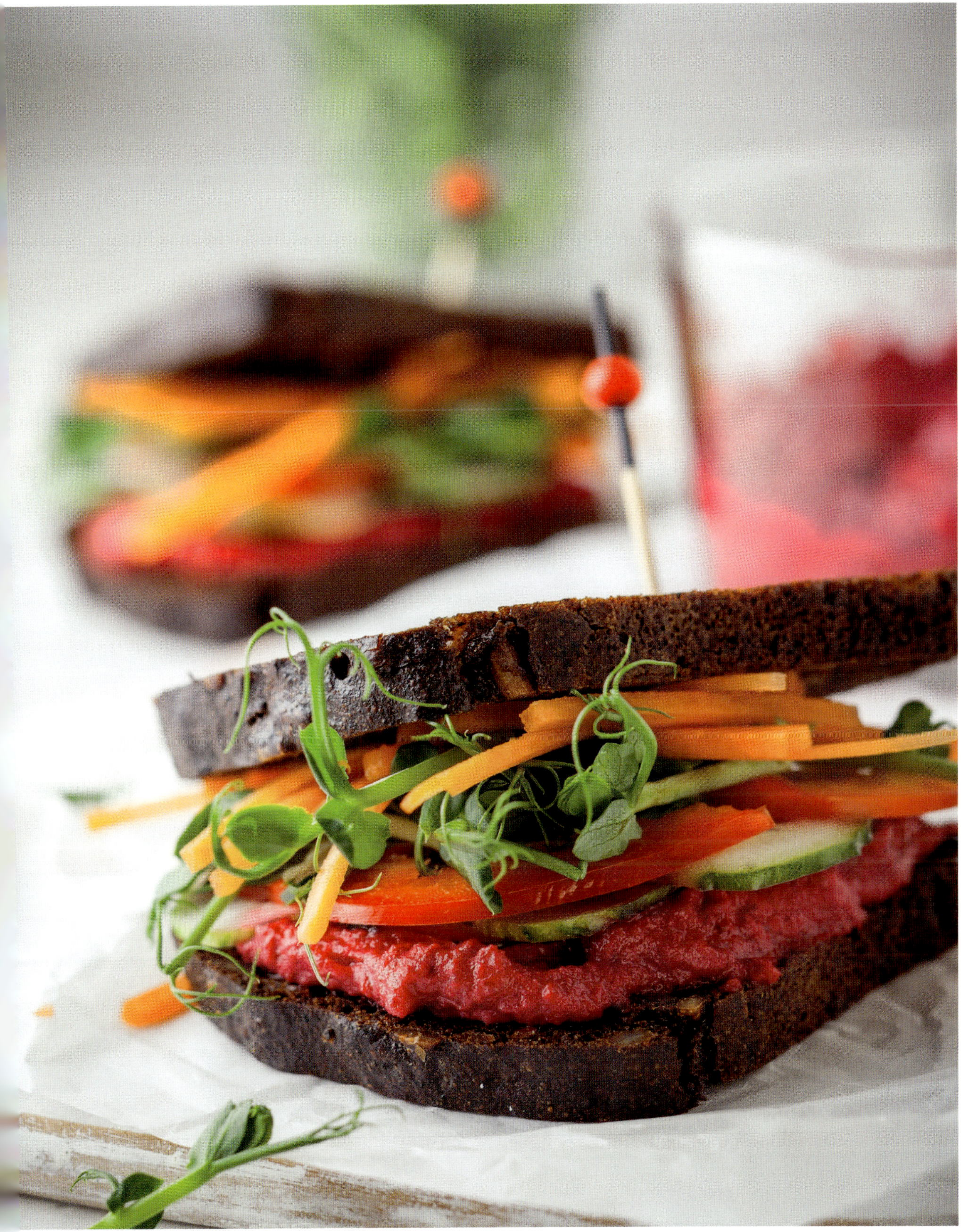

Fenchel-Orangen-Drink

FÜR 2 PORTIONEN
1 Knolle Fenchel
½ Ananas
1 Handvoll Basilikumblätter
250 ml Orangensaft
Saft von ½ Zitrone

1. Den Fenchel putzen, waschen und klein würfeln, das Fenchelgrün grob hacken. Die Ananas schälen, halbieren und den Strunk entfernen. Das Fruchtfleisch klein würfeln. Die Basilikumblätter waschen und trocken schütteln.
2. Alle Zutaten in einem Mixer oder mit einem Pürierstab pürieren. In Gläser füllen und sofort servieren.

ENERGIEDICHTE: Statt Orangensaft Möhrensaft verwenden.

LOW CARB: Ananas durch 150 g Beeren ersetzen.

INTERVALLFASTEN: Zusätzlich ein etwa 2 cm langes Stück Ingwer zufügen.

Nährwertangaben pro Portion	kcal	KH	EW	F
Mittelmeerdiät	153,3	30,0	5,1	1,0
Energiedichte	142,0	27,5	4,9	1,0
Low Carb	114,8	20,6	5,1	1,0
Intervallfasten	157,2	30,7	5,2	1,1

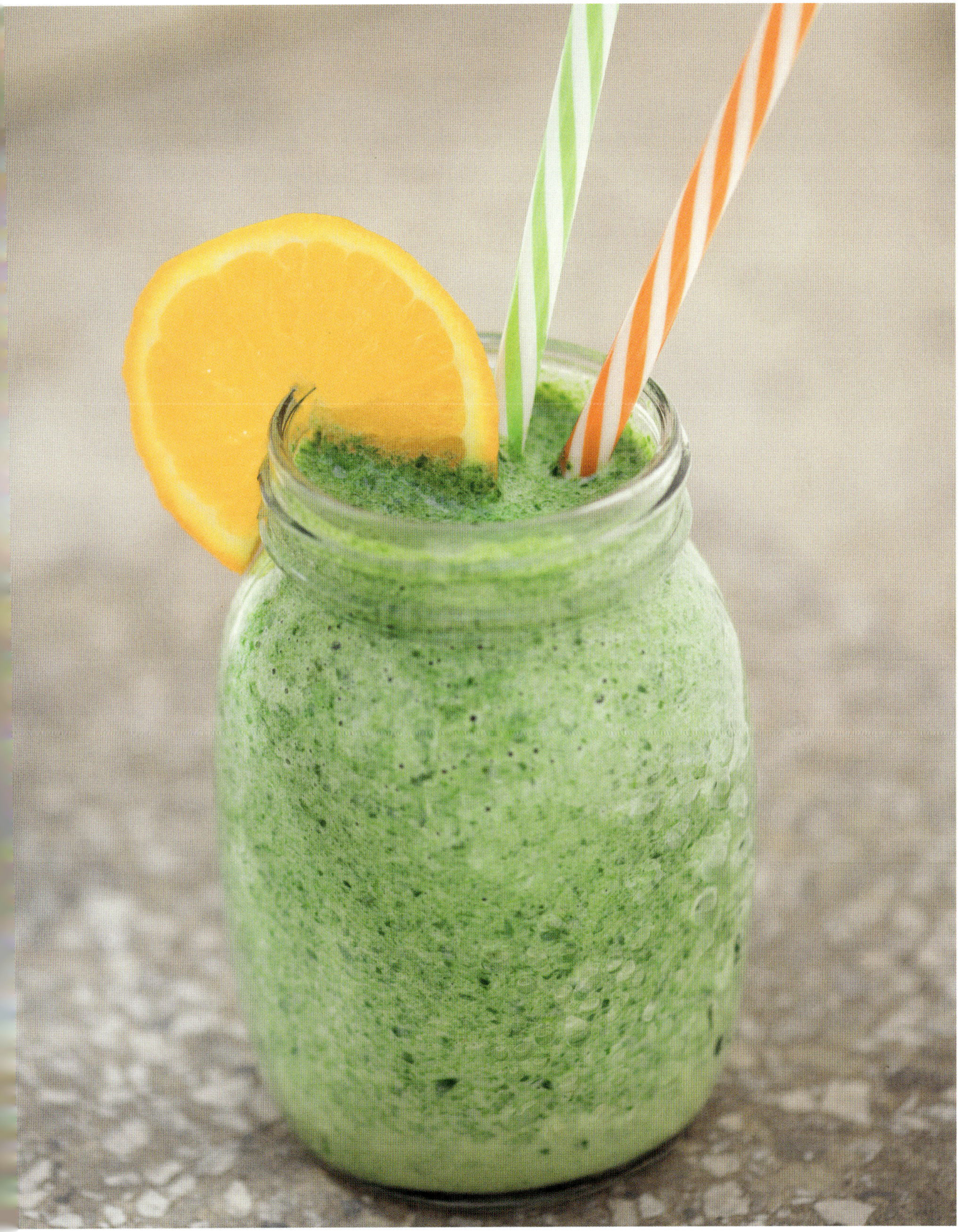

Mediterraner Schichtsalat mit Bohnen und Feta

FÜR 2 PORTIONEN
1 Dose weiße Bohnen (Abtropfgewicht 255 g)
½ Salatgurke
1 rote Paprikaschote
100 g Cherrytomaten
50 g Baby-Blattspinat
150 g Schafskäse

FÜR DAS DRESSING:
3 EL Olivenöl
2 EL Rotweinessig
1 TL scharfer Senf
Salz
Pfeffer

1. Die Bohnen abspülen und abtropfen lassen. Die Gurke waschen, längs halbieren, in Streifen schneiden und klein würfeln. Die Paprikaschote putzen, waschen und klein würfeln. Die Tomaten waschen und vierteln. Den Blattspinat waschen und trocken schütteln. Den Schafskäse klein würfeln. Alle Zutaten der Reihe nach in zwei Gläser mit Schraubverschluss schichten.
2. Für das Dressing alle Zutaten vermischen und zum Mitnehmen in ein extra Gefäß füllen. Zum Servieren das Dressing über den Salat geben, das Schraubglas verschließen und vorsichtig schütteln. Sofort servieren.

ENERGIEDICHTE: Mit einer Handvoll frischen Sprossen servieren. Diese liefern zusätzlich wichtige Vitamine und Mineralstoffe.

LOW CARB: Mit Low-Carb-Brot servieren (optional).

INTERVALLFASTEN: Mit je 1 EL gerösteten Pinienkernen bestreuen.

Tipp

Dazu passt eine Scheibe Vollkornbrot.

Nährwertangaben pro Portion	kcal	KH	EW	F
Mittelmeerdiät	529,5	22,8	24,6	36,0
Energiedichte	537,6	23,4	25,6	36,2
Low Carb	529,5	22,8	24,6	36,0
Intervallfasten	623,6	24,9	30,2	42,8

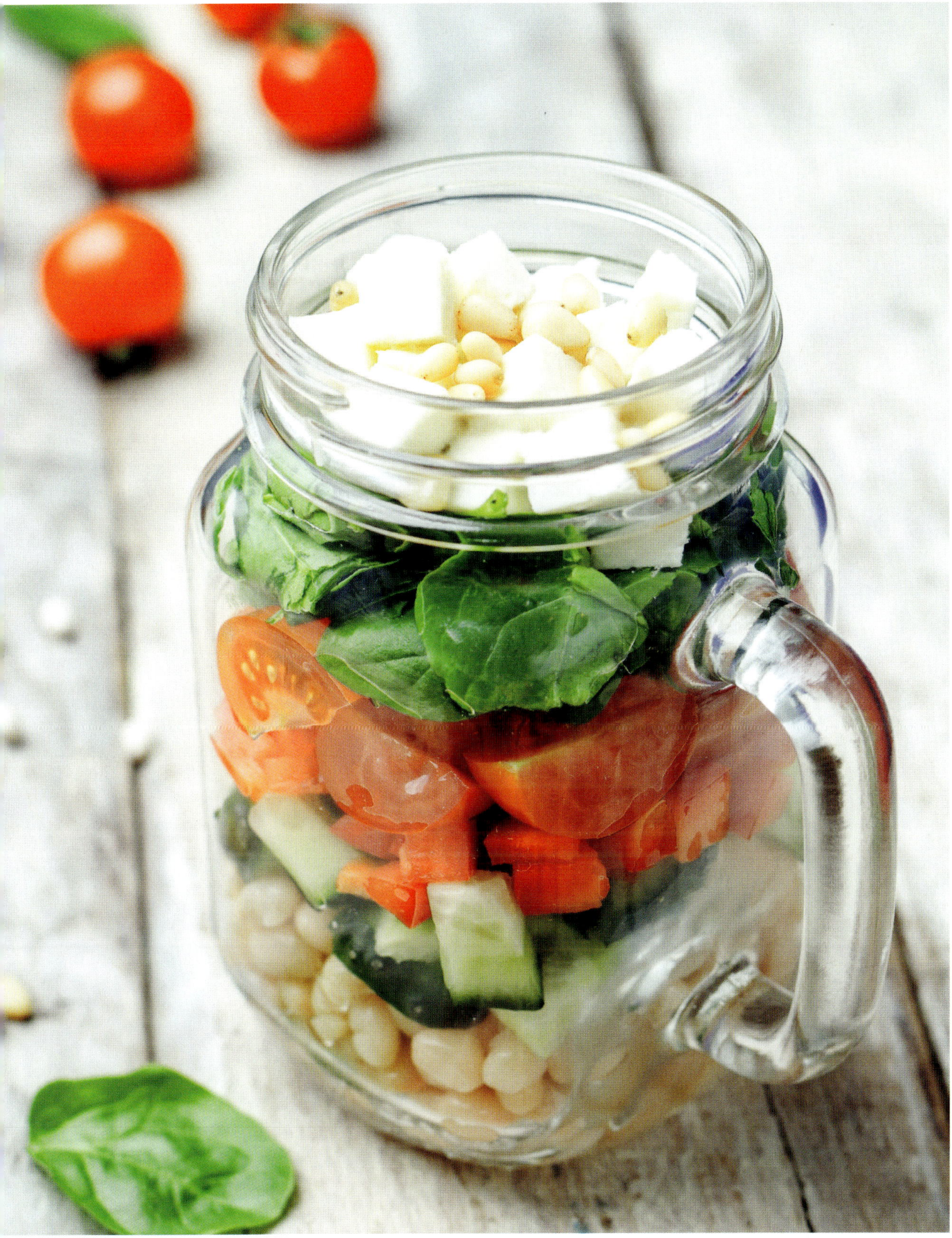

Zitronen-Lachs mit grünem Spargel

FÜR 2 PORTIONEN

FÜR DAS SPARGELGEMÜSE:
500 g grüner Spargel
1 Knoblauchzehe
Salz
Pfeffer
2 EL Olivenöl

FÜR DEN ZITRONEN-LACHS:
300 g Lachsfilet
Salz
Pfeffer
1 unbehandelte Zitrone
1 EL Olivenöl

1. Den Backofen auf 180 °C (Ober-/Unterhitze) vorheizen. Ein Backblech mit Backpapier auslegen. Den grünen Spargel im unteren Drittel schälen. Den Knoblauch schälen und in Scheiben schneiden. Alles auf dem Backblech verteilen. Mit Salz und Pfeffer würzen und mit dem Olivenöl beträufeln. Im Backofen auf der mittleren Schiene ca. 20 Minuten garen.
2. Das Lachsfilet in zwei gleich große Portionen schneiden und mit Salz und Pfeffer würzen. Die Zitrone mit heißem Wasser abspülen und in Scheiben schneiden. In einer Pfanne das Olivenöl erhitzen und die Zitronenscheiben kurz auf beiden Seiten anbraten, aus der Pfanne nehmen. Den Lachs in der Pfanne von beiden Seiten 2–3 Minuten braten, der Fisch sollte innen noch glasig sein.
3. Den Lachs mit Zitronenscheiben belegen und mit dem Spargel servieren.

ENERGIEDICHTE: Rucola-Tomaten-Salat mit Olivenöl-Balsamico-Dressing dazu servieren (optional).

LOW CARB: Spargelgemüse mit 20 g Mandelblättchen servieren.

INTERVALLFASTEN: Ein sättigendes Abendessen mit hochwertigen Fetten und Eiweiß, wenn das Frühstück ausfällt.

Nährwertangaben pro Portion	kcal	KH	EW	F
Mittelmeerdiät	572,7	8,1	39,9	40,4
Energiedichte	572,7	8,1	39,9	40,4
Low Carb	631,2	8,5	42,5	45,4
Intervallfasten	572,7	8,1	39,9	40,4

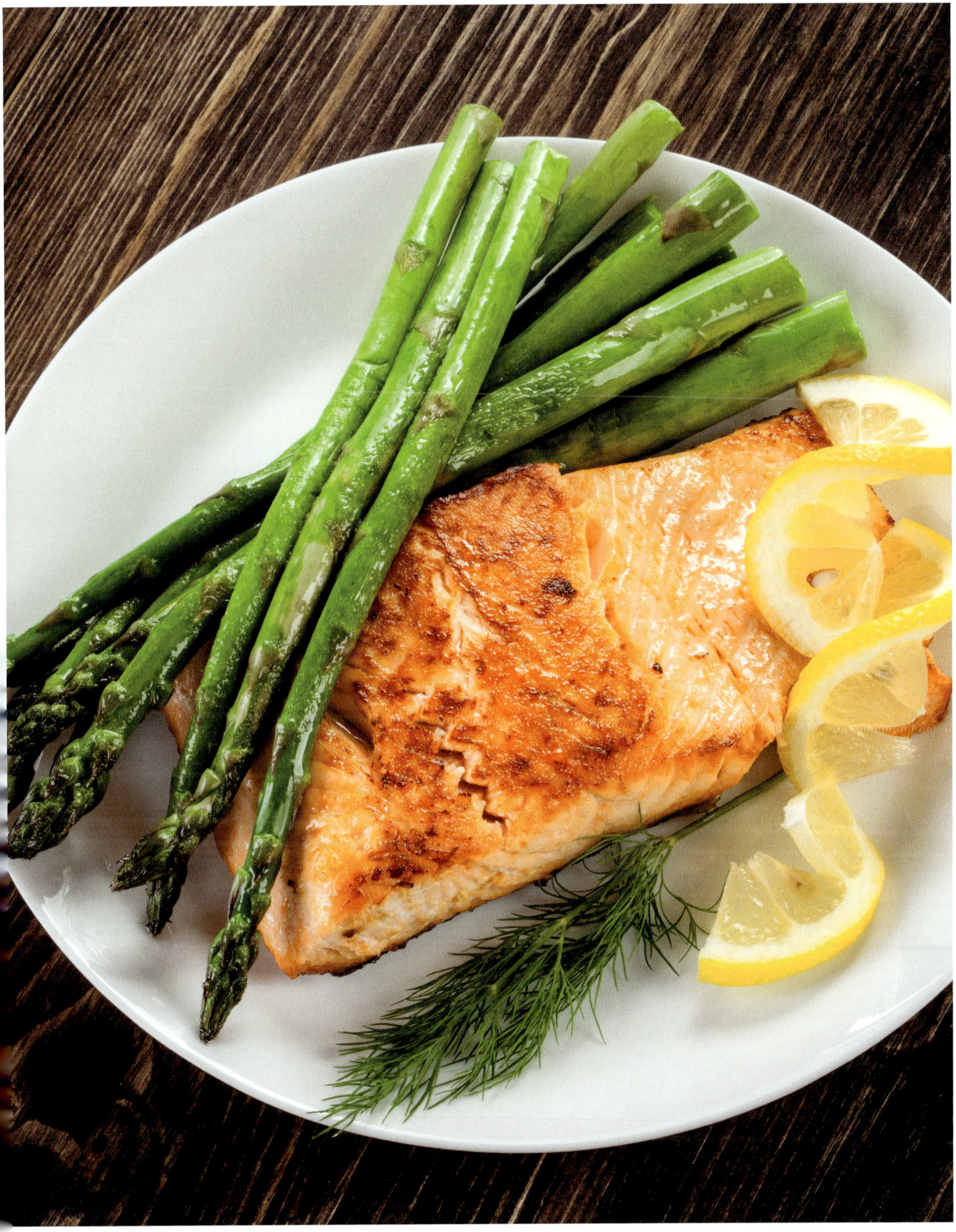

Kabeljau im Päckchen

FÜR 2 PORTIONEN

2 Kabeljaufilets (à ca. 150 g)
300 g Möhren
1 Bio-Zitrone
1 Knoblauchzehe
½ Bund Petersilie
Olivenöl
200 ml trockener Weißwein (alternativ Gemüsebrühe)
Salz
Pfeffer

1. Den Backofen auf 200 °C (Ober-/Unterhitze) vorheizen. Den Kabeljau waschen und trocken tupfen. Die Möhren schälen, putzen und in dünne Stifte schneiden. Die Zitrone heiß abwaschen und in Scheiben schneiden. Den Knoblauch schälen und in feine Scheiben schneiden. Die Petersilie waschen, trocken schütteln und fein hacken.
2. Aus Pergamentpapier zwei Rechtecke ca. 30 × 35 cm zurechtschneiden und mit Olivenöl bepinseln. Knoblauch darauf verteilen und die Kabeljaufilets in die Mitte legen. Mit Möhren und Zitronenscheiben belegen, mit der Petersilie bestreuen und den Wein darübergießen. Mit Salz und Pfeffer würzen.
3. Das Papier mit einem Küchengarn hermetisch zu Päckchen verschließen, auf ein Backblech legen und im Backofen auf der mittleren Schiene 10–12 Minuten garen. Sofort servieren.

Tipp

Dazu passt Naturreis oder Vollkornbaguette.

ENERGIEDICHTE: Das Garen im Pergamentpapier ist eine besonders kalorienarme Zubereitung. Nach Belieben können Sie weiteres Gemüse wie Brokkoli- oder Blumenkohlröschen oder Kirschtomaten zufügen.

LOW CARB: Die Möhren durch gehobelten Fenchel ersetzen und nach Belieben noch geviertelten Rosenkohl zugeben.

INTERVALLFASTEN: Vegetarier können das Pergamentpapier mit gewürfeltem Gemüse wie Zucchini, Möhren, Auberginen, Rüben etc. füllen und mit zerbröseltem Feta bestreuen.

Nährwertangaben pro Portion	kcal	KH	EW	F
Mittelmeerdiät	255,4	9,6	32,3	1,7
Energiedichte	255,4	9,6	32,3	1,7
Low Carb	258,3	6,9	34,7	2,1
Intervallfasten	255,4	9,6	32,3	1,7

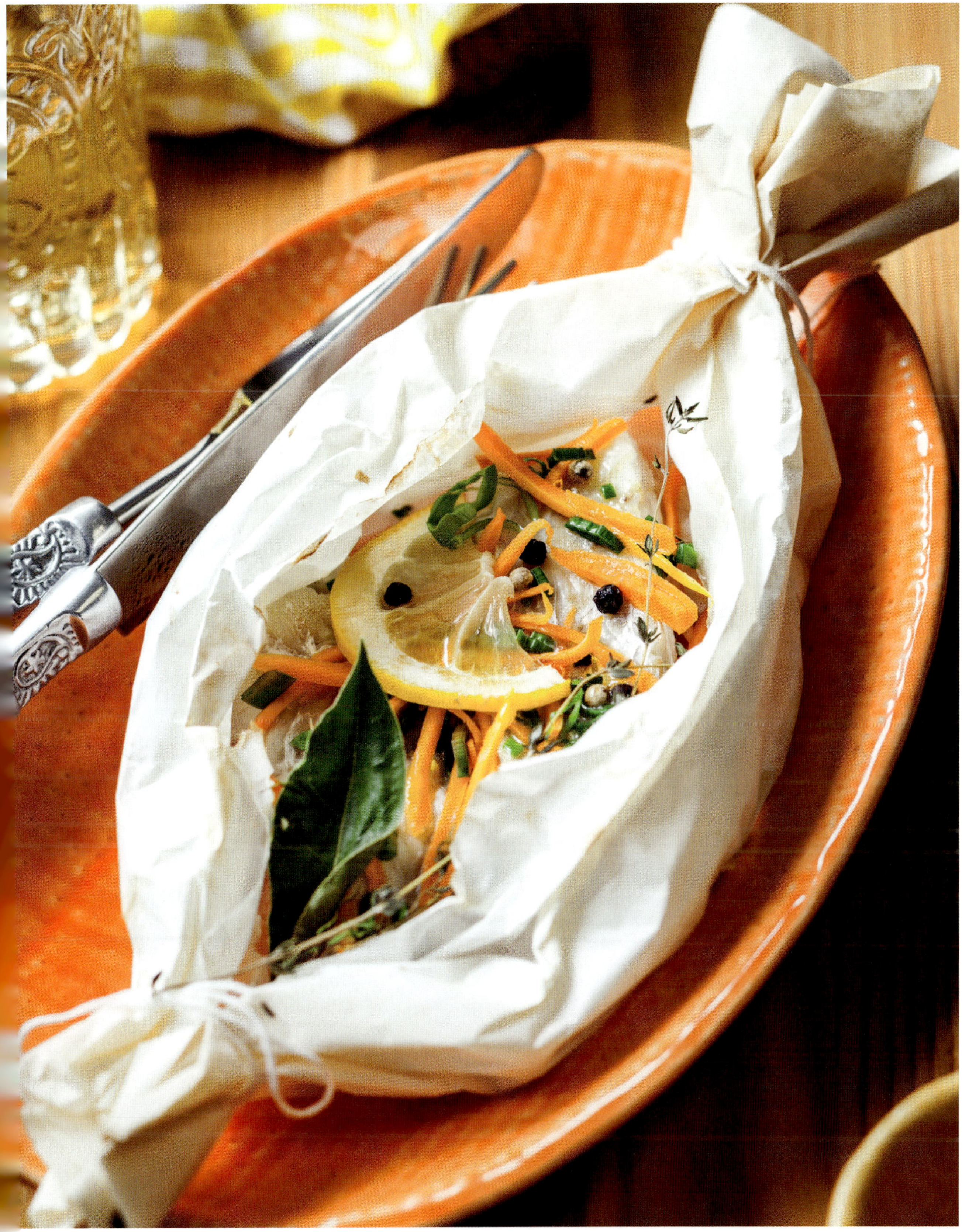

Zucchini-Halloumi-Spieße mit Ofenkartoffeln

FÜR 6 SPIESSE (3 PRO PORTION)

FÜR DIE OFENKARTOFFELN:
400 g kleine junge Kartoffeln
2 Zweige Rosmarin
1 Knoblauchzehe
2 EL Olivenöl
Salz
Pfeffer

FÜR DIE SPIESSE:
1 Zucchini
50 g Cherrytomaten
1 rote Paprikaschote
250 g Halloumi
2 EL Olivenöl
1 TL getrockneter Oregano
Salz
Pfeffer
außerdem: 6 Holzspieße

1. Den Backofen auf 180 °C (Ober-/Unterhitze) vorheizen. Ein Backblech mit Backpapier auslegen.
2. Die Kartoffeln gründlich waschen. Ggf. unschöne Stellen entfernen. Je nach Größe die Kartoffeln halbieren oder vierteln. Die Nadeln vom Rosmarin abstreifen und grob zerkleinern. Die Knoblauchzehe schälen und in Scheiben schneiden.
3. Kartoffeln, Rosmarin, Knoblauch und Öl in einer Schüssel vermischen und auf dem Backpapier verteilen. Auf der mittleren Schiene 45–50 Minuten backen. Mit Salz und Pfeffer würzen.
4. Sechs Holzspieße für 30 Minuten in Wasser einweichen. Den Backofengrill einschalten. Ein Backblech mit Backpapier auslegen.
5. Die Zucchini und die Tomaten waschen. Die Paprikaschote putzen und waschen. Zucchini, Paprikaschote und Halloumi in ca. 2 cm große Würfel schneiden.
6. Abwechselnd mit den Tomaten auf die Holzspieße schieben. Die Zutaten rundherum mit Olivenöl einpinseln und auf das Backblech legen. Mit Oregano, Salz und Pfeffer würzen.
7. Die Spieße unter mehrmaligem Wenden insgesamt etwa 6 Minuten grillen, bis das Gemüse und der Käse rundherum leicht gebräunt sind. Die Spieße mit den Kartoffeln servieren.

ENERGIEDICHTE: Die Hälfte der Kartoffeln durch Möhren und Rote Bete (je 100 g) ersetzen.

LOW CARB: Die Kartoffeln durch Schnittlauchquark (aus insgesamt 200 g Magerquark) ersetzen.

INTERVALLFASTEN: Halloumi ist ein halbfester Grillkäse aus Schafs- oder Ziegenmilch mit Kuhmilch. Er kann durch Hähnchenfilet (oder alternativ Garnelen) ersetzt werden.

Nährwertangaben pro Portion	kcal	KH	EW	F
Mittelmeerdiät	881,7	44,6	34.0	60,2
Energiedichte	835,1	34,1	33,2	60,1
Low Carb	780,1	14,6	39,0	60,3
Intervallfasten	596,2	42,7	32,9	30,8

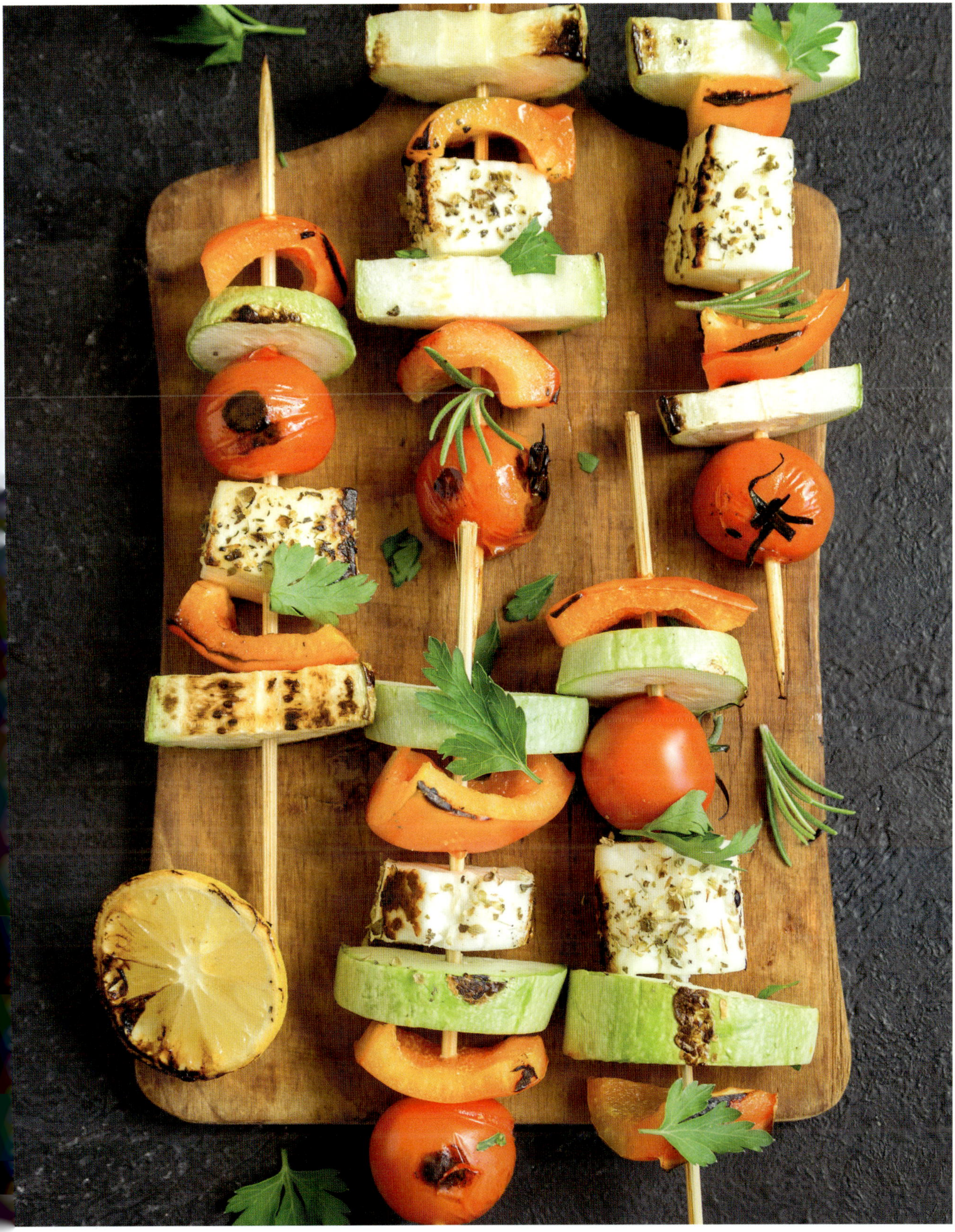

Spaghetti mit Linsen-Bolognese

FÜR 2 PORTIONEN

FÜR DIE LINSEN-BOLOGNESE:
½ Zwiebel
1 kleine Knoblauchzehe
1 Möhre
2 Stangen Staudensellerie
1 EL Olivenöl
250 ml Rotwein (nach Belieben weglassen)
½ EL Tomatenmark
70 g braune Linsen
Salz
Pfeffer
250 ml Gemüsebrühe
2 Stiele Basilikum
200 g Spaghetti

1. Die Zwiebel und Knoblauchzehe schälen und fein hacken. Die Möhre schälen und klein würfeln. Staudensellerie waschen, ggf. harte Fäden ziehen und ebenfalls klein würfeln.
2. Das Öl in einem großen Topf erhitzen, Zwiebel und Knoblauch darin anschwitzen. Möhren und Sellerie zugeben. Rotwein aufgießen und fast komplett einkochen lassen. Tomatenmark und Linsen zugeben, Gemüsebrühe zugießen. Mit Salz und Pfeffer würzen. Alles bei kleiner Hitze 30 Minuten köcheln lassen, dabei immer wieder umrühren.
3. Das Basilikum waschen, trocken schütteln und die Blätter abzupfen.
4. Für die Spaghetti reichlich Salzwasser zum Kochen bringen. Die Nudeln nach Packungsanleitung bissfest kochen. Abgießen und abtropfen lassen. Die Nudeln mit Linsenbolognese und Basilikum servieren.

ENERGIEDICHTE: Dazu passt ein Tomatensalat mit Zwiebeln und Balsamico-Dressing (optional).

LOW CARB: Die Nudeln durch Soja-Nudeln ersetzen, sie bestehen zu 100 Prozent aus Soja, enthalten 41 g Eiweiß und nur 11 g Kohlenhydrate pro 100 g. Rotwein weglassen.

INTERVALLFASTEN: Für Schärfe ½ Chilischote klein hacken und zufügen.

Nährwertangaben pro Portion	kcal	KH	EW	F
Mittelmeerdiät	669,0	96,9	23,2	8,9
Energiedichte	669,0	96,9	23,2	8,9
Low Carb	531,6	34,9	52,0	18,9
Intervallfasten	669,5	96,9	23,3	8,9

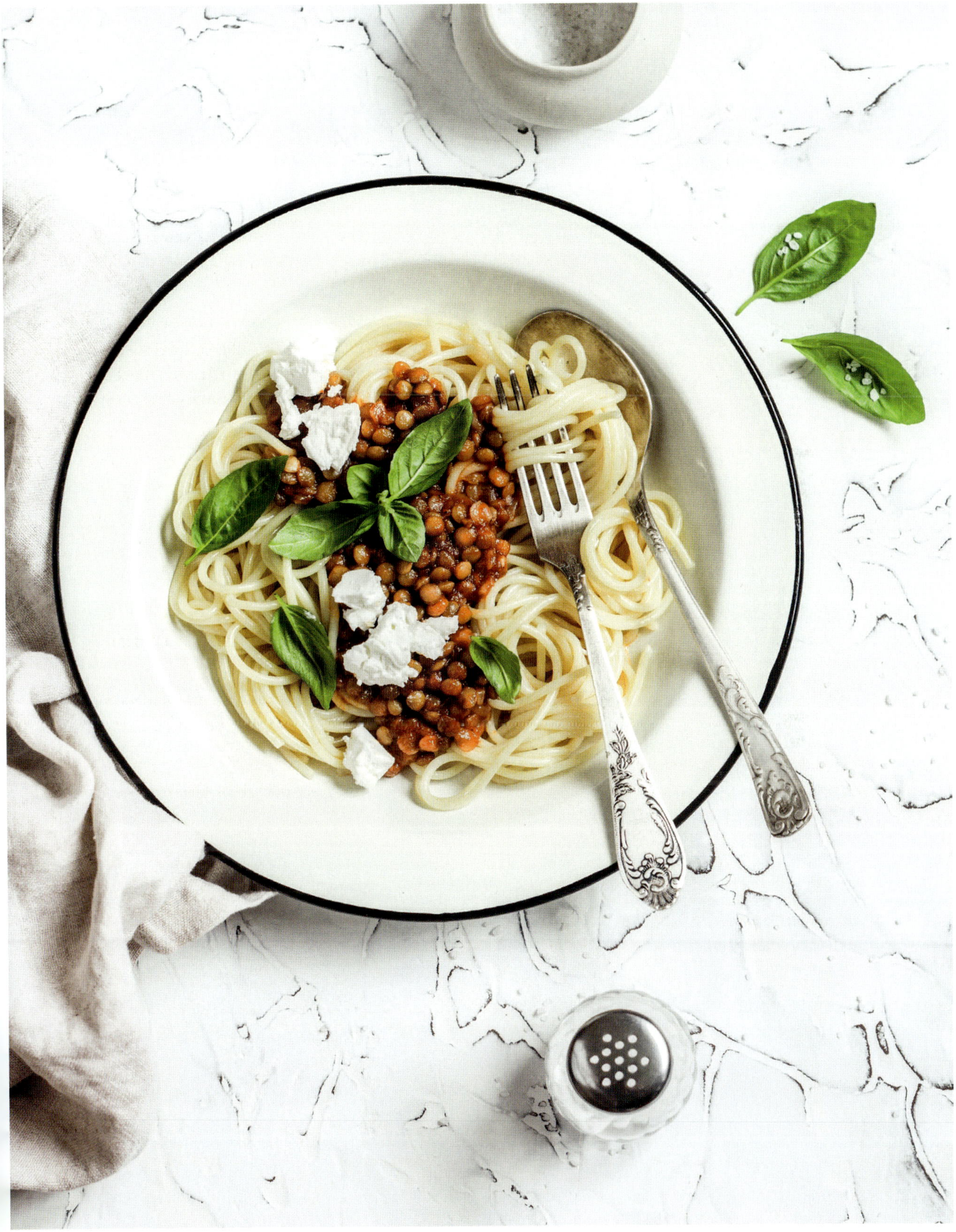

Risotto mit Pilzen

FÜR 2 PORTIONEN
1 kleine Zwiebel
1 Knoblauchzehe
200 g Champignons
4 Zweige Thymian
1 EL Olivenöl
150 g Risottoreis
125 ml trockener Weißwein (nach Belieben weglassen)
ca. 500 ml heiße Gemüsebrühe
2 EL Butter
Salz
Pfeffer
50 g TK-Erbsen
25 g geriebener Parmesan

1. Die Zwiebel und Knoblauchzehe schälen und fein hacken. Die Champignons putzen und in Scheiben schneiden. Den Thymian waschen, trocken schütteln, die Blättchen abzupfen und fein hacken.
2. In einem großen Topf das Olivenöl erhitzen und die Hälfte des gehackten Knoblauchs und der Zwiebel glasig anschwitzen. Risottoreis zugeben und 2 Minuten anschwitzen. Mit Weißwein ablöschen und fast einkochen lassen. So viel heiße Gemüsebrühe aufgießen, dass der Reis gerade bedeckt ist. Unter Rühren leicht brodelnd köcheln lassen, bis die Flüssigkeit fast verdampft ist. Nach und nach die Gemüsebrühe aufgießen und unter Rühren ca. 20 Minuten einkochen lassen, bis der Reis bissfest ist.
3. Inzwischen in einer Pfanne 1 Esslöffel Butter erhitzen und die restliche Zwiebel und Knoblauch glasig anschwitzen. Die Pilze zugeben und 5 Minuten bei niedriger Hitze anbraten, dabei gelegentlich umrühren. Mit Salz und Pfeffer würzen. Die TK-Erbsen zugeben und einmal schwenken.
4. Den Topf mit dem Risotto vom Herd nehmen, die restliche Butter und den Parmesan unter den Reis rühren. Das Pilzgemüse unterrühren und mit Salz und Pfeffer abschmecken.
5. Das Risotto auf Teller verteilen und mit Thymian bestreut servieren.

ENERGIEDICHTE: ½ Radicchio klein schneiden, mit den Pilzen anbraten und zum Risotto geben.

LOW CARB: Den Reis durch Quinoa ersetzen, dabei die Quinoa nach Packungsanleitung zubereiten. Zuletzt das Gemüse und den Parmesan unterrühren.

INTERVALLFASTEN: Den Risottoreis durch Hirse ersetzen.

Nährwertangaben pro Portion	kcal	KH	EW	F
Mittelmeerdiät	677,6	69,4	35,5	21,1
Energiedichte	689,1	70,7	36,7	21,3
Low Carb	671,0	61,4	33,4	24,9
Intervallfasten	650,6	64,8	32,2	21,7

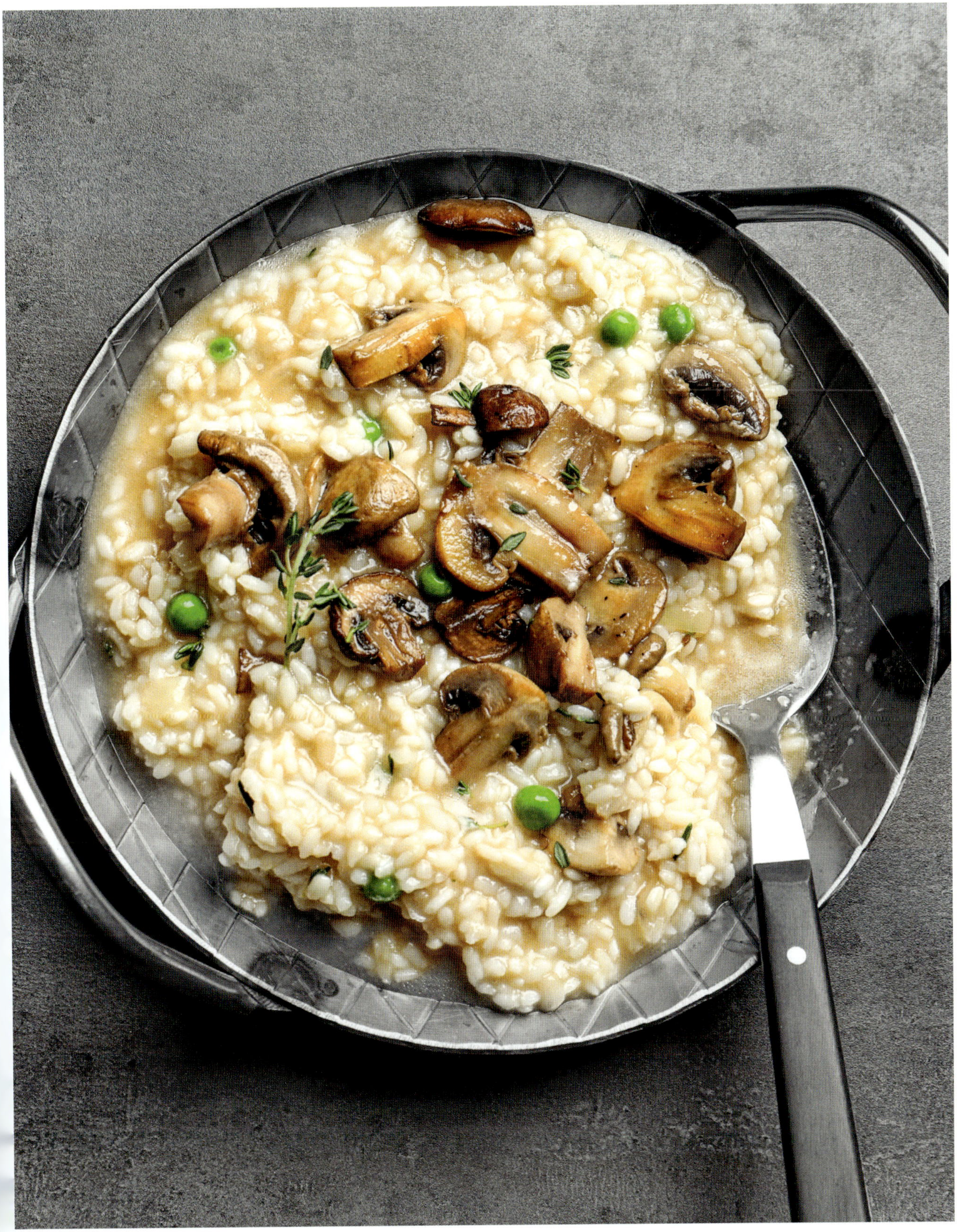

Bohnen-Thunfisch-Salat

FÜR 2 PORTIONEN

1 Dose Kidneybohnen (Abtropfgewicht 250 g)
1 Dose Thunfisch (im eigenen Saft, 140 g)
½ Kopf Endiviensalat
100 g Datteltomaten
½ Salatgurke
2 EL Rotweinessig
2 EL Olivenöl
Salz
Pfeffer
1 EL Sesam
2 Scheiben Vollkornbrot (à 50 g)

1. Die Bohnen abspülen und abtropfen lassen. Den Thunfisch abtropfen lassen. Den Salat waschen, trocken schütteln und in mundgerechte Stücke zupfen. Die Tomaten waschen und halbieren. Die Gurke waschen und in Scheiben schneiden. Alles vorsichtig miteinander mischen.
2. Essig, Öl, Salz und Pfeffer verquirlen und über den Salat geben. Mit Sesam bestreuen und mit dem Vollkornbrot servieren.

ENERGIEDICHTE: Wer keinen Thunfisch mag, kann ihn durch Schafskäse ersetzen.

LOW CARB: Den Salat mit Low-Carb-Brot (pro Person 50 g) servieren.

INTERVALLFASTEN: Der Salat eignet sich gut zum Mitnehmen ins Büro.

Nährwertangaben pro Portion	kcal	KH	EW	F
Mittelmeerdiät	493,0	44,5	30,5	24,9
Energiedichte	591,5	45,1	26,0	32,2
Low Carb	485,8	27,4	34,6	24,9
Intervallfasten	493,0	44,5	30,5	24,9

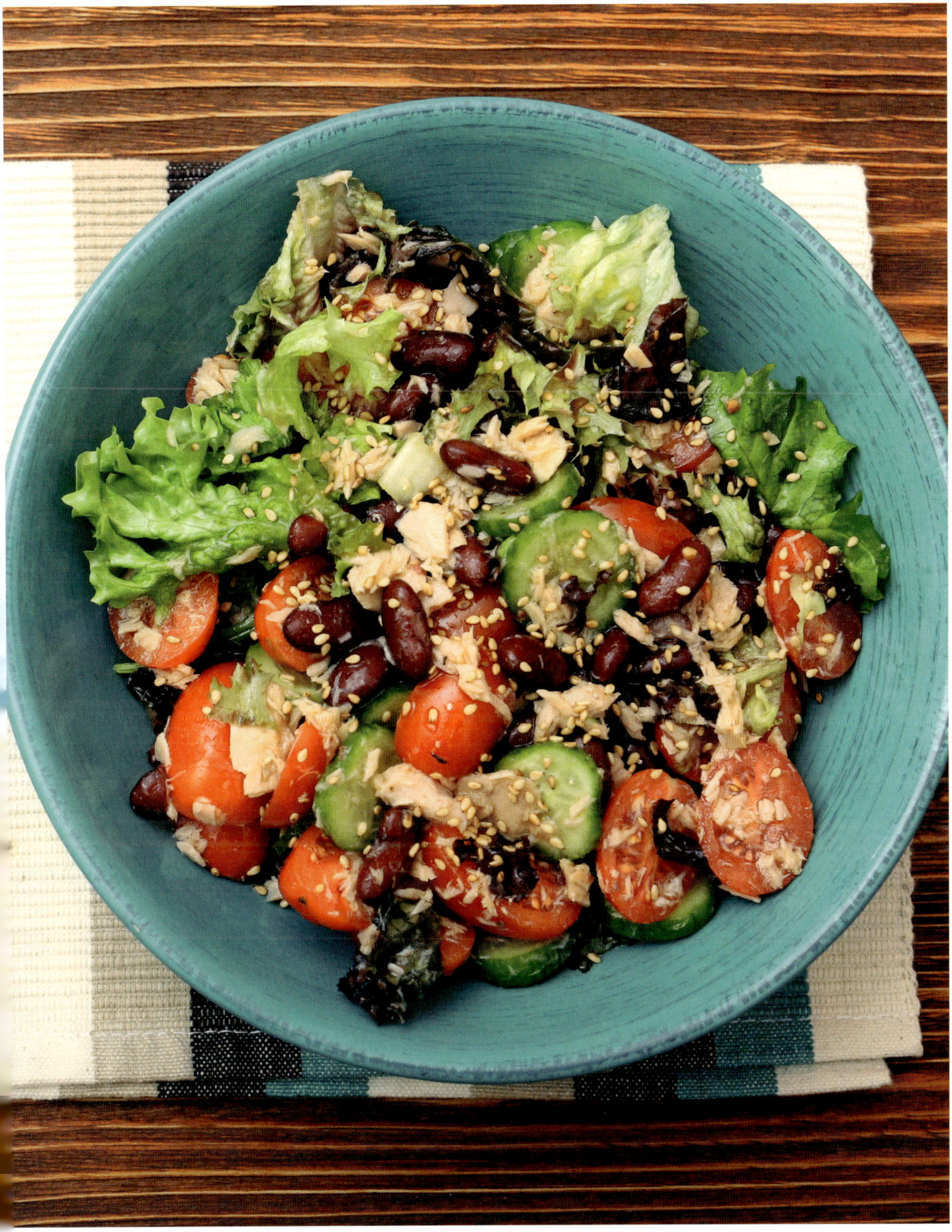

Gemüseeintopf mit Bohnen

FÜR 2 PORTIONEN

1 kleine Zwiebel
1 Möhre
200 g Grünkohl (alternativ Mangold)
1 Stange Staudensellerie
1 Zweig Thymian
1 Zweig Rosmarin
1 Dose weiße Bohnen (Abtropfgewicht 255 g)
1 EL Olivenöl
2 EL Tomatenmark
500 ml Gemüsebrühe
Salz
Pfeffer
4 Stängel krause Petersilie

1. Die Zwiebel schälen und fein hacken. Die Möhre schälen und würfeln. Den Grünkohl putzen und waschen. Die Stiele am Blattansatz abschneiden und klein würfeln. Die Blätter in Streifen schneiden. Den Sellerie waschen, ggf. harte Fäden ziehen und klein würfeln. Das Selleriegrün klein hacken und beiseite stellen. Thymian und Rosmarin waschen, trocken schütteln, die Blätter bzw. Nadeln abzupfen und fein hacken. Die Bohnen abgießen und abspülen.
2. Das Öl in einem großen Topf erhitzen und die Zwiebel und Kohlstiele anschwitzen. Die Möhren, Sellerie und Tomatenmark zugeben und kurz anbraten. Mit Gemüsebrühe aufgießen. Die Bohnen, Kohlblätter, Thymian und Rosmarin zufügen. Mit Salz und Pfeffer würzen. Bei kleiner Hitze zugedeckt 20 Minuten köcheln lassen. Gelegentlich umrühren.
3. Die Petersilie waschen, trocken schütteln und fein hacken. Den Eintopf nochmals abschmecken und mit Petersilie und Selleriegrün bestreut servieren.

ENERGIEDICHTE: Mit 50 g TK-Erbsen verfeinern.

LOW CARB: Bohnen enthalten wie alle Hülsenfrüchte Kohlenhydrate, aber in Kombination mit Ballaststoffen machen sie lange satt und liefern zudem hochwertiges Eiweiß.

INTERVALLFASTEN: Nach Belieben mit Vollkornbaguette (pro Person 50 g) servieren.

Nährwertangaben pro Portion	kcal	KH	EW	F
Mittelmeerdiät	236,0	23,7	13,7	8,9
Energiedichte	254,2	26,2	15,3	9,1
Low Carb	236,0	23,7	13,7	8,9
Intervallfasten	383,2	50,7	19,2	10,4

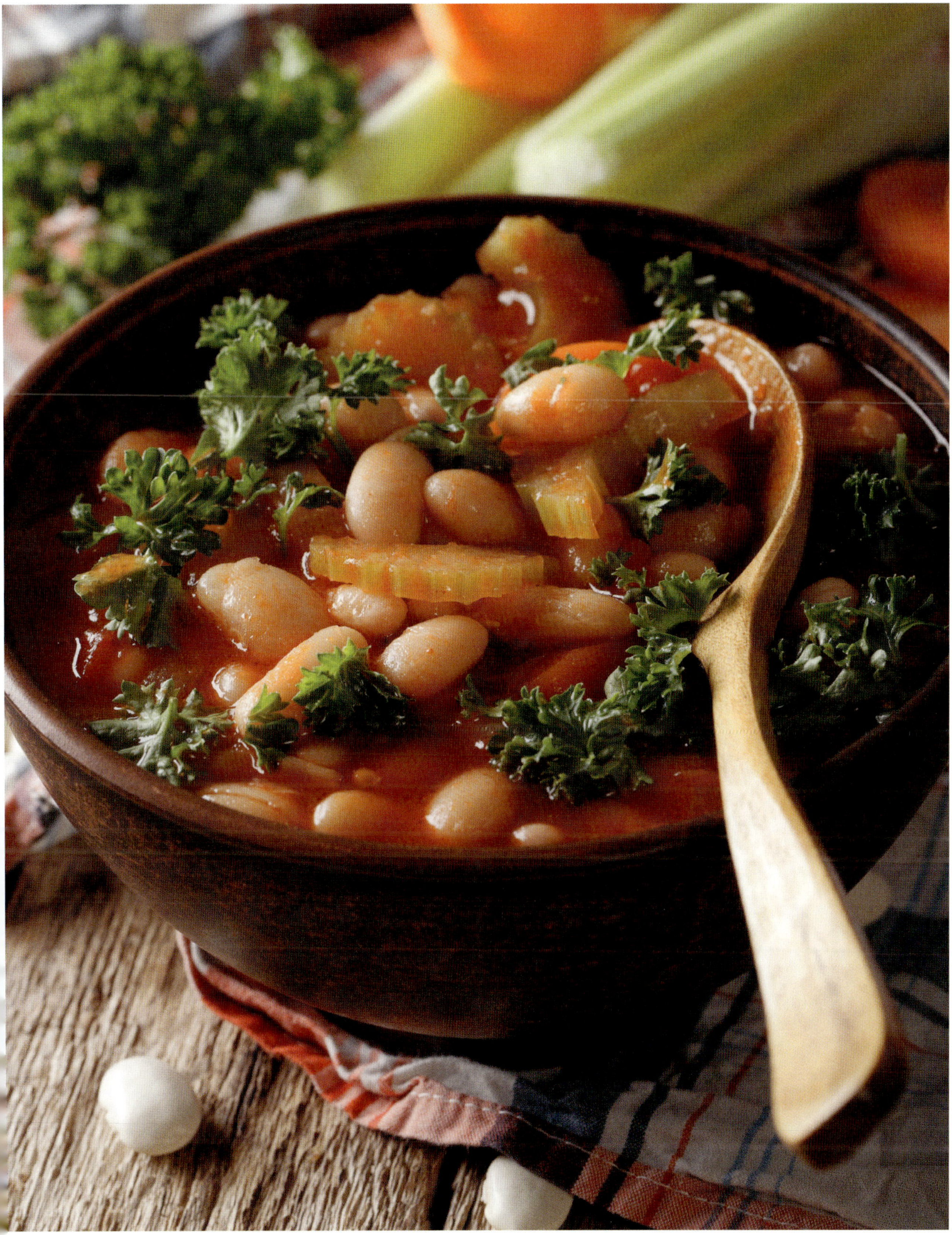

Nudeln mit Kichererbsen

FÜR 2 PORTIONEN
½ Zwiebel
1 kleine Knoblauchzehe
2 Stangen Staudensellerie
1 EL Olivenöl
1 Dose Tomatenstücke (400 g)
1 Dose Kichererbsen
(Abtropfgewicht 240 g)
Salz
Pfeffer
150 g Bandnudeln
Basilikumblätter, zum Servieren

1. Die Zwiebel und Knoblauchzehe schälen und fein hacken. Staudensellerie waschen, ggf. harte Fäden ziehen und klein würfeln.
2. Das Öl in einem großen Topf erhitzen, Zwiebel, Knoblauch und Sellerie darin anschwitzen. Die Tomatenstücke zugeben und bei mittlerer Hitze dicklich einkochen lassen. Die Kichererbsen zugeben und mit Salz und Pfeffer abschmecken.
3. Reichlich Salzwasser zum Kochen bringen. Die Nudeln nach Packungsanleitung bissfest kochen. Abgießen und abtropfen lassen. Die Nudeln mit der Sauce vermischen und mit Basilikum servieren.

ENERGIEDICHTE: 1 Möhre und 1 Pastinake klein würfeln und zufügen.

LOW CARB: Die Bandnudeln durch Rote-Linsen- oder Kichererbsen-Nudeln ersetzen.

INTERVALLFASTEN: Mit 2 EL geriebenem Parmesan verfeinern.

Nährwertangaben pro Portion	kcal	KH	EW	F
Mittelmeerdiät	509,9	77,5	19,5	12,1
Energiedichte	573,2	91,1	20,8	12,3
Low Carb	470,0	67,8	19,5	12,1
Intervallfasten	529,0	77,5	21,2	13,3

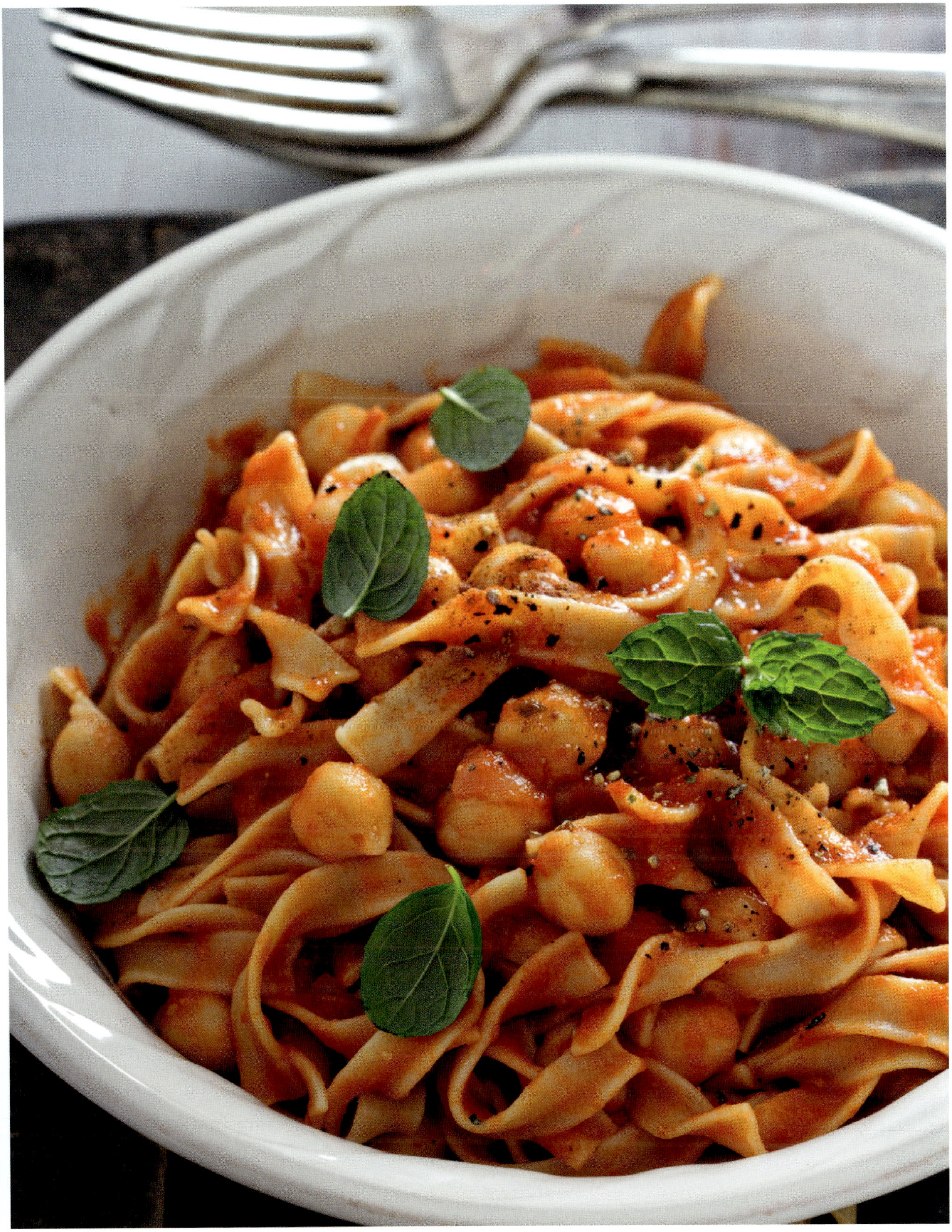

Hummus mit Gemüsesticks

FÜR 2 PORTIONEN

FÜR DEN HUMMUS:
1 Knoblauchzehe
1 Limette
100 g Kichererbsen (aus der Dose)
1 TL Sesampaste (Tahin)
2 EL Olivenöl
Salz
Pfeffer
½ TL Paprikapulver

FÜR DIE GEMÜSESTICKS:
1 Möhre
½ Kohlrabi
½ Salatgurke
1 Tomate
1 grüne Paprikaschote
2 Radieschen

1. Für den Hummus die Knoblauchzehe schälen und fein hacken. Die Limette halbieren und auspressen. Die Kichererbsen abspülen und abtropfen lassen.
2. Die Kichererbsen, Knoblauch, Sesampaste, Olivenöl und 30 ml Wasser in einen Standmixer geben und cremig pürieren. Nach Bedarf etwas mehr Wasser zufügen. Mit Limettensaft, Salz, Pfeffer und Paprikapulver abschmecken.
3. Die Möhre und den Kohlrabi schälen. Die Gurke und die Tomate waschen, die Paprikaschote und die Radieschen putzen und waschen. Alles in dünne Streifen oder Scheiben schneiden.
4. Hummus mit Gemüsesticks anrichten.

ENERGIEDICHTE: Den Hummus in Chicoréeblättern (50 g) servieren.

LOW CARB: Die Möhre weglassen und dafür 1 ganze Salatgurke verwenden.

INTERVALLFASTEN: Mit je einer Scheibe Vollkornbrot (pro Person 50 g) servieren.

Nährwertangaben pro Portion	kcal	KH	EW	F
Mittelmeerdiät	260,8	18,0	6,8	17,1
Energiedichte	264,6	18,5	7,2	17,1
Low Carb	249,9	15,3	6,7	17,2
Intervallfasten	355,8	36,8	10,1	17,6

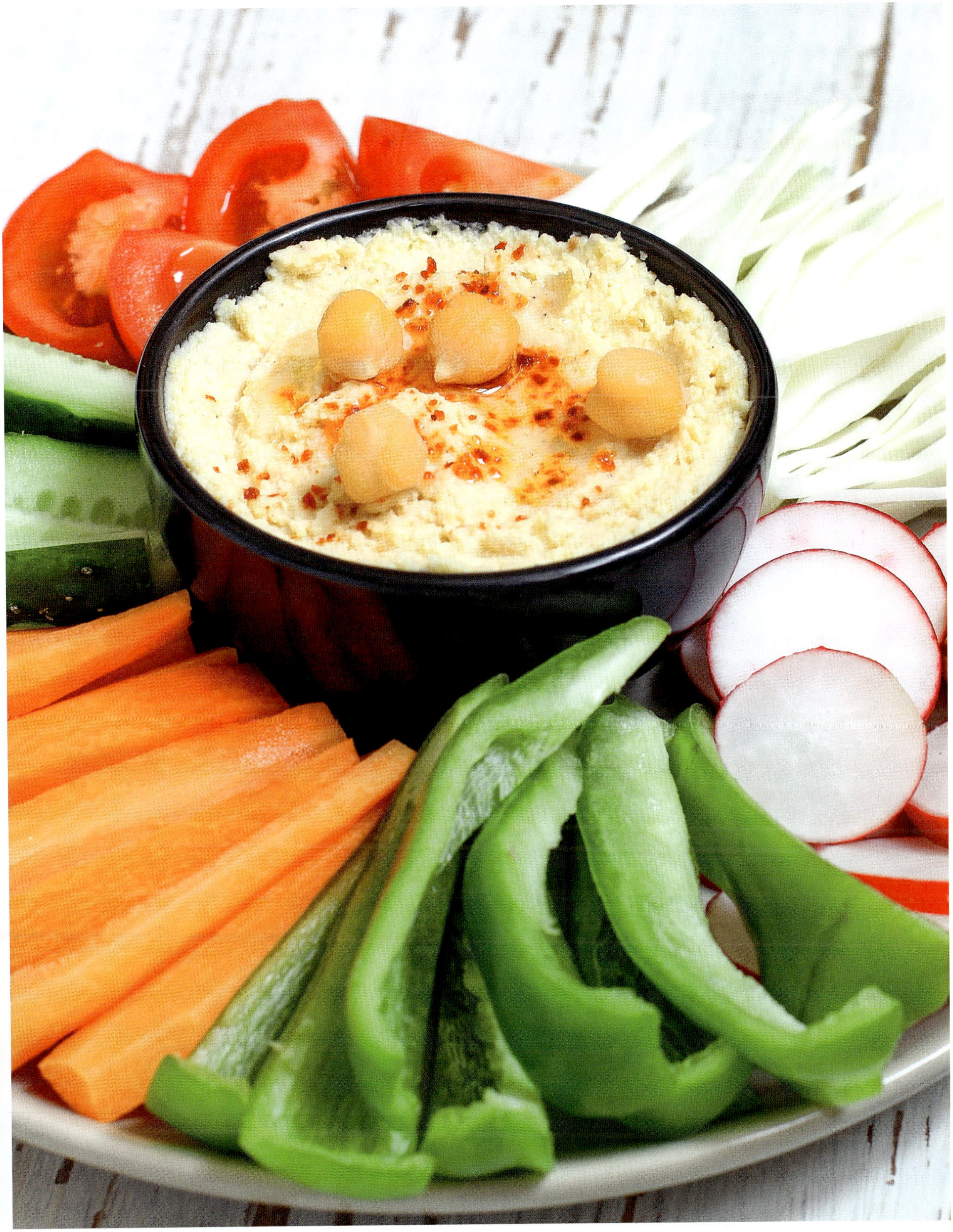

Zucchini-Carpaccio mit Feta und Walnüssen

FÜR 2 PORTIONEN
3 Zucchini
50 g Walnusskerne
4 Stiele Dill
1 Knoblauchzehe
½ Zitrone
50 ml Olivenöl
1 EL Apfelessig
Salz
Pfeffer
100 g Feta

1. Die Zucchini waschen und mit einem Hobel in ganz dünne Scheiben schneiden. Die Zucchinischeiben dachziegelartig auf einer großen Platte anrichten. Die Walnusskerne in einer beschichteten Pfanne ohne Fett bei mittlerer Hitze goldbraun rösten. Herausnehmen und grob hacken.
2. Dill waschen, trocken schütteln und klein hacken. Den Knoblauch schälen und klein schneiden. Die Zitrone auspressen. Dill, Knoblauch, Zitronensaft, Olivenöl, Essig, Salz und Pfeffer verquirlen. Den Fetakäse zerkrümeln und mit den Walnüssen auf dem Carpaccio verteilen. Die Kräuter-Vinaigrette darübergeben.

ENERGIEDICHTE: 2 Feigen in Scheiben schneiden und dazu servieren.

LOW CARB: ½ Avocado in Spalten schneiden und dazu servieren.

INTERVALLFASTEN: Mit einem Vollkornbaguette (pro Person 50 g) servieren.

Nährwertangaben pro Portion	kcal	KH	EW	F
Mittelmeerdiät	654,5	25,8	21,2	49,7
Energiedichte	669,3	28,8	21,5	49,8
Low Carb	768,5	25,9	22,2	61,4
Intervallfasten	801,7	52,7	26,7	51,2

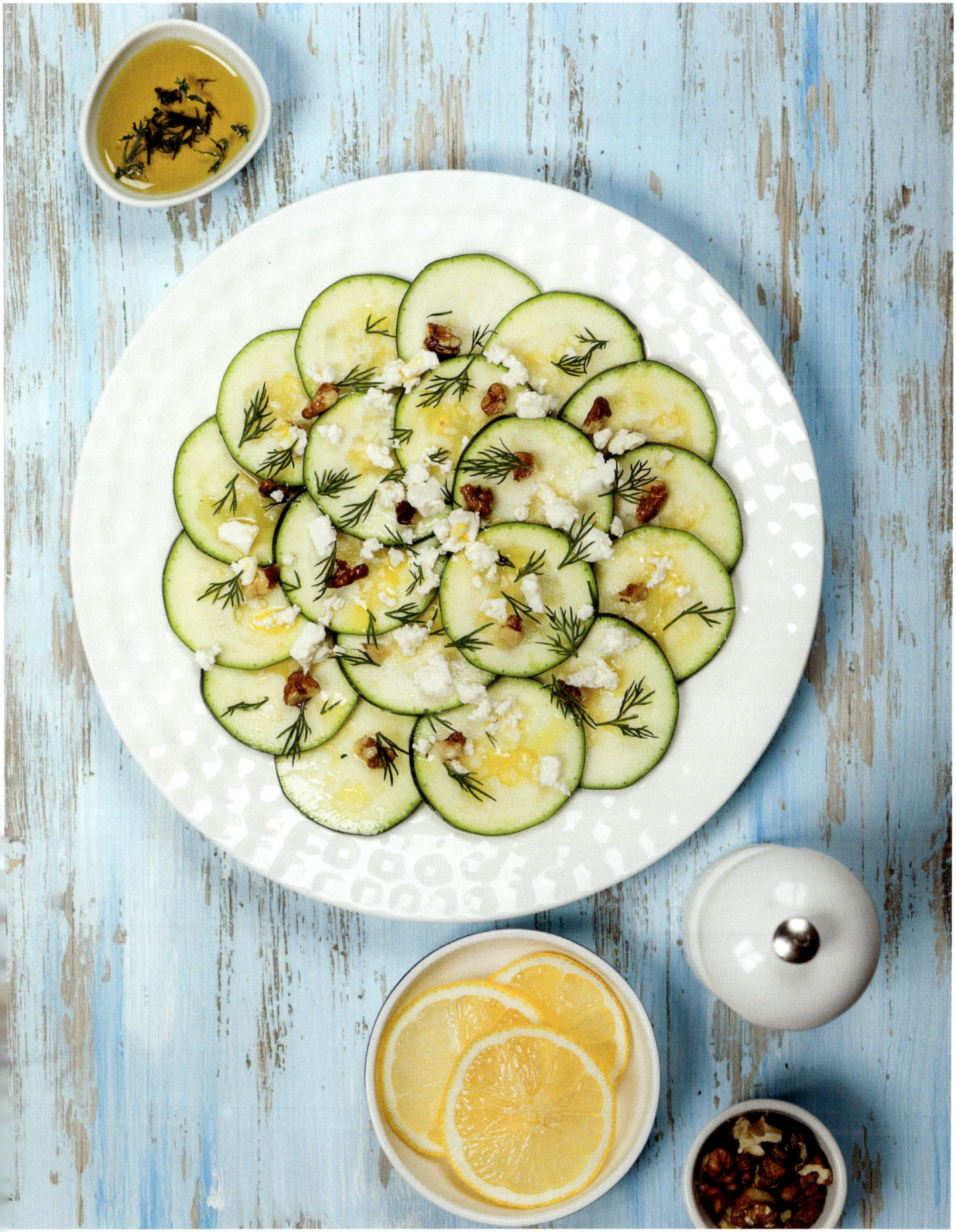

Risi e Bisi mit Brokkoli

FÜR 2 PORTIONEN
½ Brokkoli
80 g TK-Erbsen
1 Möhre
1 kleine Zwiebel
2 EL Olivenöl
100 g Risottoreis
250 ml Gemüsebrühe
Salz
Pfeffer

1. Den Brokkoli waschen, putzen und in Röschen teilen. Die Röschen in kochendem Salzwasser blanchieren und abtropfen lassen. Die Erbsen antauen lassen. Die Möhre schälen und klein würfeln. Die Zwiebel schälen und fein hacken.
2. Das Öl in einem Topf erhitzen, Zwiebel und Möhren anbraten. Den Reis hinzugeben und kurz anbraten. So viel Brühe angießen, dass der Reis vollständig bedeckt ist. Offen köcheln lassen, dabei ab und zu umrühren. Die restliche Brühe nach und nach zugeben. Nach ca. 20 Minuten das restliche Gemüse unterrühren und das Risotto weitere 5 Minuten garen. Mit Salz und Pfeffer abschmecken.

ENERGIEDICHTE: 1 Handvoll Basilikumblätter in Streifen schneiden und dazu servieren.

LOW CARB: Statt Risottoreis Blumenkohlreis (pro Person 200 g), (siehe Rezept Seite 180) verwenden.

INTERVALLFASTEN: 2 EL geriebenen Parmesan am Ende der Garzeit zufügen.

Nährwertangaben pro Portion	kcal	KH	EW	F
Mittelmeerdiät	412,0	51,2	15,0	15,1
Energiedichte	423,9	52,8	16,0	15,3
Low Carb	268,2	18,5	12,5	15,1
Intervallfasten	431,1	51,2	16,8	16,4

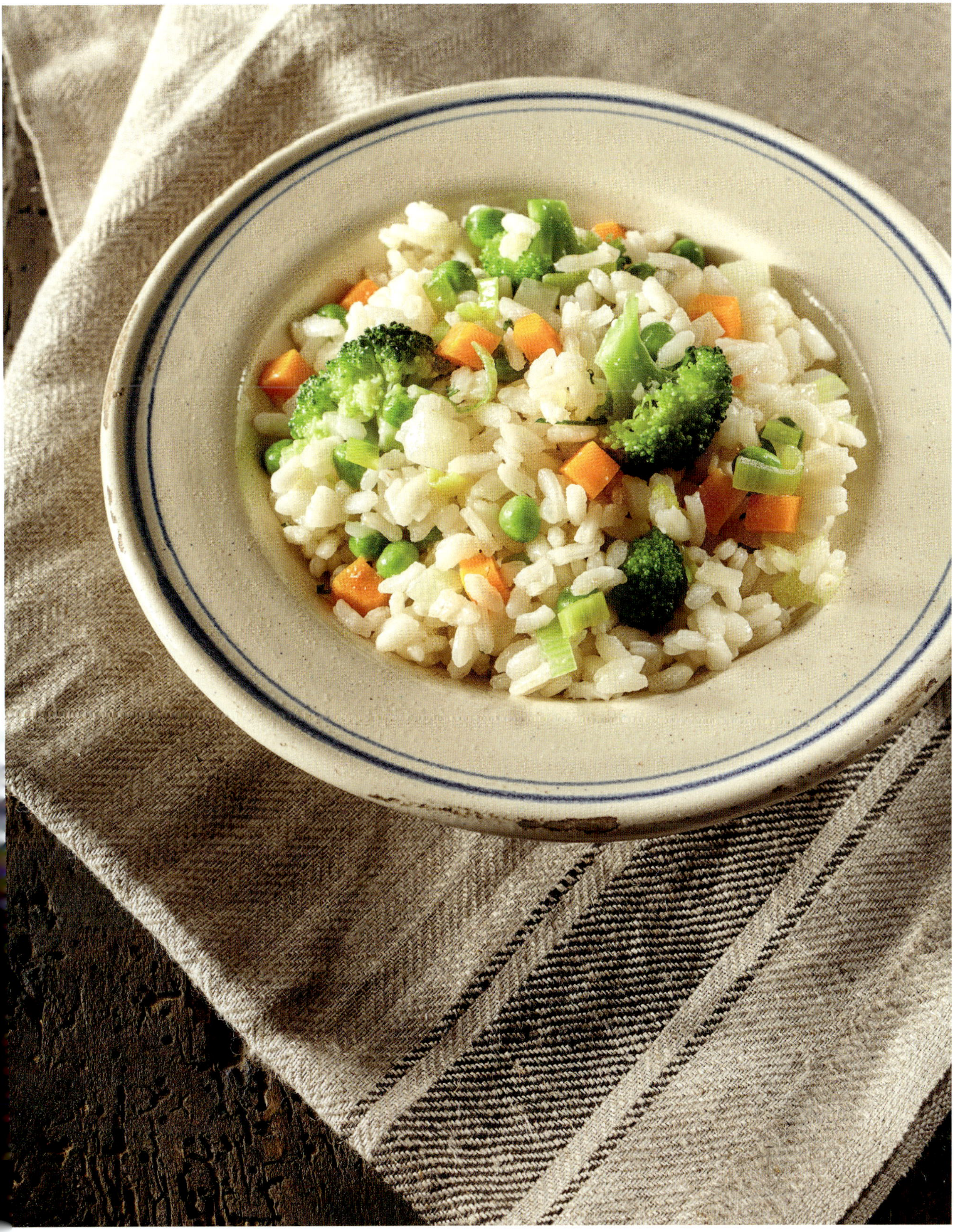

Gefüllte Paprikaschote mit Quinoa

FÜR 2 PORTIONEN
80 g Quinoa
2 große rote Paprikaschoten
300 g Tomaten
150 g Feta
4 Stängel Petersilie
1 TL Paprikapulver
Salz
Pfeffer

AUSSERDEM:
1 Auflaufform
Öl für die Form

1. Den Backofen auf 200 °C (Ober-/Unterhitze) vorheizen. Eine Auflaufform mit etwas Öl einfetten.
2. 240 ml leicht gesalzenes Wasser zusammen mit der Quinoa zum Kochen bringen und dann 15 Minuten bei reduzierter Hitze köcheln lassen.
3. Die Paprikaschoten waschen, halbieren und Trennwände entfernen. Die Tomaten waschen, halbieren und würfeln. Den Feta mit einer Gabel zerbröseln. Petersilie waschen, trocken schütteln und fein hacken. Quinoa mit den Tomatenwürfeln, Petersilie und dem Feta mischen. Mit Paprikapulver, Salz und Pfeffer würzen.
4. Die Paprikahälften in die Auflaufform setzen und mit der Quinoamasse füllen. Auf mittlerer Schiene ca. 40 Minuten backen.

ENERGIEDICHTE: 50 g Räuchertofu klein würfeln und zur Quinoamasse geben.

LOW CARB: Quinoa liefert gut verwertbare Kohlenhydrate und besonders wertvolles Eiweiß, perfekt für Vegetarier.

INTERVALLFASTEN: 2 EL Rosinen zur Quinoamasse geben.

Nährwertangaben pro Portion	kcal	KH	EW	F
Mittelmeerdiät	436,3	44,4	21,5	17,8
Energiedichte	479,9	44,6	25,8	20,6
Low Carb	436,3	44,4	21,5	17,8
Intervallfasten	480,5	54,6	21,9	17,9

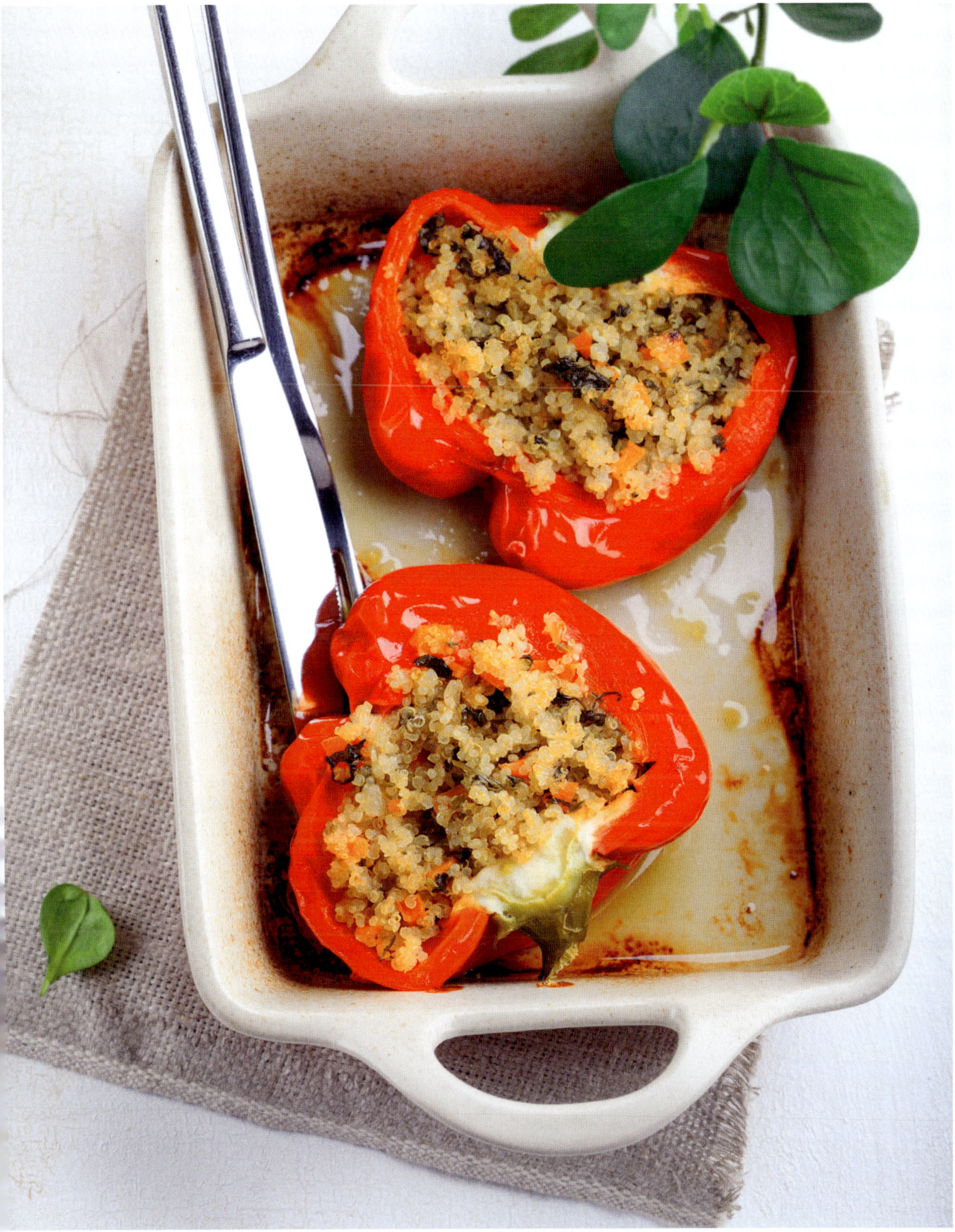

Gazpacho

FÜR 2 PORTIONEN

FÜR DIE GAZPACHO:
200 g rote Paprikaschote
½ Chilischote
1 Zwiebel
1 Knoblauchzehe
450 g reife Strauchtomaten
250 g Salatgurke
½ TL Paprikapulver, edelsüß
2 EL Olivenöl
1 EL Rotweinessig
Abrieb und Saft von 1 Bio-Limette
Salz
Pfeffer

ZUM SERVIEREN:
1 Stange Staudensellerie
⅓ Salatgurke
½ rote Zwiebel
1 Handvoll Basilikum
Salz
Pfeffer

1. Für die Gazpacho die Paprikaschote und Chilischote putzen, waschen und grob zerkleinern. Die Zwiebel und den Knoblauch schälen und grob hacken. Die Tomaten und Gurke waschen und grob zerkleinern.
2. Alles zusammen mit Paprikapulver sowie Olivenöl und Rotweinessig sehr fein pürieren. Mit dem Abrieb und dem Saft der Limette, Salz und Pfeffer abschmecken.
3. Anschließend alles durch ein Sieb passieren und die Gazpacho mindestens 30 Minuten kalt stellen.
4. Inzwischen den Staudensellerie putzen und waschen. Die Gurke waschen. Die Zwiebel schälen. Alles in feine Würfel schneiden. Das Basilikum waschen, trocken schütteln und fein hacken. Alles miteinander mischen.
5. Gazpacho mit dem klein geschnittenen Gemüse servieren.

ENERGIEDICHTE: Mit 1 EL gerösteten Sonnenblumenkernen verfeinern.

LOW CARB: Zum Servieren das Gemüse mit 50 g zerbröseltem Feta verfeinern.

INTERVALLFASTEN: Mit geröstetem Vollkornbaguette (pro Person 50 g) servieren.

Nährwertangaben pro Portion	kcal	KH	EW	F
Mittelmeerdiät	276,6	23,8	7,4	16,0
Energiedichte	324,1	24,7	9,0	20,0
Low Carb	338,9	24,2	11,5	20,7
Intervallfasten	423,8	50,8	12,9	17,5

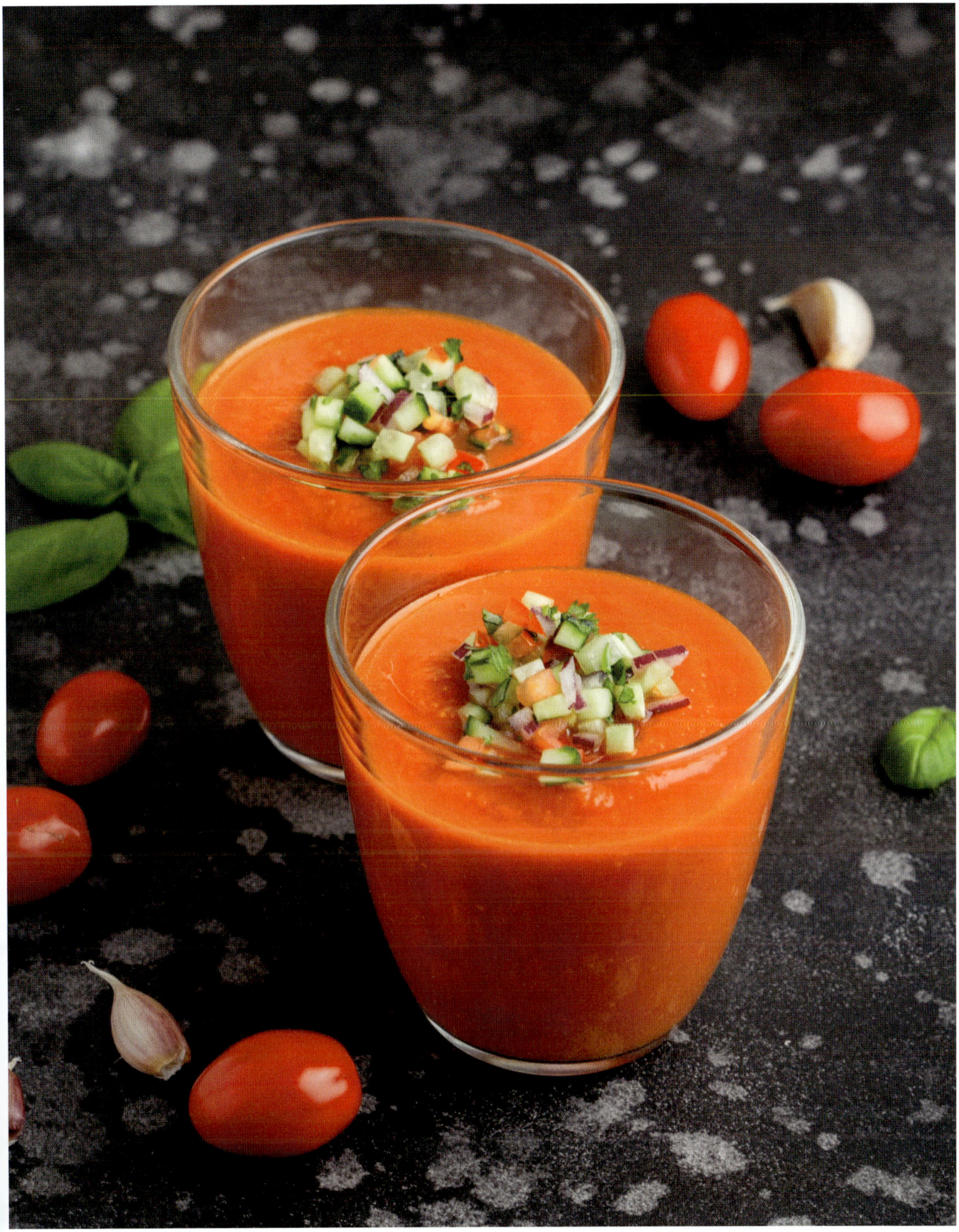

Anhang

Das Ernährungsprotokoll Datum:

Mahlzeiten	Essen (mit Mengenangabe)	Getränke (mit Mengenangabe)	Gründe	Essensumgebung
Frühstück Uhrzeit			☐ Gewohnheit ☐ Hunger/Durst ☐ Langeweile ☐ Frust ☐ Lust/Freude ☐ Stress Wurden Sie satt? ☐ ja ☐ nein	
Zwischenmahlzeit Uhrzeit				
Mittagessen Uhrzeit			☐ Gewohnheit ☐ Hunger/Durst ☐ Langeweile ☐ Frust ☐ Lust/Freude ☐ Stress Wurden Sie satt? ☐ ja ☐ nein	
Zwischenmahlzeit Uhrzeit				
Abendessen Uhrzeit			☐ Gewohnheit ☐ Hunger/Durst ☐ Langeweile ☐ Frust ☐ Lust/Freude ☐ Stress Wurden Sie satt? ☐ ja ☐ nein	
Abendsnack Uhrzeit				

Apps zum Protokollieren der Ernährung

Was ich esse (Bundeszentrum für Ernährung)
Kostenlose App, Mahlzeiten können im Ernährungsprotokoll manuell erfasst werden. Die App arbeitet mit dem von der Ernährungspyramide bekannten Handmaß als Portionenmodell, das heißt kein Kalorienzählen und kein aufwendiges Abwiegen.
https://www.bzfe.de/inhalt/app-was-ich-esse-987.html

Yazio
Kostenlose App, informiert über Lebensmittel, mit Kalorientabelle, Mahlzeiten können im Ernährungsprotokoll mit Barcode-Scanner und manuell erfasst werden; auch Trainingseinheiten können dokumentiert werden.
https://www.yazio.com/de/ernaehrungstagebuch

FDDB
Kostenlose App mit Kalorientabelle, Ernährungstagebuch, großer Lebensmitteldatenbank; auch sportliche Aktivitäten können protokolliert werden.
https://fddb.info/

lifesum
Kostenlose Tagebuchfunktion, Mahlzeiten lassen sich mit Barcode oder manuell erfassen, auch sportliche Aktivitäten lassen sich aufzeichnen; Nährwertinformation und Synchronisation mit Fitness-Apps im Abo.
https://lifesum.com/de/

Ernährung Pro
Nährwert-Tabelle mit vielen verschiedenen Lebensmitteln, integriertes Ernährungstagebuch plus Barcode-Scanner.
http://www.ernaehrung-pro.de/

Rezeptregister

Energiedichte-Diät 106

Low-Carb-Diät 150

Intervallfasten 194

Mittelmeerdiät 224

Bildnachweis

S. 8: Andi Werner Photography; S. 10, 88: shutterstock/ Foxys Forest Manufacture; S. 12: shutterstock/ Rido; S. 19: shutterstock/ CHAINFOTO24; S. 20, 251: shutterstock/ Africa Studio; S. 21: shutterstock/ Foxys Forest Manufacture; S. 24: shutterstock/ Ariwasabi; S. 31: shutterstock/ gorillaimages; S. 33: shutterstock/ maxpro; S. 34: shutterstock/ bondvit; S. 36: shutterstock/ Tong_art; S. 49: shutterstock/ Den Durda; S. 50: shutterstock/ Julia Metkalova; S. 53: shutterstock/ Artem Tryhub; S. 59: shutterstock/ Irina Rostokina; S. 60, 150: shutterstock/ Yulia Furman; S. 66: shutterstock/ vanillaechoes; S. 72: shutterstock/ LORA MARCHENKO; S. 74: shutterstock/ Daxiao Productions; S. 80, 224: shutterstock/ Antonina Vlasova; S. 82: shutterstock/ Marcin Krzyzak; S. 85: shutterstock/ DUSAN ZIDAR; S. 103: shutterstock/ Piotr Piatrouski; S. 104: shutterstock/ NemanjaMiscevic; S. 106: shutterstock/ Julia Metkalova; S. 109: shutterstock/ Fascinadora; S. 111: shutterstock/ artem evdokimov ; S. 113: shutterstock/ Brent Hofacker; S. 115: shutterstock/ Robyn Mackenzie; S. 117: shutterstock/ Taratorki; S. 119, 125, 161, 217: shutterstock/ Anna_Pustynnikova; S. 121: shutterstock/ SherSor; S. 123: shutterstock/ Lesya Dolyuk; S. 127: shutterstock/ Nina Firsova; S. 129: shutterstock/ Magdanatka; S. 131: shutterstock/ Elena Eryomenko; S. 133, 209: shutterstock/ Kiian Oksana; S. 135: shutterstock/ Viktory Panchenko; S. 137: shutterstock/ DronG; S. 139: shutterstock/ Jacek Chabraszewski; S. 141: shutterstock/ Goskova Tatiana; S. 143: shutterstock/ Anna Shepulova; S. 145: shutterstock/ Maxim Khytra; S. 147: shutterstock/ beta7; S. 149: shutterstock/ Wiktory; S. 153: shutterstock/ MariaKovaleva; S. 155: shutterstock/ Floki; S. 157: shutterstock/ Nata_Aster; S. 159: shutterstock/ beats1; S. 163, 171, 233: shutterstock/ Elena Shashkina; S. 165: shutterstock/ Yana Dernova; S. 167: shutterstock/ Yuliia Kononenko; S. 169: shutterstock/ Nataliya Arzamasova; S. 173: shutterstock/ Olga Miltsova; S. 175: shutterstock/ Tatiana Volgutova; S. 177: shutterstock/ Digivic; S. 179, 183, 191, 255: shutterstock/ AS Food studio; S. 181: shutterstock/ BarthFotografie; S. 185: shutterstock/ Sunny Forest; S. 187: shutterstock/ Anna Hoychuk; S. 189: shutterstock/ Slawomir Fajer; S. 193: shutterstock/ Marta Winiarska; S. 194: shutterstock/ Julia Lazebnaya; S. 197: shutterstock/ Joshua Resnick; S. 199, 205, 207: shutterstock/ Timolina; S. 201: shutterstock/ Ildi Papp; S. 203: shutterstock/ NoirChocolate; S. 211: shutterstock/ Elenadesign; S. 213: shutterstock/ zarzamora; S. 215: shutterstock/ Fascinadora; S. 219: shutterstock/ Barbara Dudzinska; S. 221: shutterstock/ zi3000; S. 223: shutterstock/ Anna Shepulova; S. 227, 247: shutterstock/ Oksana Mizina; S. 229: shutterstock/ Tatiana Vorona; S. 231: shutterstock/ Rimma Bondarenko; S. 235: shutterstock/ Sunvic; S. 237, 245, 261: shutterstock/ sarsmis; S. 239: shutterstock/ Anna Fedorova_it; S. 241: shutterstock/ Nataliya Arzamasova; S. 243: shutterstock/ Jacek Chabraszewski; S. 249: shutterstock/ Kiian Oksana; S. 253: shutterstock/ nndrln; S. 257: shutterstock/ Elena Veselova; S. 259: shutterstock/ usmee; S. 263: shutterstock/ stockcreations; S. 265: shutterstock/ supercat; S. 267: shutterstock/ Lapina Maria